心と体を楽にする アニール先生の「ゆるヨガ」77

アニール・K・セティ

文藝春秋

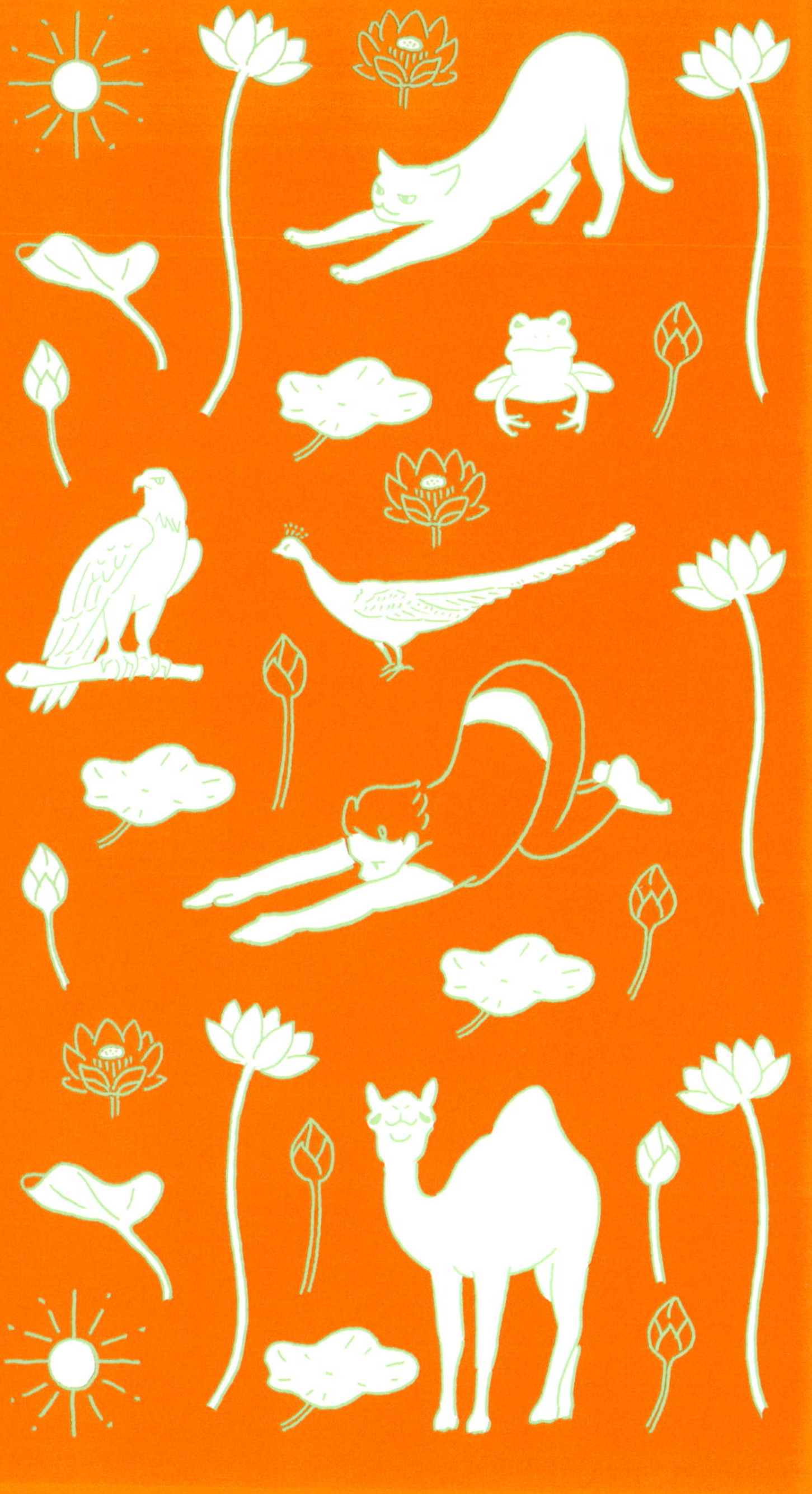

はじめに

はじめまして！　日本在住歴約40年、アニールと申します。

今、私は64歳。還暦を過ぎました。

60歳で定年、退職金を手に入れて、それなりに年金もあって……その先は楽に、のんびり暮らす。毎朝早く起きなくてよいし、好きなだけ寝られる。いろいろなところへ旅もできる。誰もが想像する老後の一般的な考え方です。

しかし、昭和・平成のこの夢のような考え、暮らし方は不可能に近い（笑）。そう思うのは私だけでないと思います。周囲をみても、今、還暦はもはや人生の通過地点です。私たちの世代は、人生の最期の瞬間まで自力で生きる覚悟をしないといけません。ヨガでは、心も思考もこの体に宿ると教え、心身の健康はまず体からと考えます。

インド生まれの私は5歳の頃から約60年、ヨガと共に生きてきました。一般的にヨガと言うとみなさんは、片足で立っている仙人のようなインド人、または美しくヨガのポーズをしている女性を思い浮かべると思いますが、ヨガとはポーズをすることだけではありません。

生活をヨガ的にすることもできるのです。日常生活の中で、常に体に良いこと、心に良いことを心がけることも、立派なヨガです。複雑なポーズをしたくない、できない、苦手、不得意とする人も、日常の中で、よいこと、正しいことをすればよいのです。

本書は、体を動かすのが得意な人だけでなく苦手な人でもヨガを楽しめるように心掛けて作りました。それぞれの体のお悩みや不調に対応するポーズを順番にまとめ、合わせてヨガの考え方を記しています。ヨガのポーズには、5000年の歴史を反映した哲学が宿っています。長い時の流れに耐えた思考が、ポーズの中に溶けこんでいるのです。まずはご自身の体と相談して、目次を眺め、今、必要だと思われるページから開いてみてください。どこから読んでもかまいません。無理にポーズをやらなくてもかまいません。生活に、ゆるーくヨガを取り入れてみてほしいのです。「ゆるヨガ」です。

私のヨガ教室に、74歳の時から通い始めたKさんという男性がいました。94歳で亡くなる少し前まで、神奈川県の茅ヶ崎から都内の教室まで、電車で片道1時間30分をかけ通って来てくださいました。60代の人たちよりも体が柔らかく、頭も柔軟で、いつも身ぎれいにされていました。年に何回かはクルーズなど国内外での旅に出かけ、話題も豊富で、女性陣から絶大な支持を受けていました。凛とした、美しい方でした。

この方を想うと、まさにヨガ的な生き方をされ、良い人生を過ごした人だと思います。

ヨガには８４０万のポーズがあります。無数に近いヨガのポーズの中から、あなたができるポーズや考え方を見つけ、それを日常的に訓練すれば、次第にいろいろなことができるようになり、新たな世界が広がります。

本書と共に、どうか、あなたが良い一日を過ごせますように！

アニール・K・セティ

心と体を楽にするアニール先生の「ゆるヨガ」77

もくじ

膝の痛み対策

関節・四十肩対策

第2章　体の不調がいつのまにか楽になる　59

喉のつかえ対策

怒り・不安・イライラ防止

脳の老化対策

心身を若々しく維持

疲れ防止

第4章 心身の健康を願いながら行う太陽礼拝 189

第1章

呼吸を元気にする

words
1
過去を忘れる

人間は考えられる生き物です。経験や思い出を記憶できるようになっている。消したくても消せない過去もあり得ます。

だからこそ、嫌な過去も良い過去も、どちらも過去に置くよう訓練することはとても大事です。

両方を過去に葬り去る、これに尽きる。

良い過去もですか？　と思うかもしれません。でも過去にしがみつくことと、遠い遠い未来に希望をいだきすぎること、両方とも意味がない。過去に学び、同じ失敗をしない、終わったことはもうしょうがない、今に活かして生きる、このほかなく。

今日も過ぎれば昨日となり、将来の今日も今日と変わらず……つまり今日に生きるのが、大事なこと。大地に生きる木も、今、まっすぐ立っている。

過去を引きずるのをやめなさい。

まっすぐ立つ木のポーズ

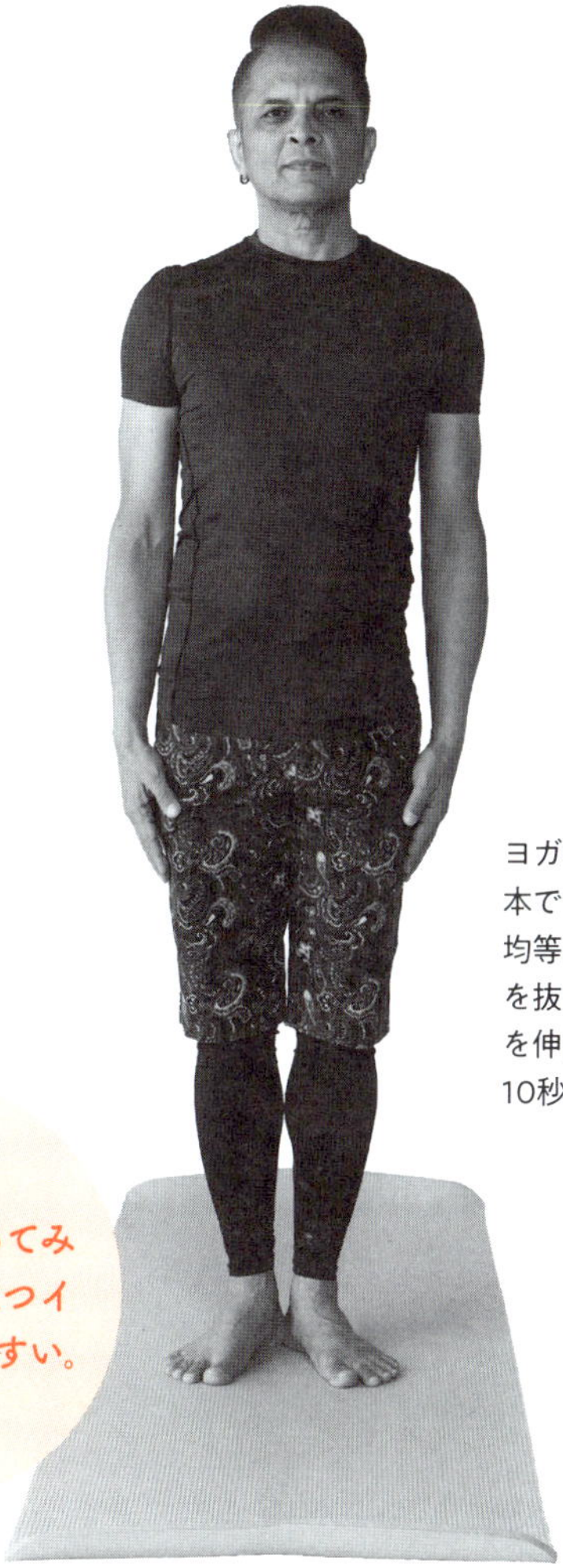

ヨガの立つポーズの基本です。体重を両足に均等に乗せ、肩から力を抜きまっすぐに背筋を伸ばして立ちます。10秒静止。

壁に沿って立ってみるとまっすぐ立つイメージがつきやすい。

words 2

他人と比較しない

ヨガの師匠にきつく言われた言葉があります。

他人と比較するな。自分を見なさい。自分に集中しなさい。

周囲に惑わされるな。


他人と比べても意味がない。自分にとって何が良いか？

自分は何が好き？　自分に何ができるか？

ただし、他人を悲しませるな。自己中になるな……。

ヨガのポーズや呼吸は、日常生活を楽にしてくれるだけではない――ヨガ的に生きるという哲学があります。

どのように生きたら良いか、ポーズや呼吸が気づかせてくれる。

自分の体が他人と比べて硬くても、さほどの問題ではない。その硬さの中に賢く生き、同時にやはり少し柔らかくなる努力をするのが大事です。

堂々と立つ山のポーズ

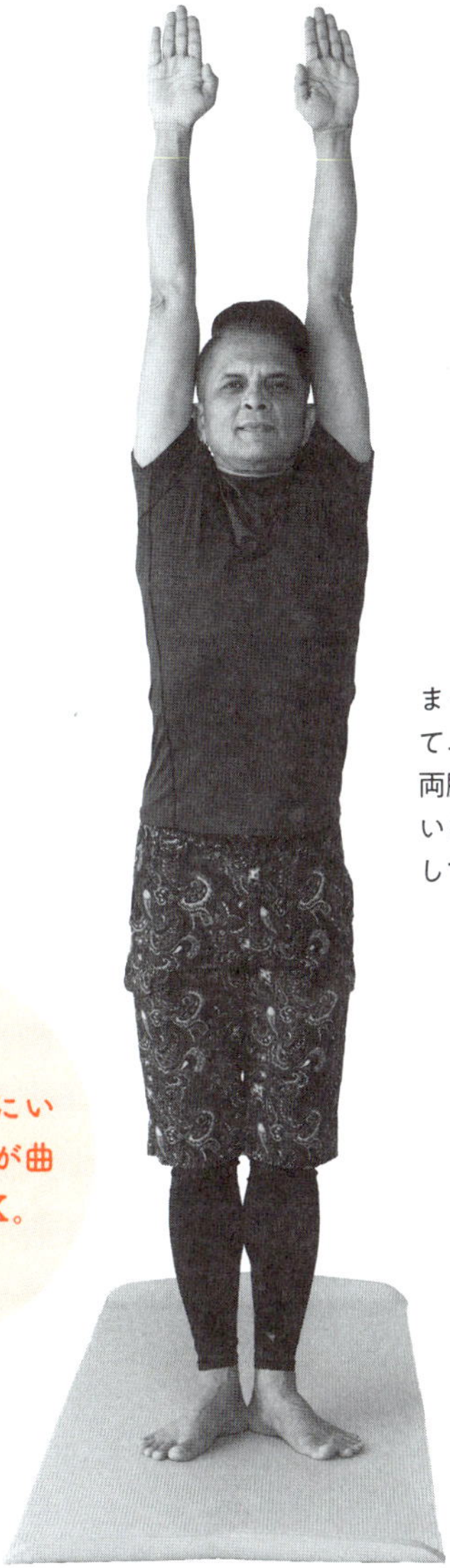

まっすぐ立ち、息を吐いて、ゆっくり吸いながら両腕を顔の真横に上げていきます。呼吸は普通にして10秒静止。

両腕が顔の横にいかなくても、腕が曲がっていてもOK。

words 3

当たり前に良き行いをする

「世話」という言葉は、仏教が生まれた天竺＝インドから幾つかの文化や言葉を経由して日本に辿り着き、そのまま使われています。SEWA＝同じ発音、同じ意味です。

私はヒンドゥー教の家庭に生まれ、人の世話をする者は必ず天国に行くと教わりました。親、年上、目上の人の世話をするのは良き行いとされます。

しかしヨガでは、〝結果を求める心が世話の目的〟になってはいけないと教わりました。天国へ行きたいから世話をするのではなく、〝当たり前に良き行いをする。同時に天国（地獄）も死後ではなく、ここに生きている間にあることも教わりました。世話をした者は悔いがなく、いつも天国にいるということです。

世話は人のためではなく、実は自分のためです。

自分の親や肉親、友人の面倒をみるのは義務であり、それを心を込めてやると「世話」になります。

立つ鷲のポーズ

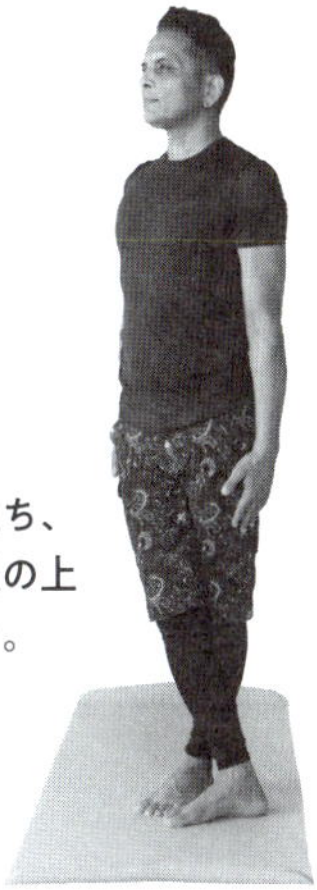

まっすぐ立ち、
右足を左足の上
に組みます。

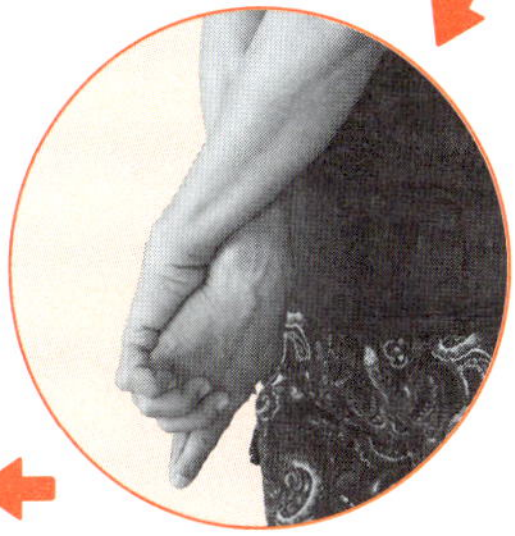

左手は右手の上に
組みます。

前から

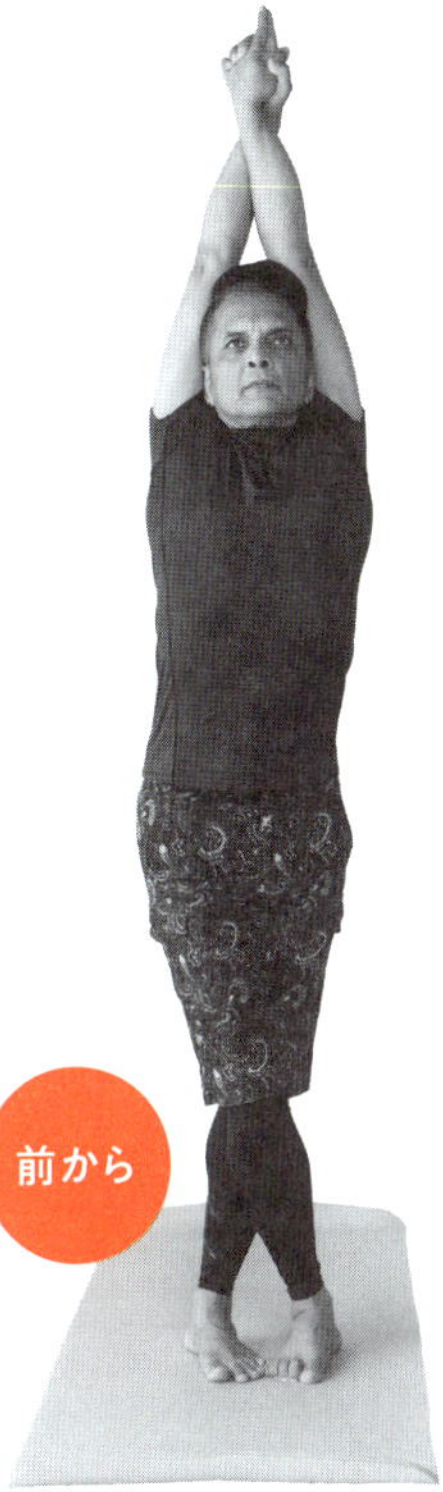

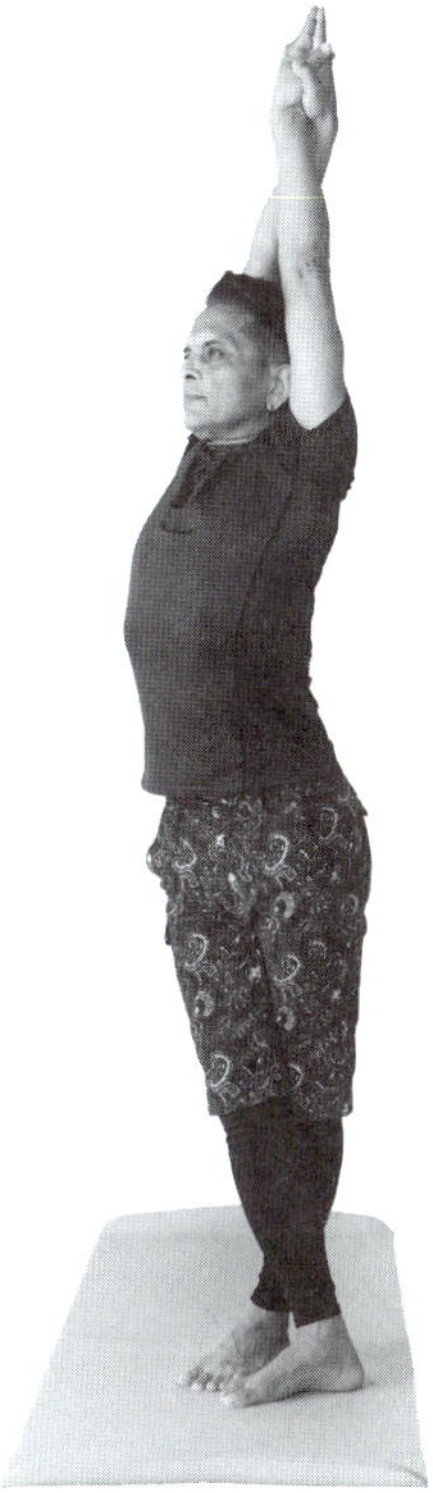

息を吸いながら組んだ手を上げ10秒待ちます。

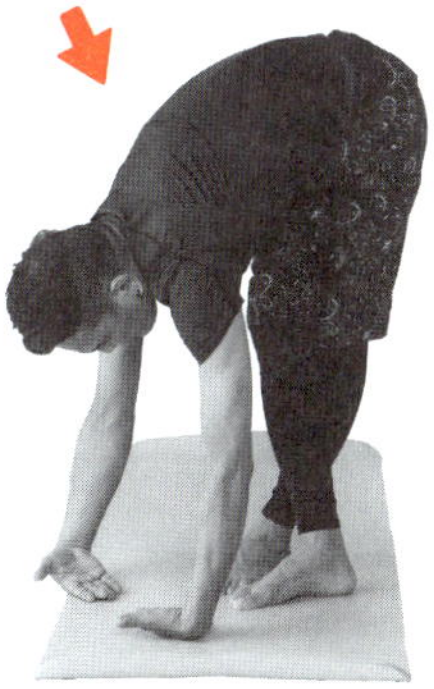

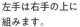

吐きながら前屈します。

元のポーズに戻って、
左右反対も行います。

words 4
石の上にも10年

私がヨガを習った師匠は、ある日、質問がありますという生徒に「10年後にしなさい」と答えました。10年後、根気よく通った生徒に師匠が「あなたの質問は？」と問うと、生徒は「何か質問しましたっけ？」。「それで良い」と師匠は満足そうに言いました。

物事を理解するには一定の時間がかかるということです。日本では石の上にも3年ですが、インドでは石の上にも10年と言います。10年間は長いですが、物事に没頭し、夢中になって続けていれば――、あっという間に過ぎるのです。私はもう還暦を過ぎて、10年間なんていうのが犬のしっぽの一振りのように思える。

いずれにせよ物事に取り組むとき、生きる道や歩む道を選ぶときには、足固めとして少しでも楽しく、少しでも好きでいられることを優先しないといけません。

足指のポーズ

（体を支える足指も開く・握る）

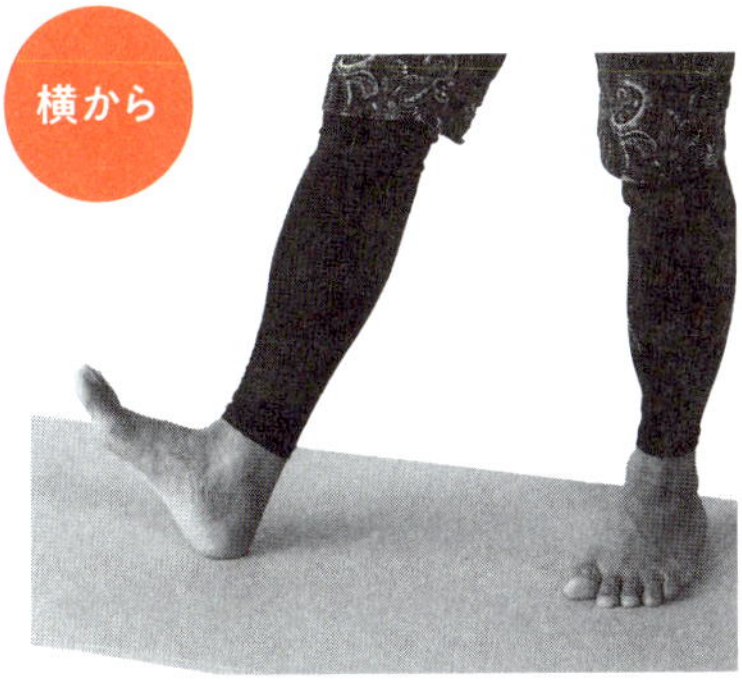

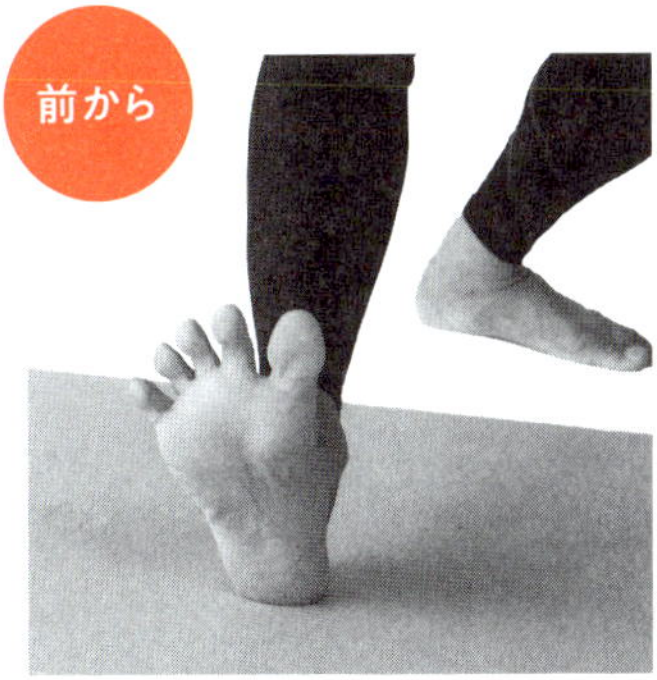

まっすぐ立ち、右足（利き足）から足首をそらせ、
足の指を広げます。5秒静止。左足も同様に。

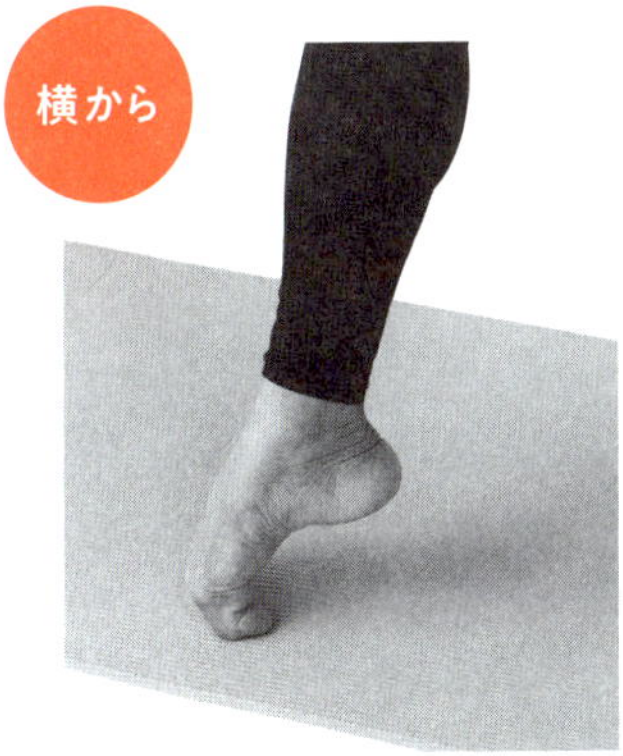

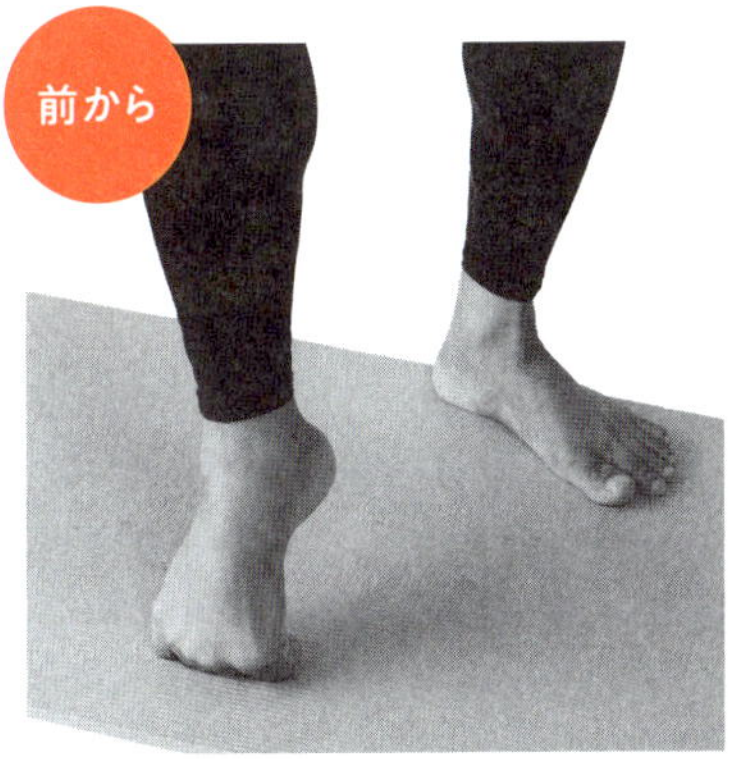

足のつま先を内側に丸めます。
5秒数えて、反対も同様に。

くれぐれも無理を
しないように。

words 5

歩く前にまずは立つことから

二足歩行できる人間。当たり前のように思えるが、当たり前ということは一つもないのです。訓練し続けるから歩けるのです。

以前、世界一周クルーズの豪華客船に97日間乗り、毎日ヨガのレッスンをしました。最初、奥様に車椅子を押されて参加していた70代の男性は、毎日通ってくれ、自分なりのヨガを頑張っていました。そのうち杖をついて来るようになり、最後のほうは杖がなくても一人で動けるようになり周囲もびっくりでした。奥様は介護から解放され、各寄港地で買い物三昧！　旅でいちばんよかったことは、ヨガとの出会い、健康維持の大切さに気づかせてくれたことと言ってくれました。しかしその後、陸に戻って何もしなくなったらまた立てなくなった、と手紙が来ました。

年齢を重ねたら歩く速度、歩く幅などはゆっくり狭くなりますが――訓練された者はそれなりに人生最後まで自らの足で歩ける、立てる可能性大です。

毎日、立つために立ちましょう。

片足立ちのポーズ

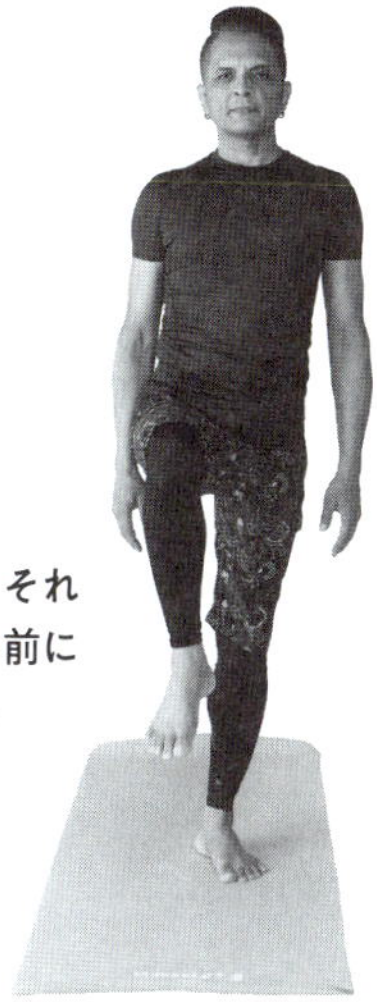

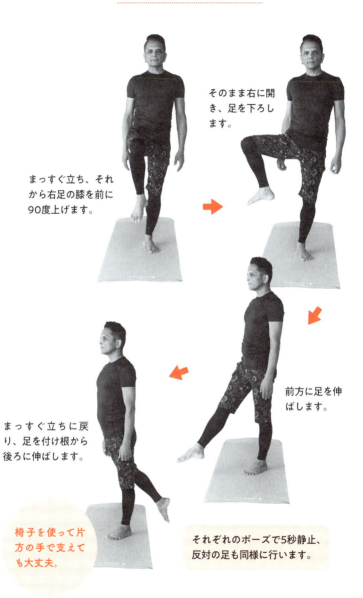

まっすぐ立ち、それから右足の膝を前に90度上げます。

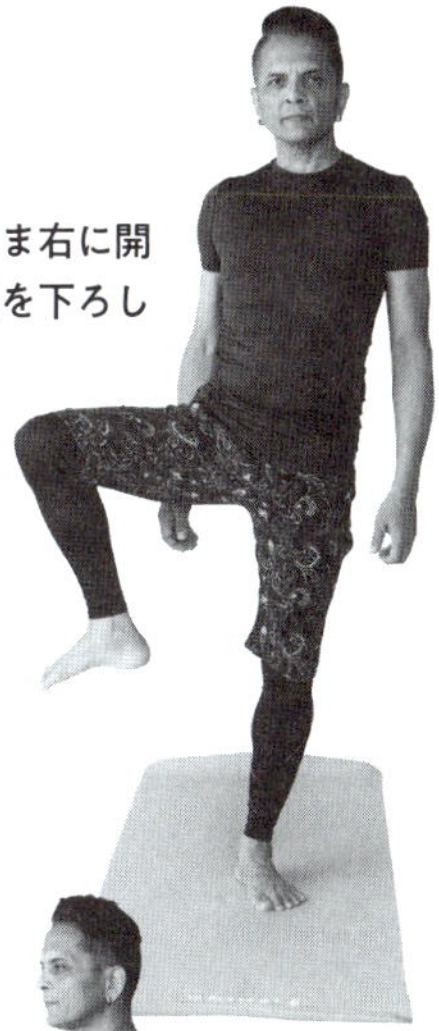

そのまま右に開き、足を下ろします。

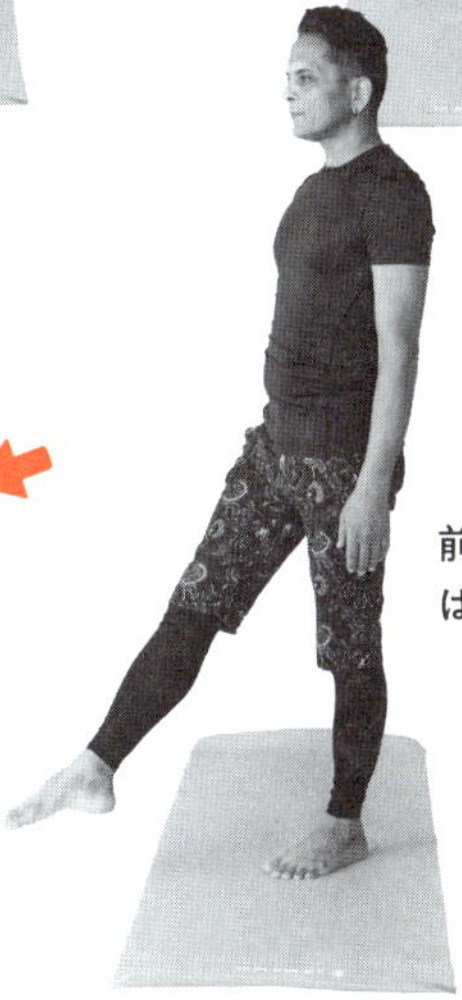

前方に足を伸ばします。

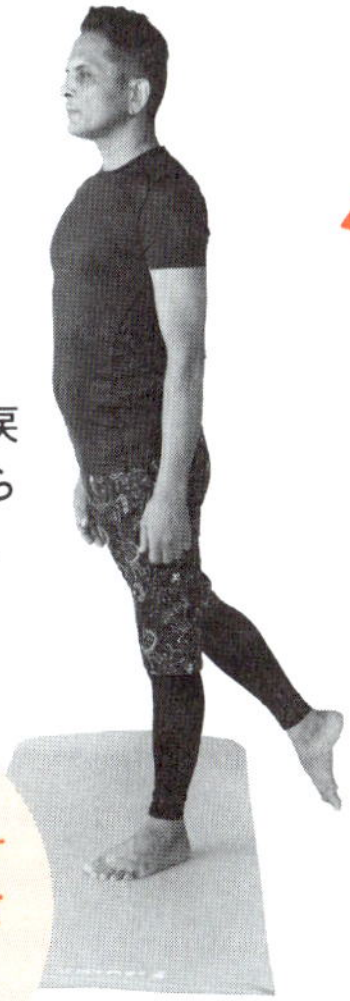

まっすぐ立ちに戻り、足を付け根から後ろに伸ばします。

椅子を使って片方の手で支えても大丈夫。

それぞれのポーズで5秒静止、反対の足も同様に行います。

words 6

見て見ぬふりをやめる

日頃から困っている他者を見かけたら手を差し出し〝自分の持つ能力〟を少しわけてあげることです。


ちょっとしたヒーローのように日頃から自分の力を少し分け与えること。

必要なら手を差し出し、力を貸し、助けること。

悲しんでいる人を見て、一緒に少し悲しんであげること。

潤っている人がいれば一緒に喜んであげること。

喜怒哀楽、他人の気持ちを汲み取り、相手の立場に立ってあげること。その人の傍に居てあげること。


あなたの可能な範囲でちょうど良く手を貸しましょう！

立つ英雄のポーズ

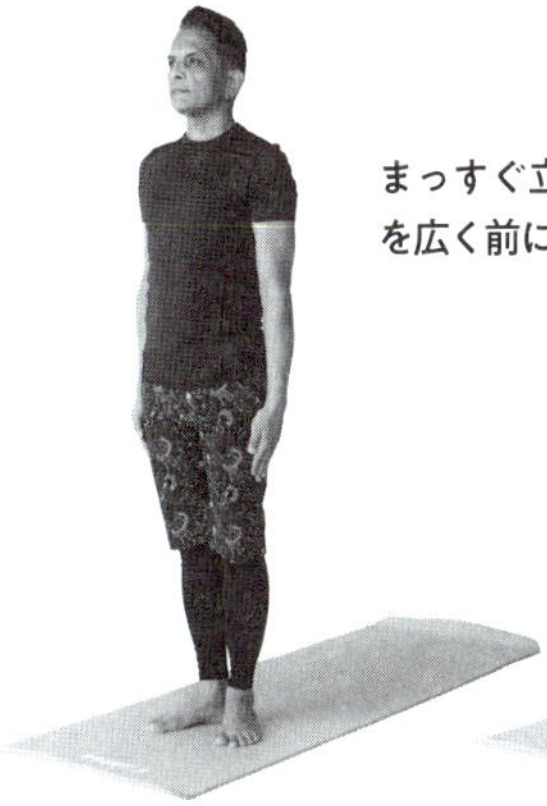

まっすぐ立ち、右足を広く前に出します。

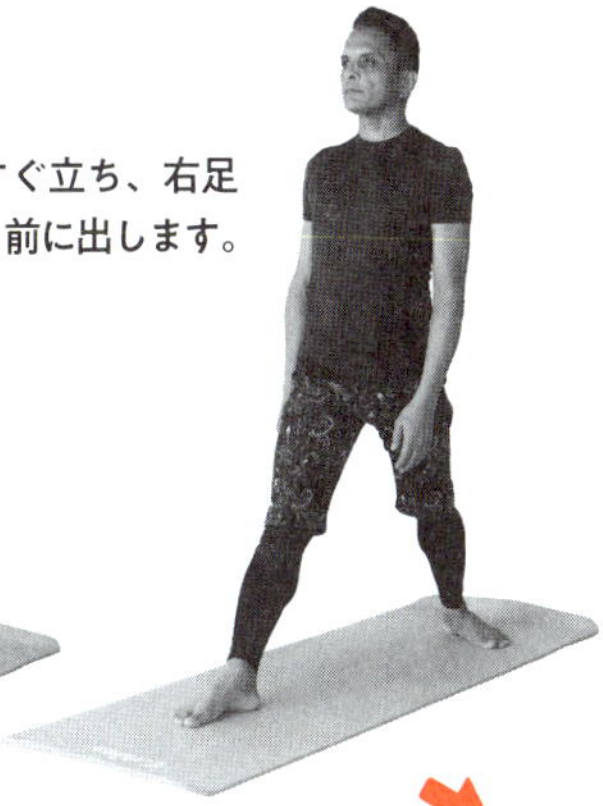

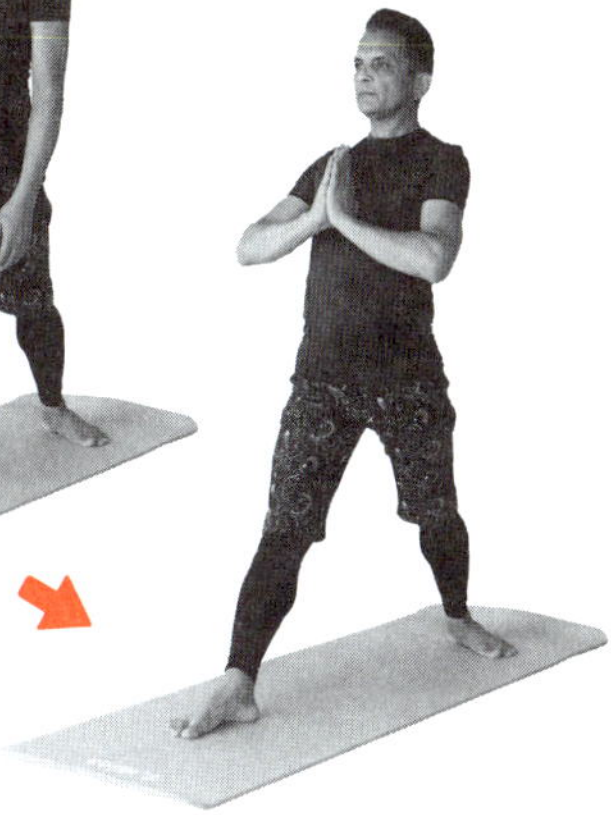

両手を胸の前で合掌します。

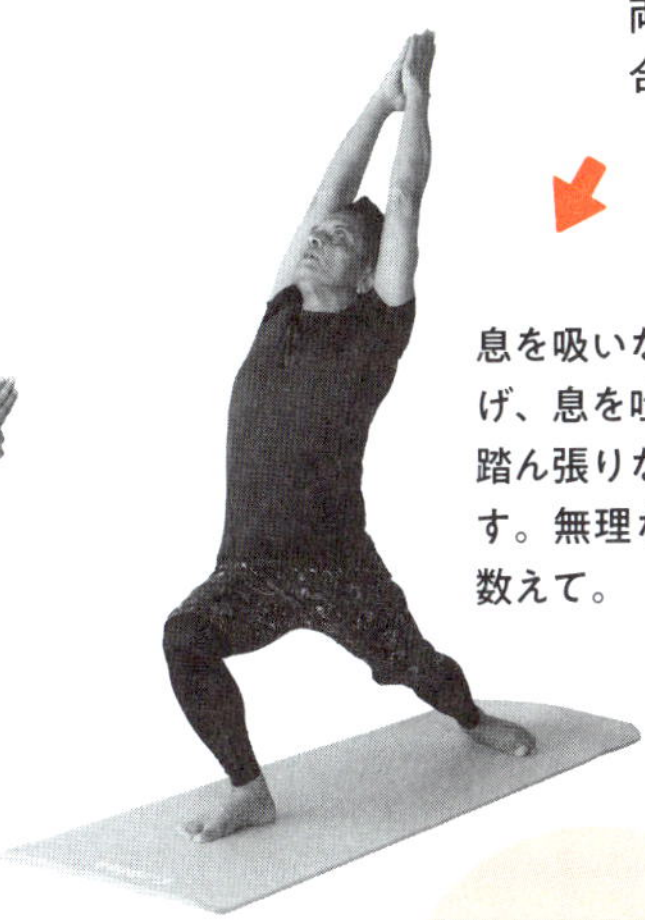

息を吸いながら両手を上げ、息を吐きつつ右足で踏ん張りながら反らせます。無理ない範囲で5秒数えて。

息を吐いて最初に戻り、同じように左足を前に出し行います。

横から

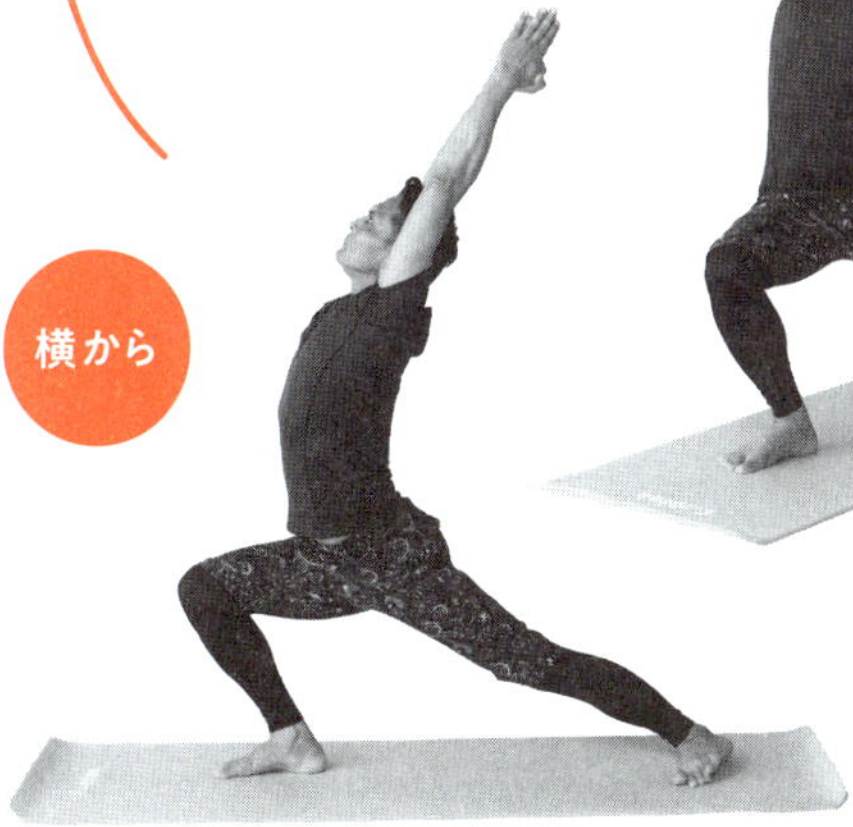

合掌ができない人は両手を上げたバンザイでも大丈夫。

words
7

急いで老いることはない

若返ること、年をとらないことは不可能ですが、若々しくいることは努力すれば一定の効果が得られます。

誰かと比べて若々しくではなく、自分自身が感じる若さが大切です。それには日頃からの意識が大切で、呼吸の仕方が大きく関係しています。

私はよく師匠から「犬の口呼吸ではなくて、ゾウのような鼻呼吸を心掛けなさい」と言われました。

なるほど、と思った私は、今、これを書きながらも鼻呼吸しています。

鼻呼吸は口呼吸に比べ深くて長い。体に必要な酸素をキチンと取り込み、口は閉じるのですから——若さの証である顔の筋肉が落ちにくく、若々しさを維持できるのです。むやみに急いで老いることはないし、素敵な老い方をできるなら良いじゃないかと思います。

そのための第一歩は〝鼻呼吸〟です！

五感の活性化―顔のゆるみ予防

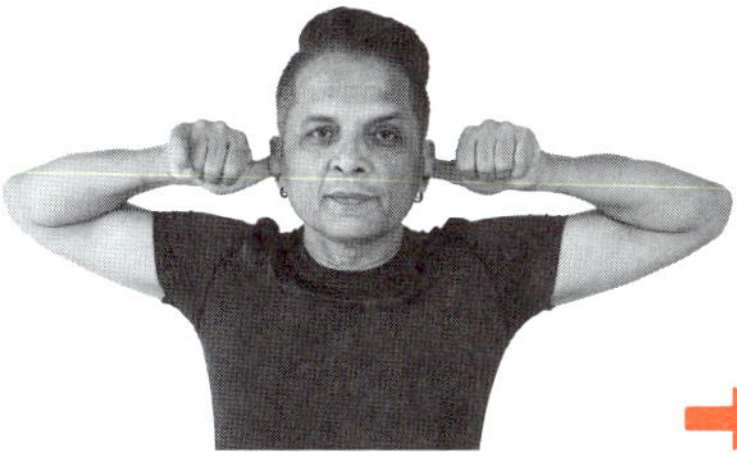

親指で耳穴を押さえます。

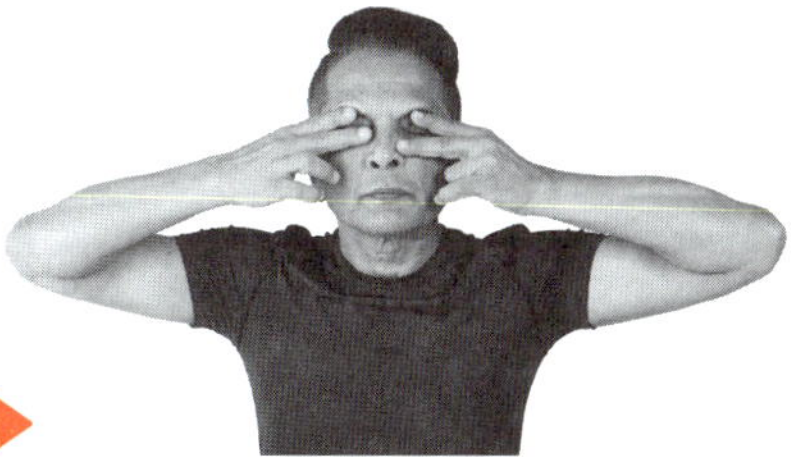

中指で鼻腔をふさぎます。

人差し指でまぶたを押さえます。

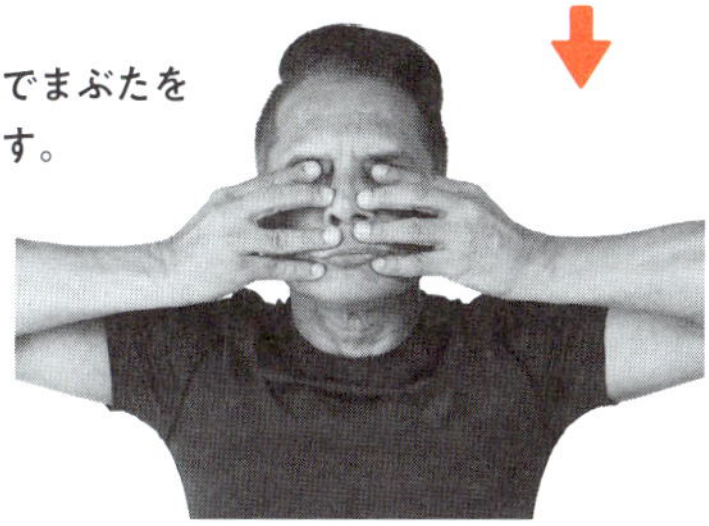

息を吸って薬指と小指で上下の唇を押さえます。

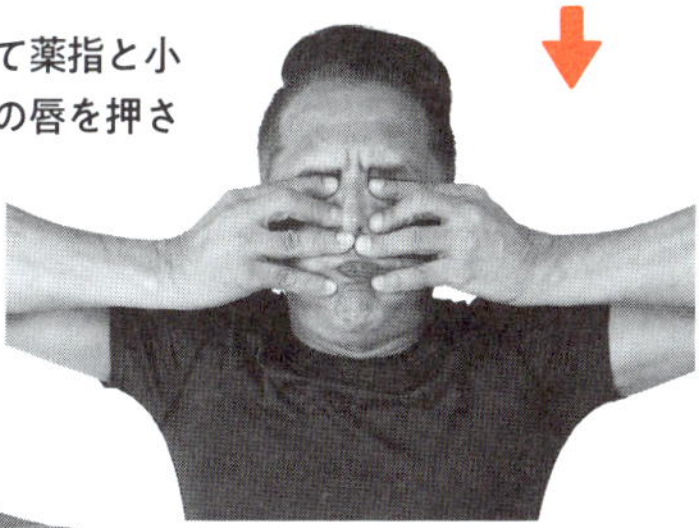

横から

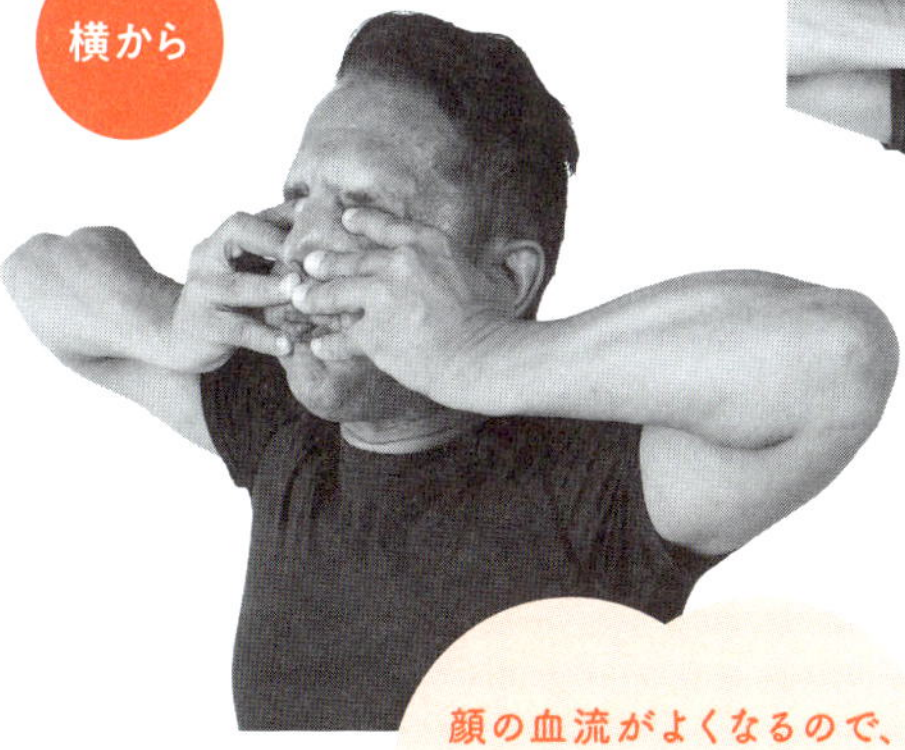

全ての穴をふさいだら3秒間顔を膨らませます。

息を吐きながらすべての指をゆるめ、呼吸を整えます。1日1回行うのがベスト。

顔の血流がよくなるので、肌も耳も目もすっきり若返り！

words 8

悪い癖はつきやすいが、良い癖をつけるには時間がかかる

呼吸とは息を吸い、吐くだけのことです。若い時は何の努力も意識もなく、自然に楽に行えますが、年には勝てないので——他の筋肉、筋力を鍛えると同じ気持ちで——呼吸も鍛えることが必要です。

ヨガの呼吸は、胡坐、正座、あるいは立って、楽な姿勢で軽く目を瞑り、鼻から息を吸い、少し止めてから鼻から息を吐くのを繰り返します。とても気持ち良くて、クセになります。悪い癖はつきやすいが、良い癖をつけるには時間がかかります。ただし一度ついた癖はもうやみつきに。

私は穏やかに、ゆっくりゆっくり丁寧に生きている証であるこの息を大切にしたいので、常日頃から訓練しています。

吸った時より吐く時間を倍にする——吸う2：止める1：吐く4が目安。この動作を3～5回も行えば、心が落ち着きます。

鼻の呼吸法

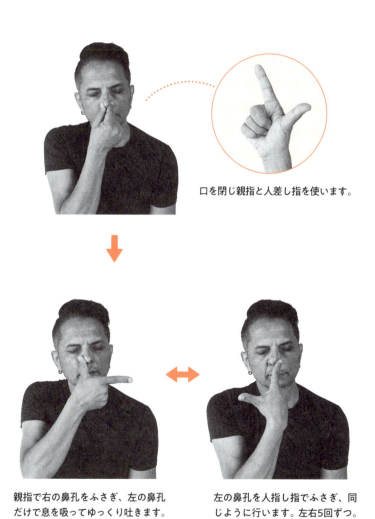

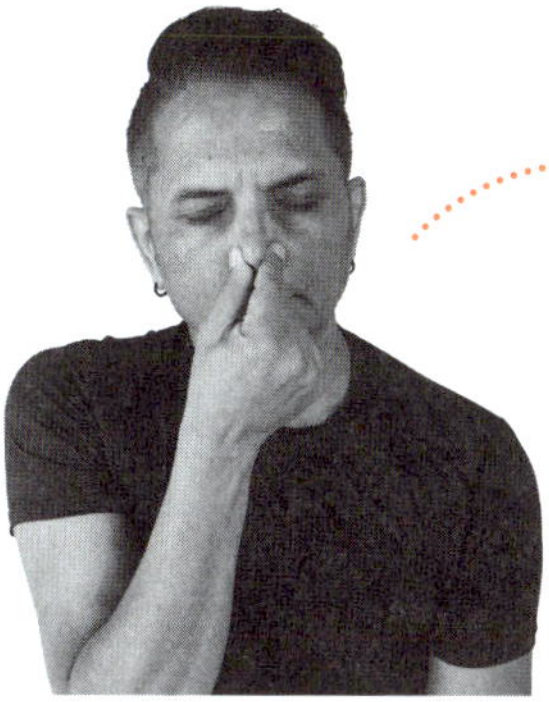

口を閉じ親指と人差し指を使います。

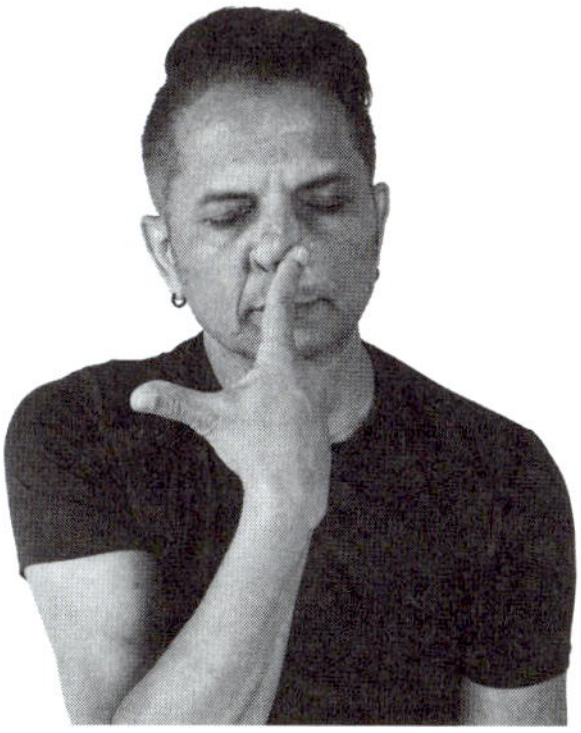

親指で右の鼻孔をふさぎ、左の鼻孔だけで息を吸ってゆっくり吐きます。

左の鼻孔を人指し指でふさぎ、同じように行います。左右5回ずつ。

words
9
必要なとき以外は口を閉じる

口は災いの元と聞いたことがあります。

口は体の入り口、ここを綺麗に保つと体の中までもが綺麗になると教えられました。必要なとき以外は口を閉じる——。

口を閉じることを意識するだけで、相手の話や周りの自然の音がよく聞こえます。口を閉じると鼻呼吸になり、肺も鼻も顔も元気モリモリ。顔も若々しく保てますし、年齢とともに口の中が乾いていくのを予防できるそうです。

口を閉じて目と耳を開く——。賢い人は必要なとき以外は口を閉じています。

暑いインドの夏の呼吸法

シータリ シタカリー	涼しい、ひんやりの意味 （ヨガの冷却呼吸法）。

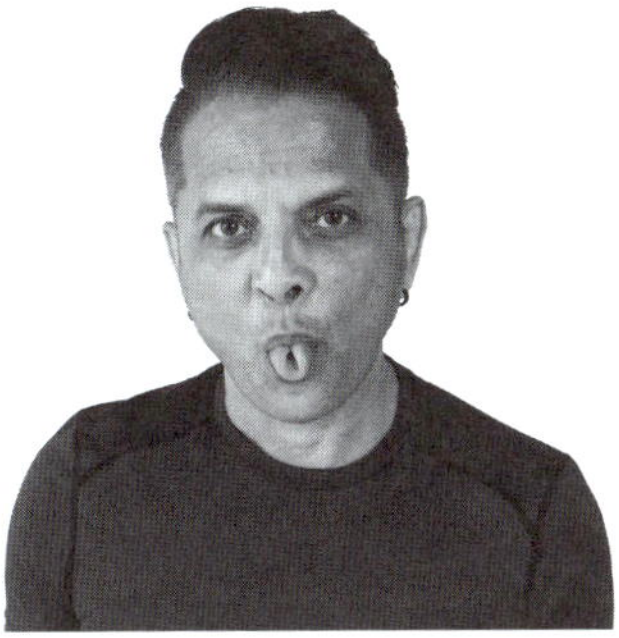
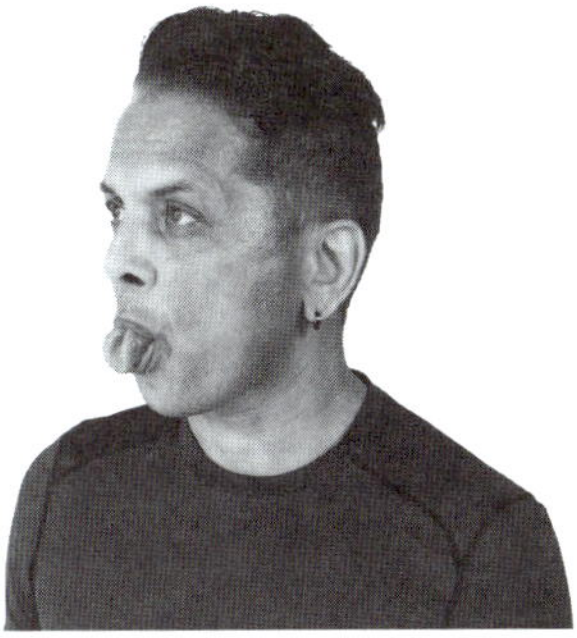

口を閉じて息を吐く。舌を筒状に丸めて口から息を吸います。

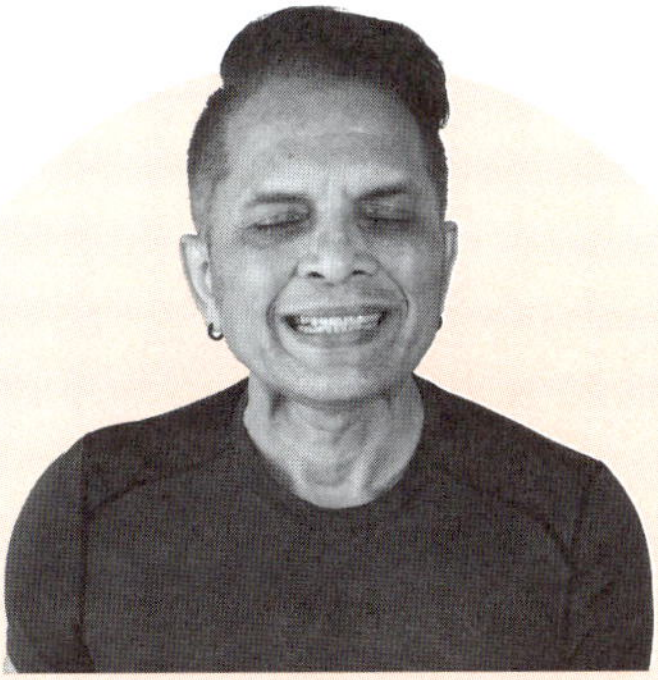

舌を丸めることが難しければ歯と歯をくいしばり、息を吸っても大丈夫。

words 10 元気だからこそ生きるのが楽しくなる

「身体髪膚《はっぷ》これを父母に受くあえて毀傷せざるは孝の始めなり」　（『孝経』より）

この身も体も精神も親からの授かりモノ、なので元気でいるだけでもまずは親孝行です。日頃から体の声を聞き、体の手入れをし、健康を維持することは私たちの義務です。これは自分のためだけでなく、家族、社会、国、大きな意味でいうならば人類のためにもなります。

私は運よく小さい頃にヨガに出会い、還暦を過ぎた今でも日々心と体の微妙な変化に気がつき、健康でここまでやってこられました。

万が一、不運なことに周りが健康じゃなくなったら支えなければいけませんので、１人半分の体力作りをおすすめします。

みんながそう考えればもっと良いのですが、まずは私自身、あなた自身が健康でなければいけません。元気だからこそ生きるのが楽しくなります。

立つ英雄のポーズのバリエーション

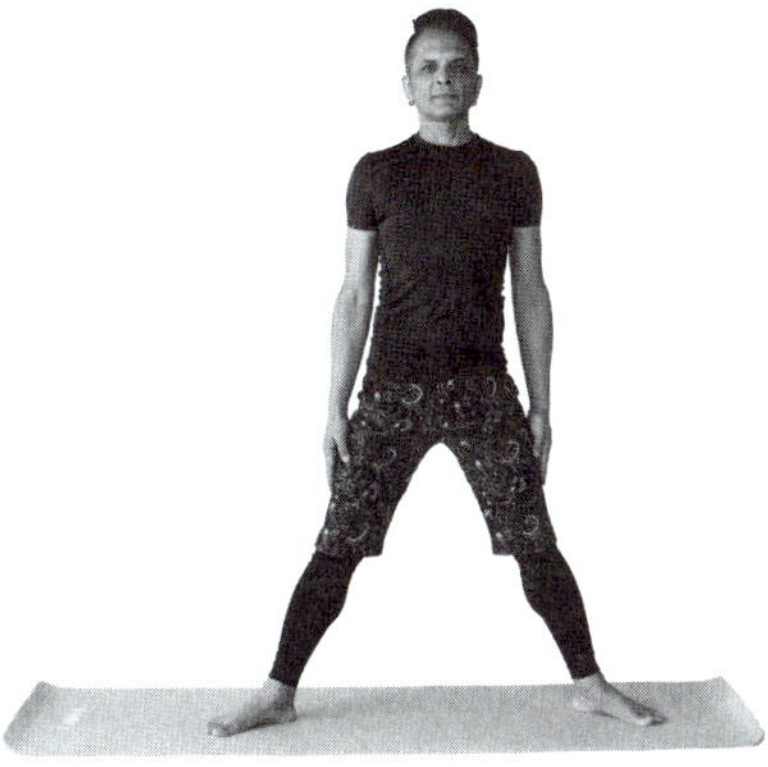

肩幅の1.5倍くらいに足を開いて立ちます。

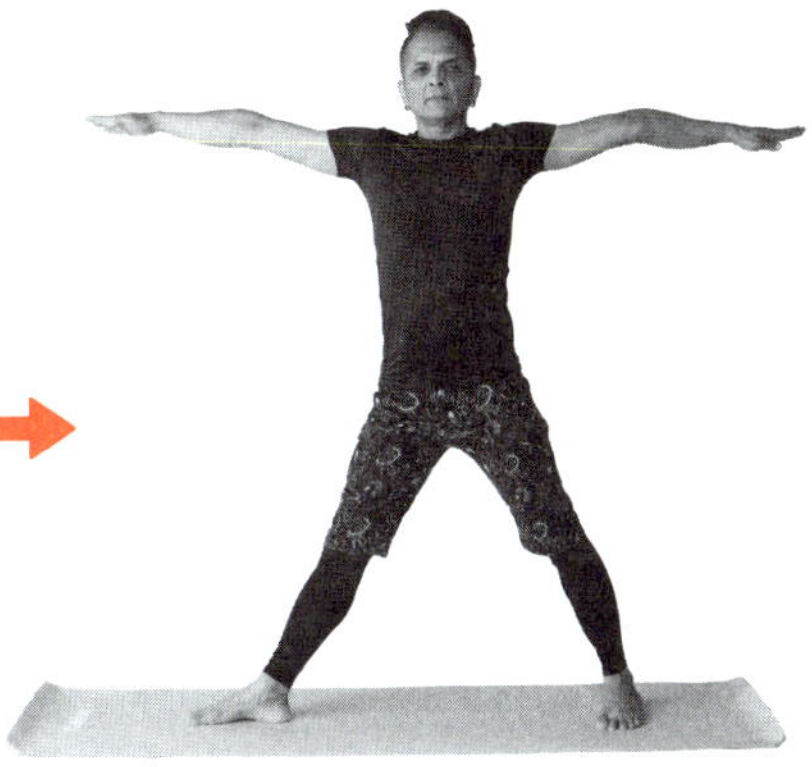

右足を右に向け、左足をやや右向け、両手を肩の高さに上げます。

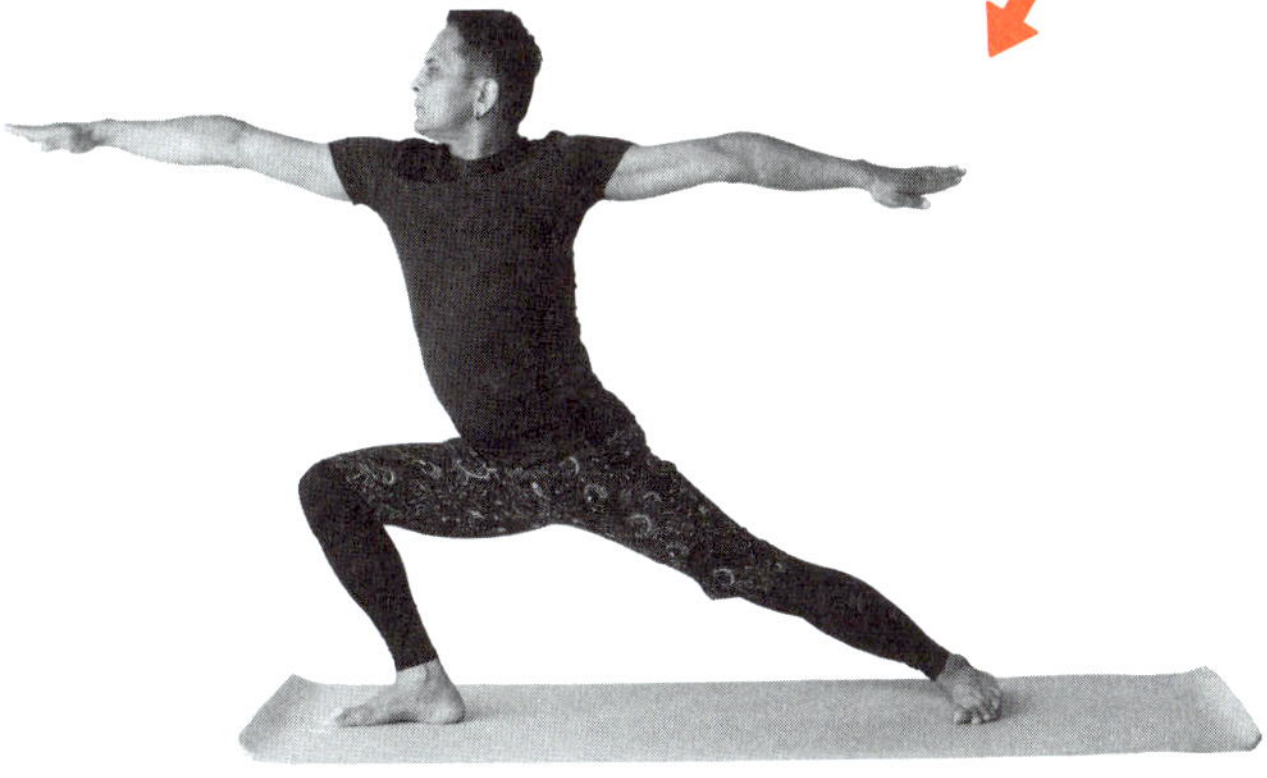

息を吸って吐きながら右足の方に顔を向け、踏み込みます。5秒数えて元のポーズに戻ります。

息を吸って呼吸を整えたら、足の向きを入れ替え、同様に行います。

words
11

何を食べるかで、それに伴った人間になる

インドでよく言われることがあります。何を食べるかで、それに伴った人間になる。

野菜を食べる人は穏やかな人間になると信じられている。私も信じます。肉食がいいとか悪いとかではないが、やはり野菜なしでは……。

ご飯は野菜から食べる。最近では医学的にも、野菜から先にご飯を食べることで糖尿病予防ができるといわれています。ご飯が目の前に揃ったら、まず野菜から食べる習慣を。

よく噛み、よく味わって頂けば、いっそう効果的で、美味しく食べられます。

膝立ち　猿のポーズ

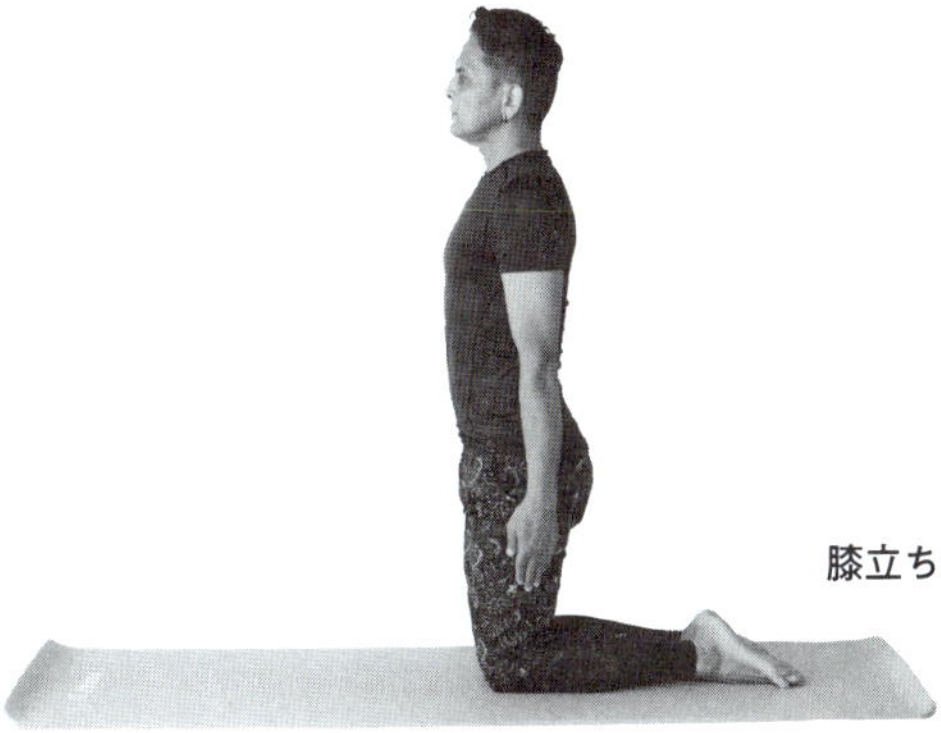

膝立ちになります。

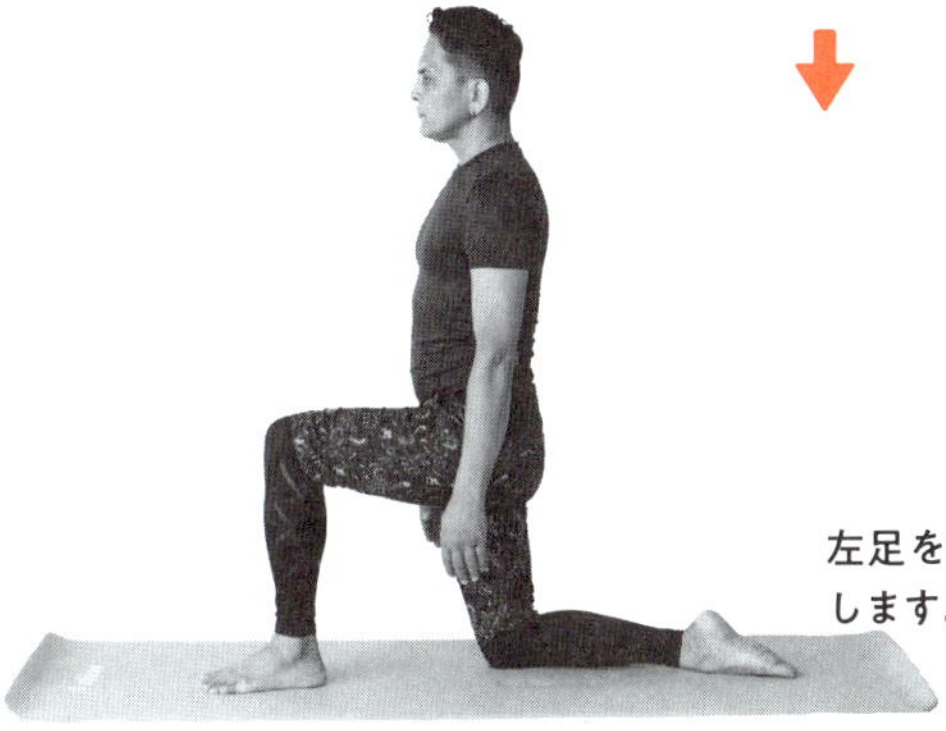

左足を90度に曲げ前に出します。

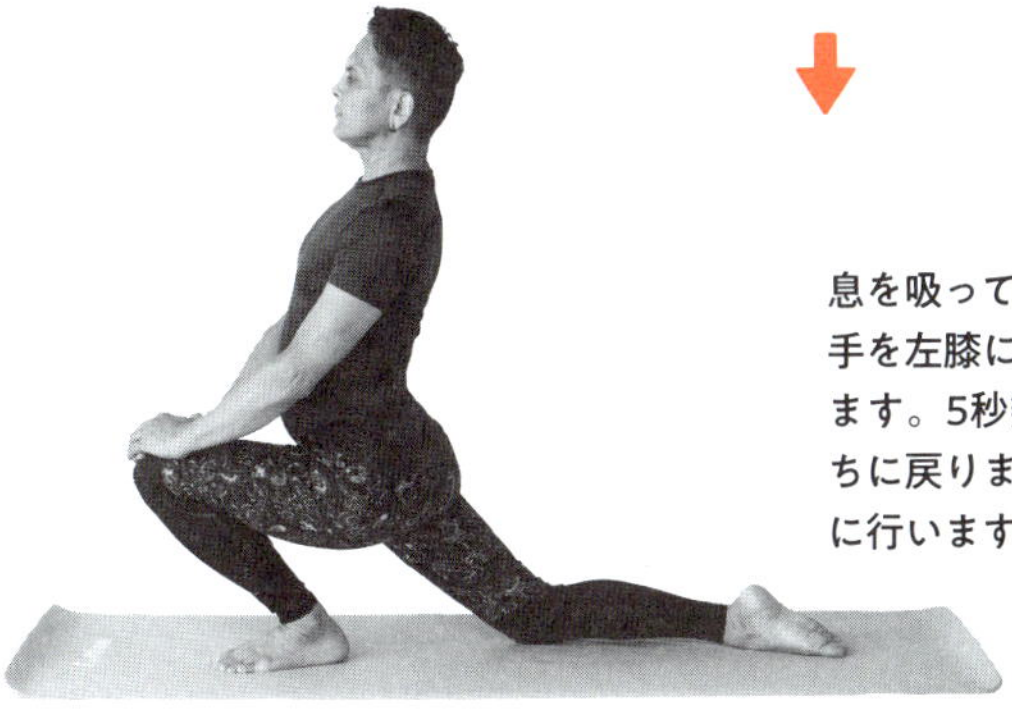

息を吸って吐きながら、両手を左膝にあてて踏ん張ります。5秒数えて元の膝立ちに戻ります。右足も同様に行います。

words 12

人間は手ぶらでこの世に来て、去るときも手ぶら

インドでは昔から、恵まれない人や自立困難者への寄付が日常的にあります。自ら意識して、持っている財布や資産の中から少し手放し、相手の暮らしを手伝うつもりで寄付をする。

人間は手ぶらでこの世に来て、去るときも手ぶら。生きている間、働いて築いたものの中から他人、恵まれない自立困難者に分け与えるということは、我々人間の義務のようなもの。これをすることで自分も老年期を楽に迎えられるというのです。

持ち物を少なくする、他人に分け与える身辺整理……心身の平和に繋がります。

椅子を使った片足立ちのポーズ（立つ弓のポーズ）

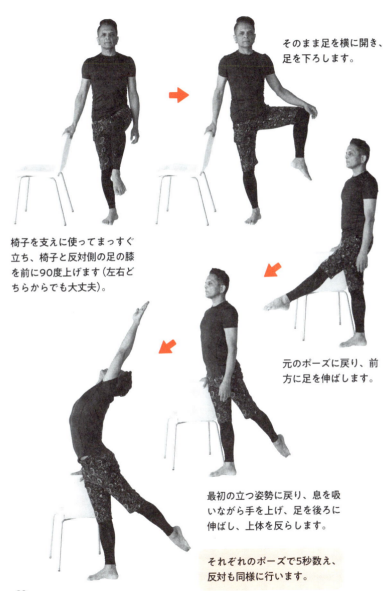

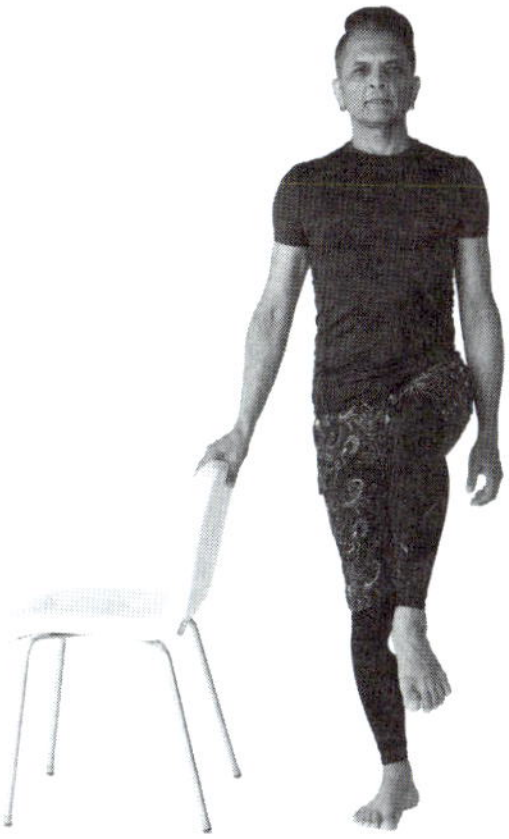

椅子を支えに使ってまっすぐ立ち、椅子と反対側の足の膝を前に90度上げます（左右どちらからでも大丈夫）。

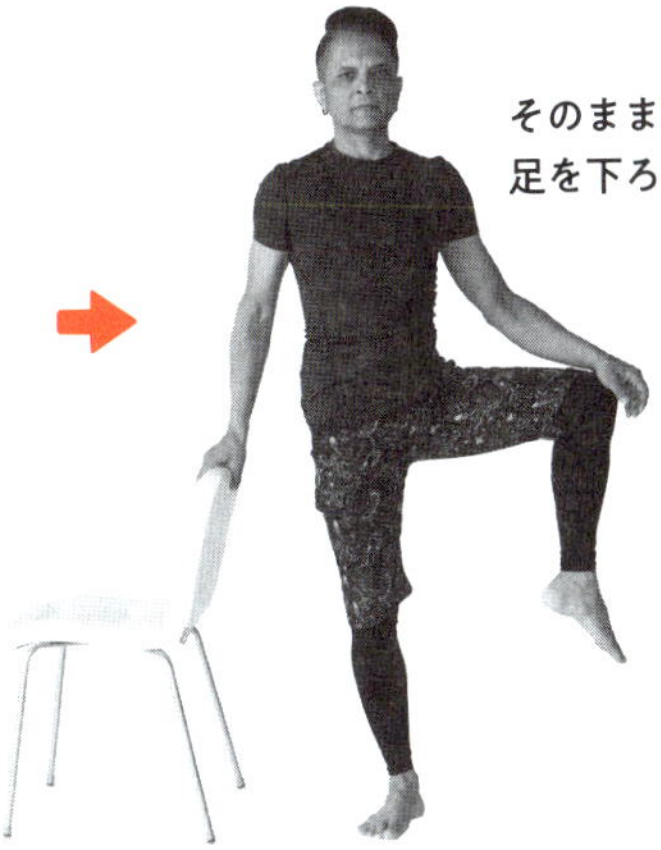

そのまま足を横に開き、足を下ろします。

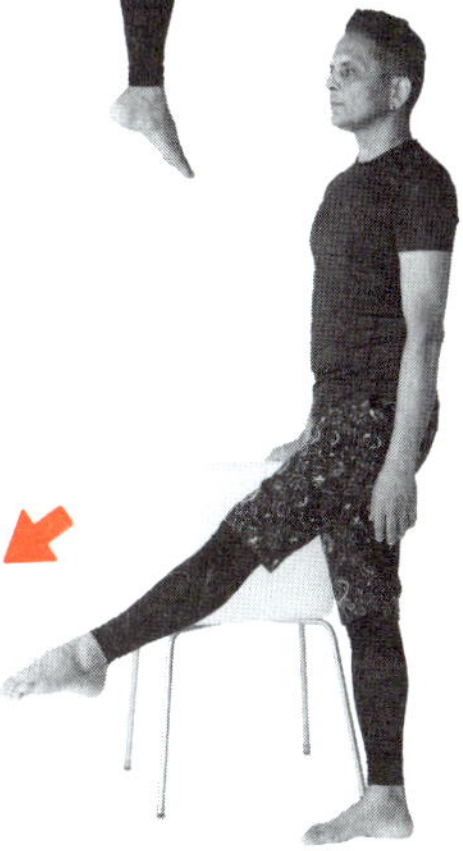

元のポーズに戻り、前方に足を伸ばします。

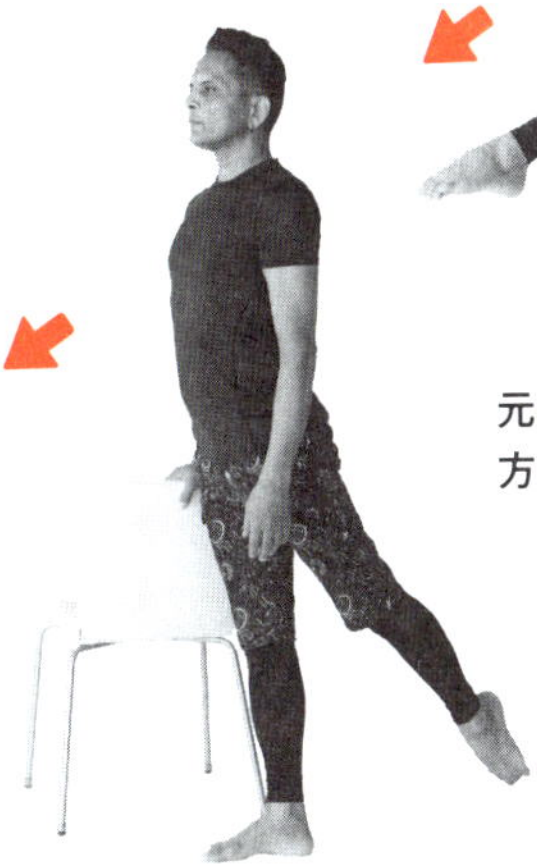

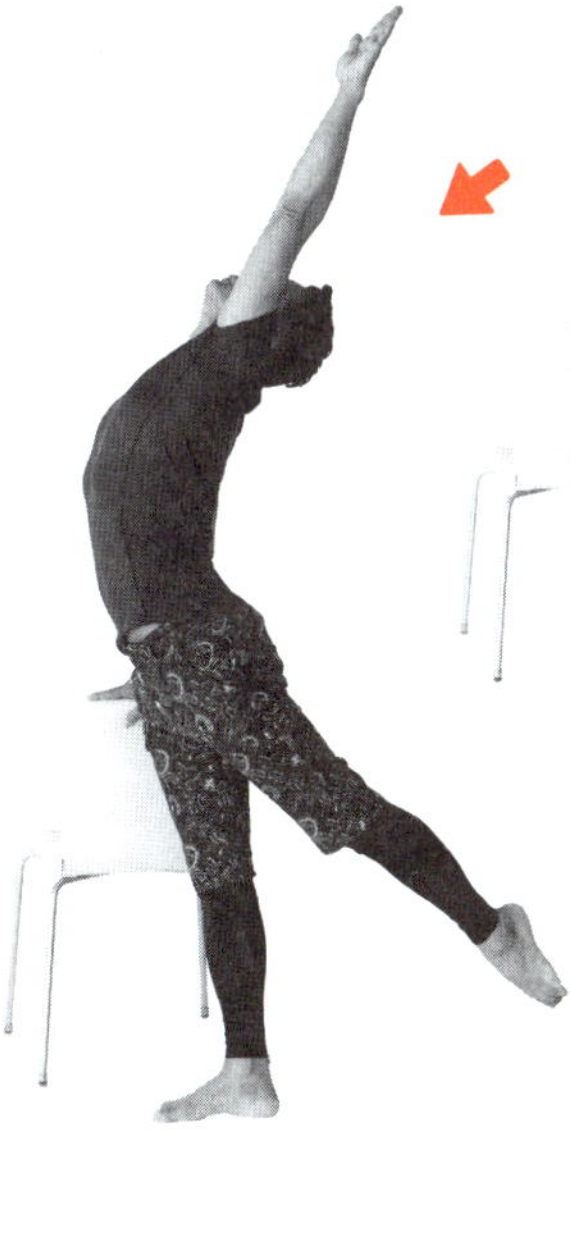

最初の立つ姿勢に戻り、息を吸いながら手を上げ、足を後ろに伸ばし、上体を反らします。

それぞれのポーズで5秒数え、反対も同様に行います。

words
13

結果を得るために急いではダメ

繰り返しヨガのポーズの練習をすれば、あるとき——ああ体が柔軟になった、肩やその周辺にあったコリがなくなった……とまあ、こんな感じで身の回りの作業が楽になります。

この結果を得るために急いではダメです。

その人その人に歴史があり、今、現在の体になっているからです。

この体を良い方向に向かわせるためには、少し時間をかけることを肝に銘じるのです。ゆっくり、優しく、ゆったりとした気持ちで。自分の体に向き合う時間がヨガなのです。

何事も、一日では魔法は起きないということです。

立って腰をねじるポーズ

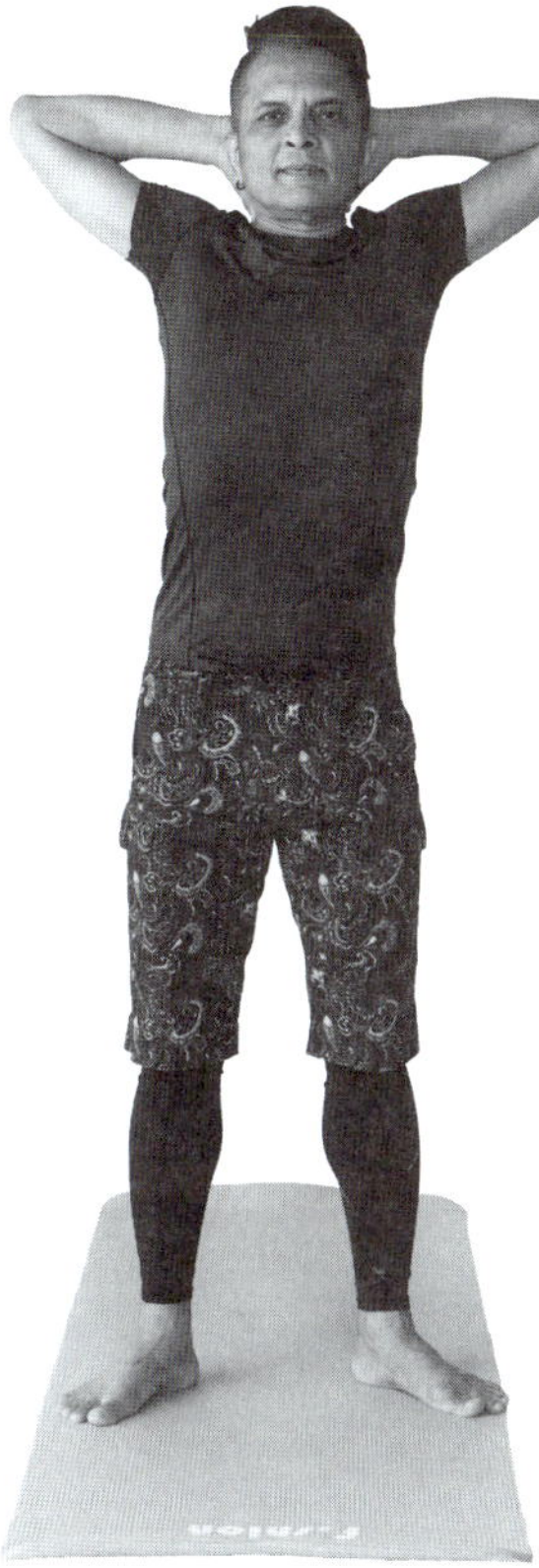

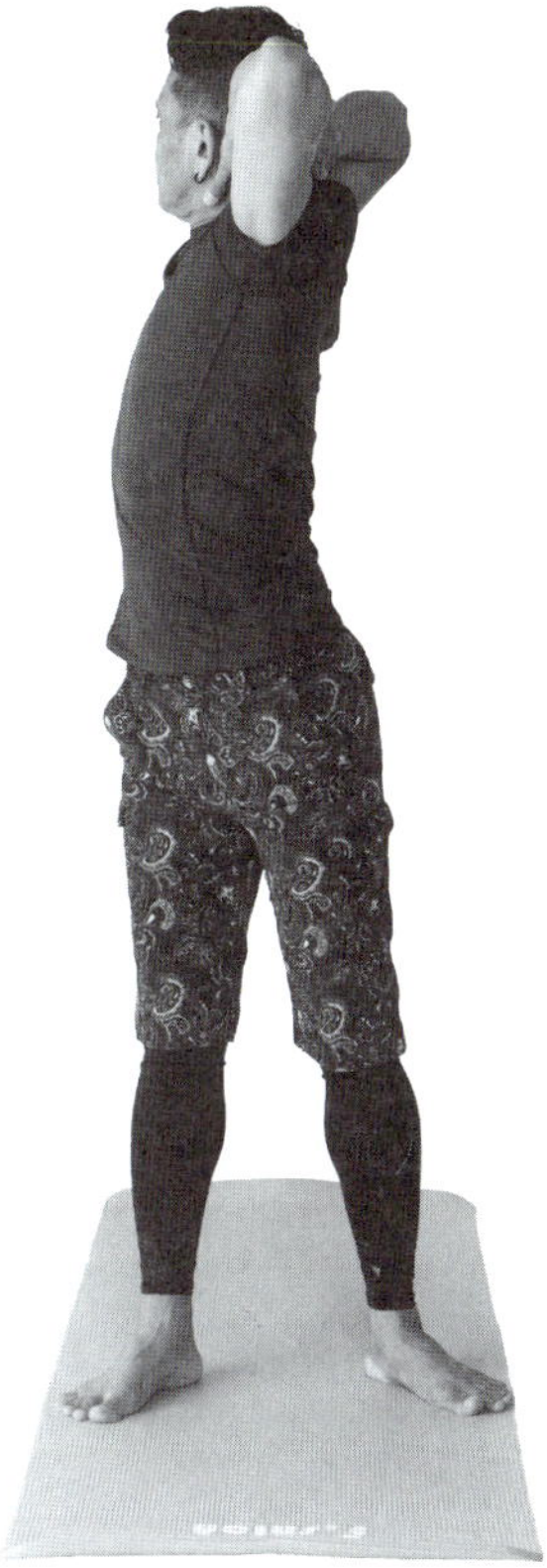

足を肩幅に開き、両手は頭の後ろに組んでまっすぐ立ち、息を吸います。

息を吐きながら腰を右にゆっくりねじります。5秒数えて戻って反対側も行います。

words
14

嘘をついているうちに嘘と思わなくなり、癖になる

私たちは、嘘は良くないと教わり、そのことを知っています。ヨガにおいて嘘は人間の〝弱さ〟と〝欲〟だと教わりました。弱さは理解できましたが、欲と理解するのには時間がかかりました。自分の失敗を隠すためにつく嘘、真実を言う勇気がなくて嘘をつくことは、己の弱さからですが――嘘をついて他者が傷付くことで、喜んだりする――偽りの満足感を得るのも欲からです。

嘘をつくことは〝盗みごと〟とも教わりました。嘘をついて他者を傷つけ、相手の平常心、笑顔などを盗むことにも繋がりかねないからです。

嘘をついているうちに、嘘と思わなくなり、癖になる。早いうちにこの癖をなくす努力、訓練が必要です。

椅子に座って膝を柔軟にするポーズ

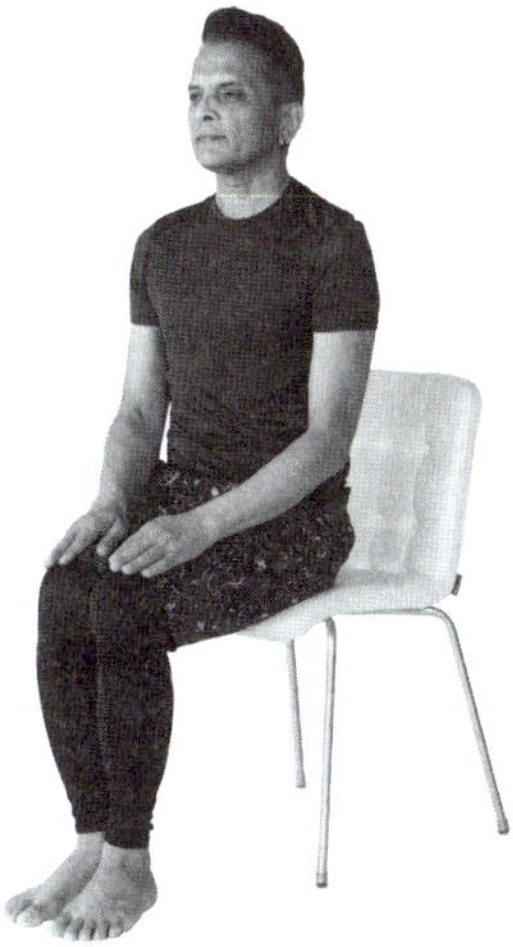

椅子に姿勢よく座ります。

右手で右足を
持ちます。

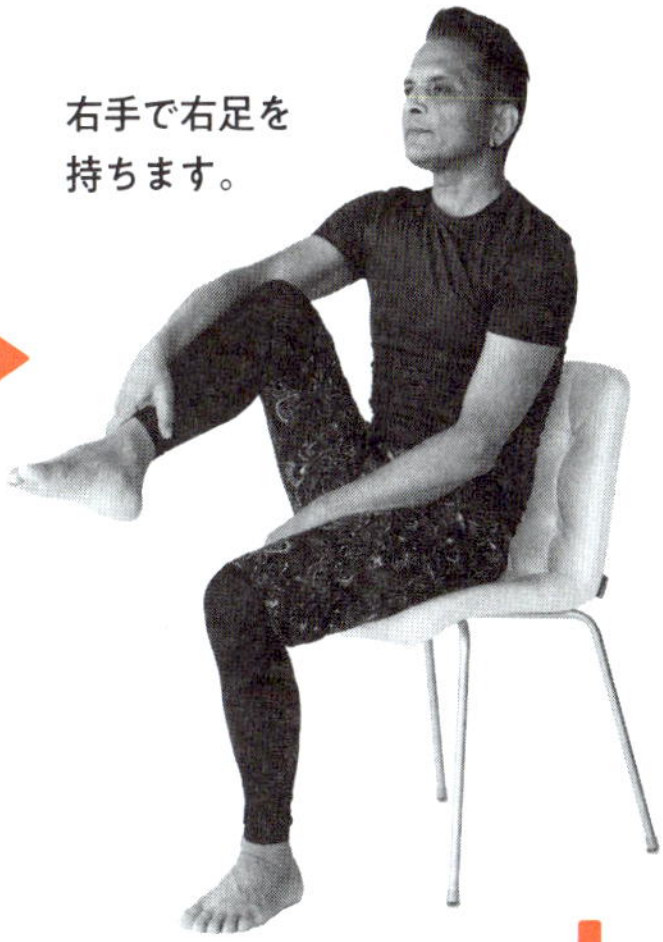

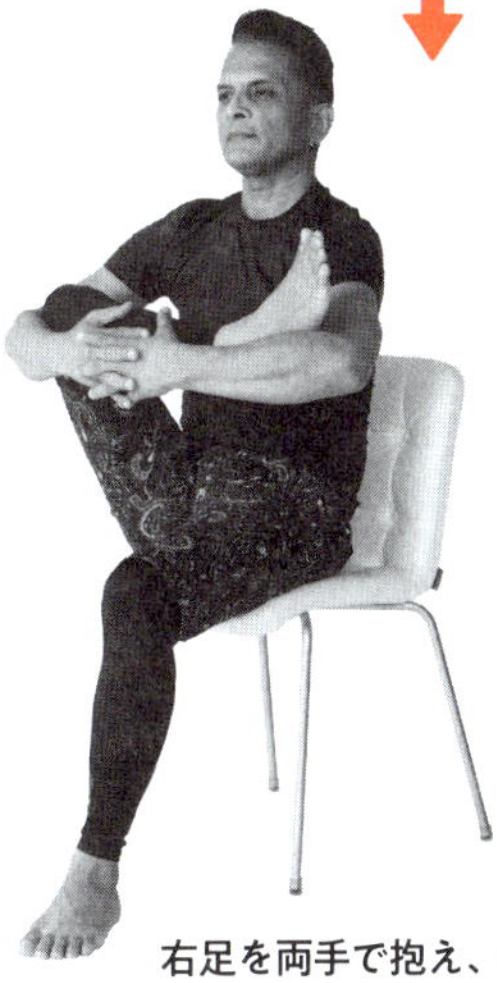

右足を両手で抱え、体
に引き寄せ10秒数え
足を元に戻し、反対側
も行います。

＼これでも／
大丈夫ポーズ

息を吐きながら足を
胸元に引き寄せま
す。うまく足をかか
えられない方は、こ
のように足の下から
胸元に引き寄せ、5
秒数えたら、足を元
に戻し、反対側も行
います。

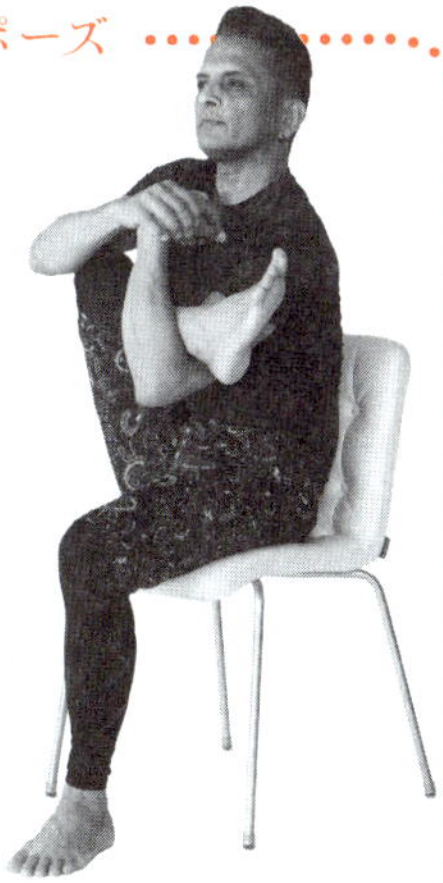

words
15
苦手とすることに歩み寄ってみる

よく師匠に、男性は体が固いから頭も固い、なので体を柔らかくすれば考え方や頭も柔らかくなるのだよ、と教わりました。

不得意なことがあるのは悪いことではありません。しかし、歩み寄りという姿勢はとても素晴らしい姿勢です。否定するばかりでなく、苦手なお付き合い、苦手な人、苦手なこと――これらに対して歩み寄ってみることは、脳トレ、心トレになります。自分が食わず嫌いだったかもしれないと気付くかもしれません。

歩み寄る訓練の成果で克服できる可能性もあるが、克服できない場合でも悔いが残らないことは確かです。自分はやったのですから悔いはない！

短い一生なのにたくさんの後悔は勿体ない――。

床に座って膝を柔軟にするポーズ

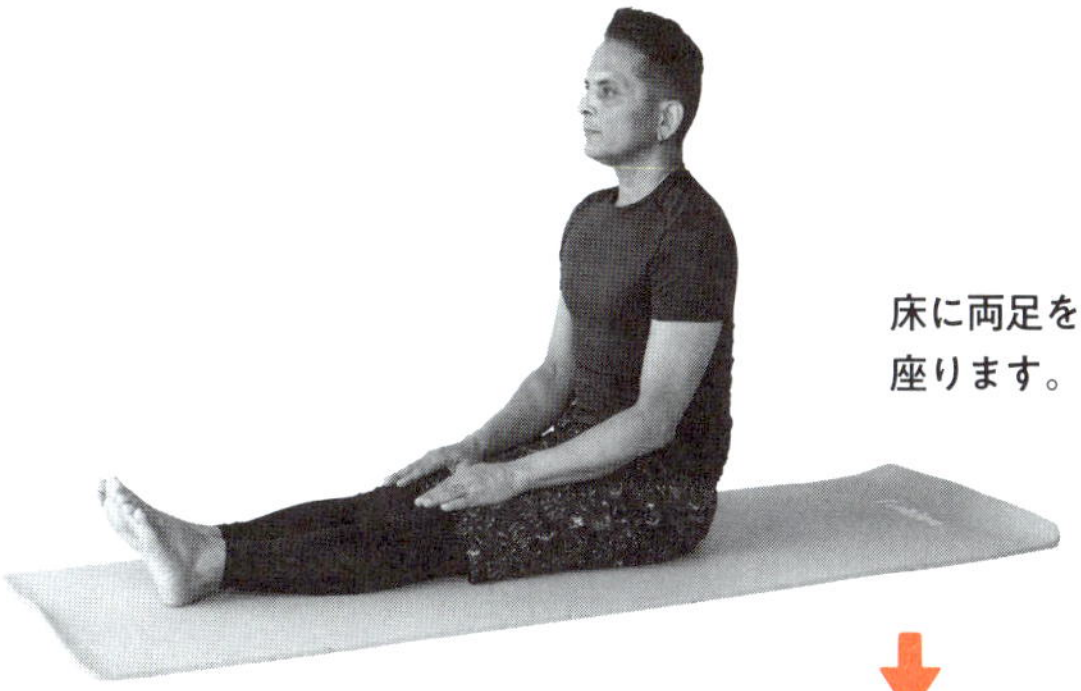

床に両足を伸ばして
座ります。

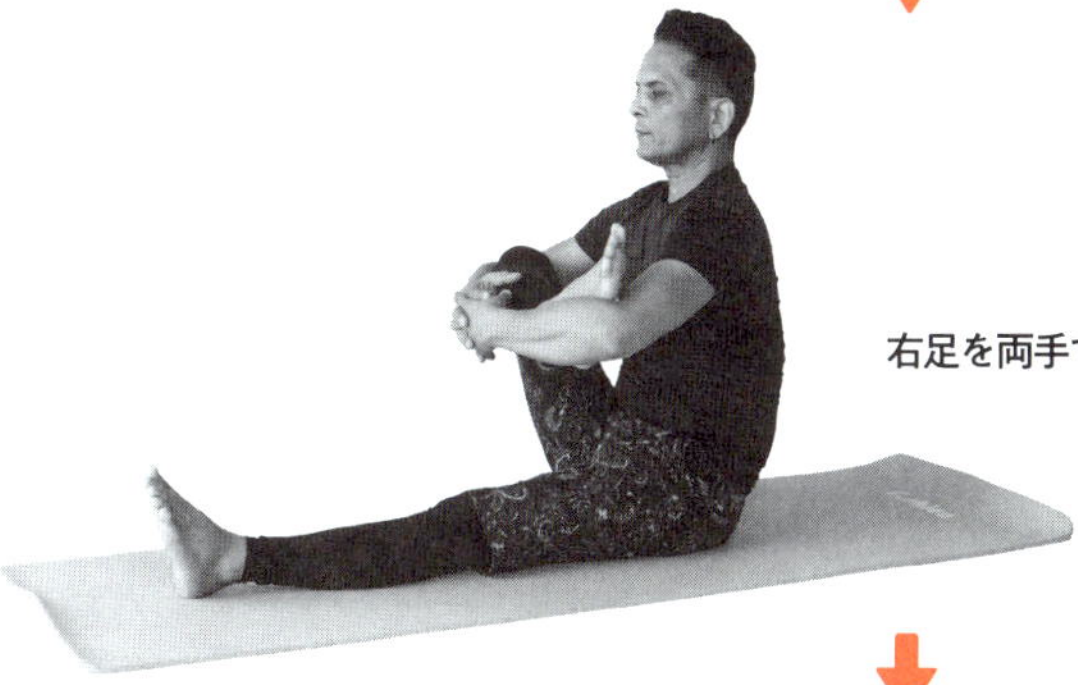

右足を両手で抱えます。

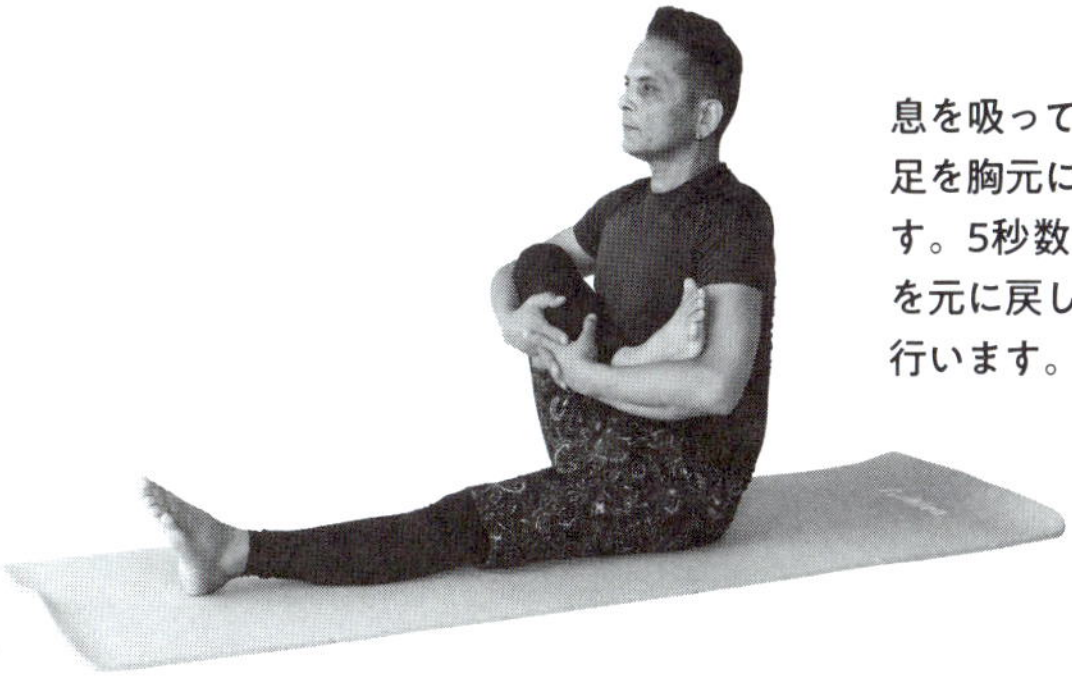

息を吸って吐きながら
足を胸元に引き寄せま
す。5秒数えたら、足
を元に戻し、反対側も
行います。

words
16

一日の良い連鎖は朝を大切にすることから始まる

子供の頃、父が日課で行く近所の公園の散歩に付き合っていたことからいつの間にか早起きの習慣が身につきました。

朝方に太陽を浴びて蕾が開花するのと同じように、人間という蕾も一晩寝ていて、朝太陽を浴びることで開花する――とヨガで教わりました。

日の出すぐは起きる太陽光をまだ肉眼で見ても肌で浴びてもよい時間だし、周囲も大半がまだ働き始めていなくて静かな時間――私は、お茶を飲んだりヨガしたり、書き物をしたりしてこの時間を過ごします。わりあい集中力も高く、色々捗る、大切な時間です。

一日の始まりは〝朝〟を大切にすることから。良い一日を！

蕾が開花するポーズ（アンテナのポーズ）

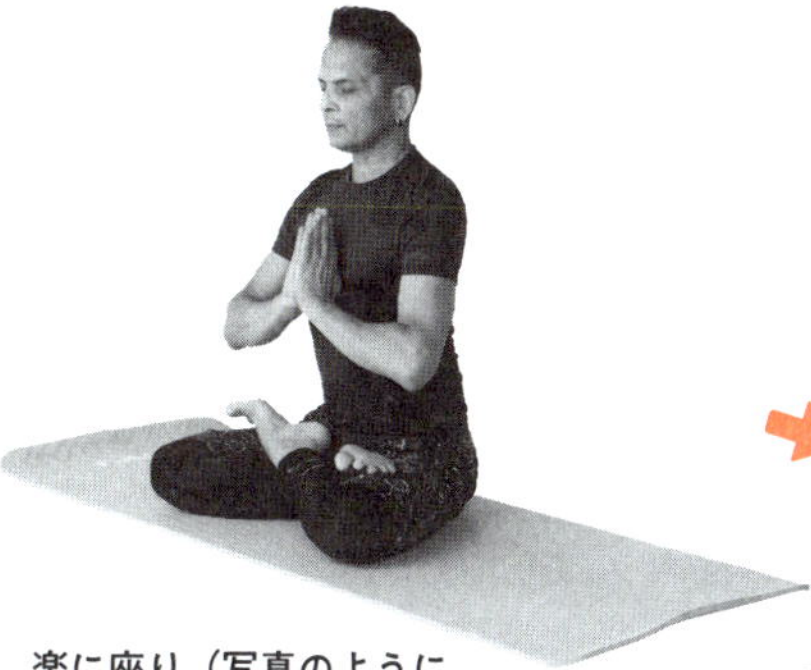

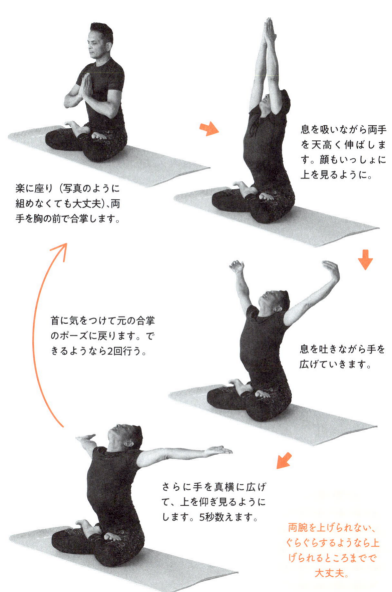

楽に座り（写真のように組めなくても大丈夫）、両手を胸の前で合掌します。

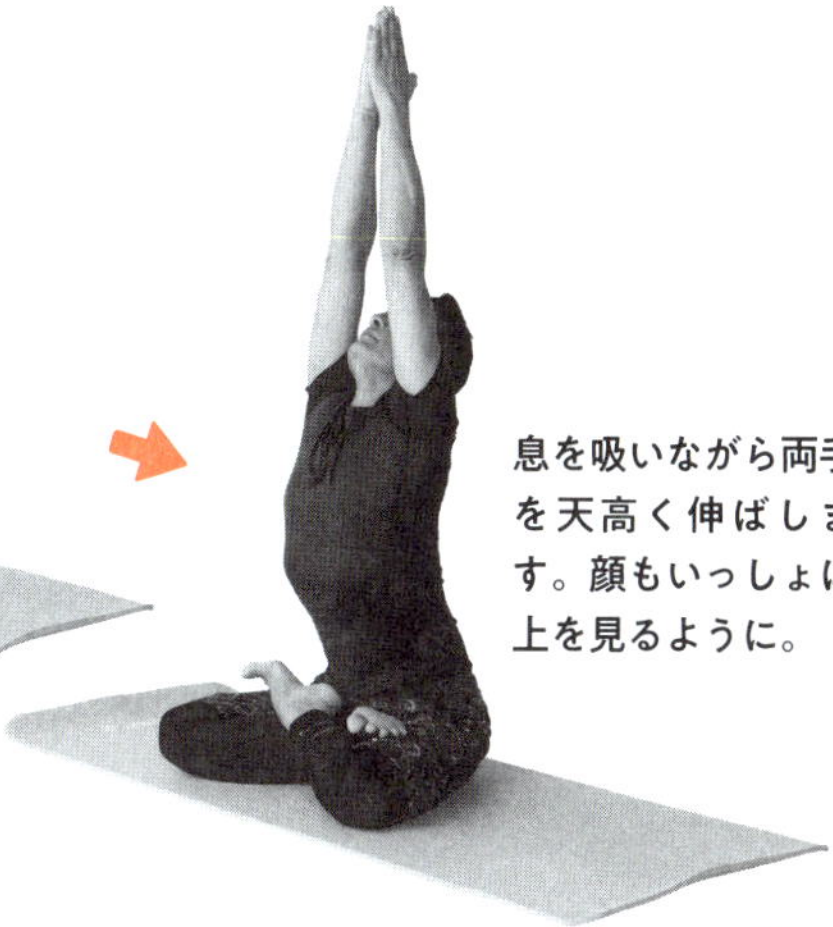

息を吸いながら両手を天高く伸ばします。顔もいっしょに上を見るように。

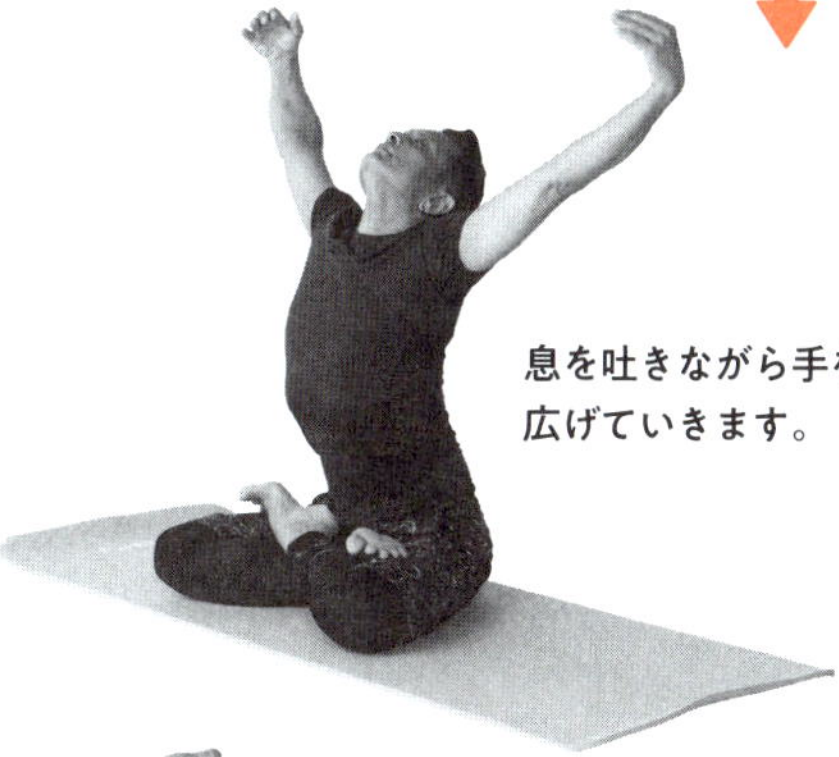

息を吐きながら手を広げていきます。

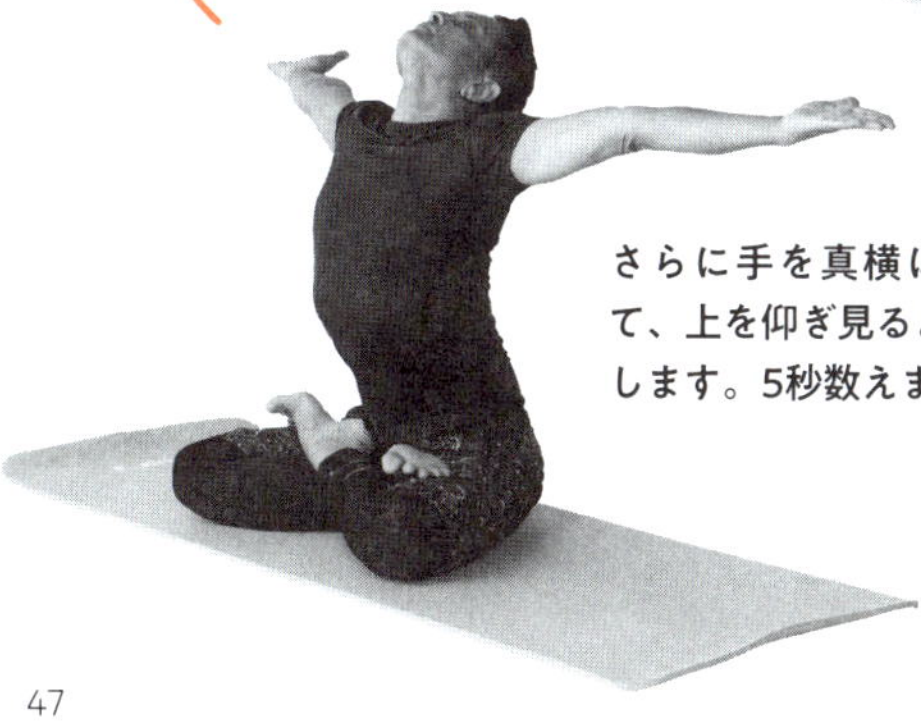

さらに手を真横に広げて、上を仰ぎ見るようにします。5秒数えます。

首に気をつけて元の合掌のポーズに戻ります。できるようなら2回行う。

両腕を上げられない、ぐらぐらするようなら上げられるところまでで大丈夫。

words 17

今日は人生最後の日だと思って生きる

とにかく、悔いのない生き方をめざすことです。

あれをすればよかった、これをすればよかった。したいことは沢山あったのに——。しないことで悔いるのではなく、本当にしたいなら、今日、今するしかない。

明日とか後でとか、10年後とかではなく、今日、今それを行い、後悔のない生き方をする。

遠い未来より近い将来を優先しましょう。

牛の顔のポーズ

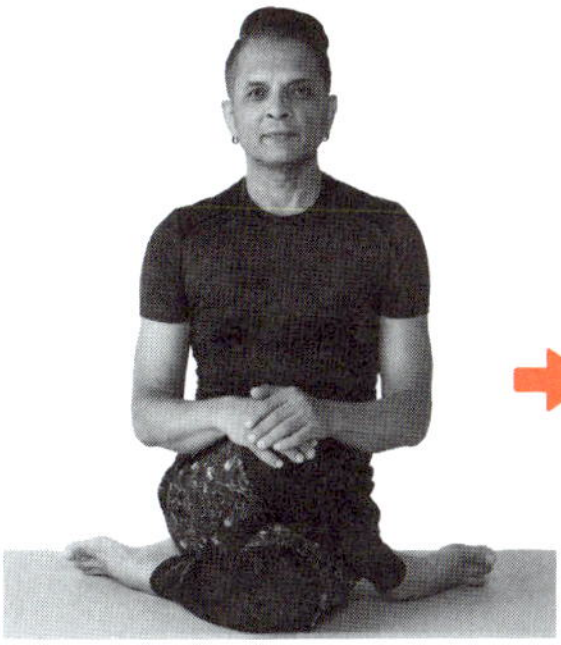

右足を上にして左足を下にして、足を組んで座ります。

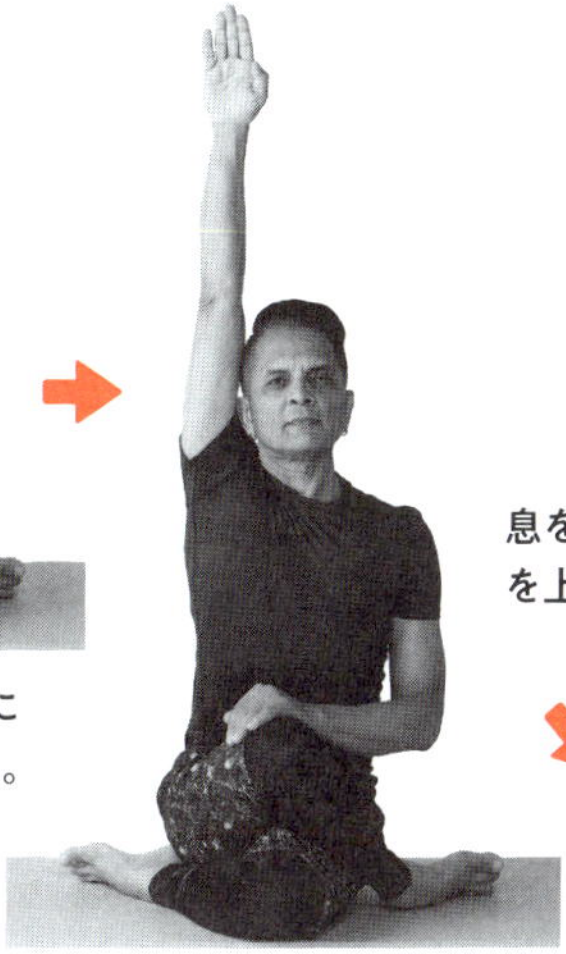

息を吸いながら右手を上げます。

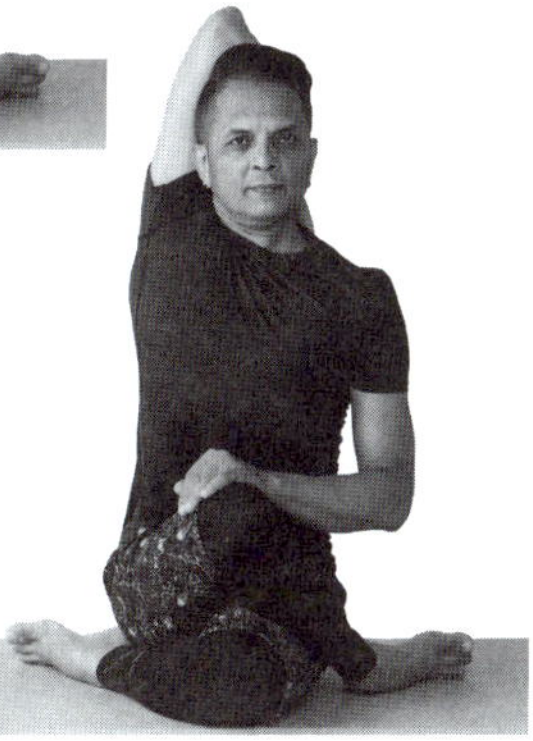

息を吐きながら右手を背中の真ん中あたりにあてます。

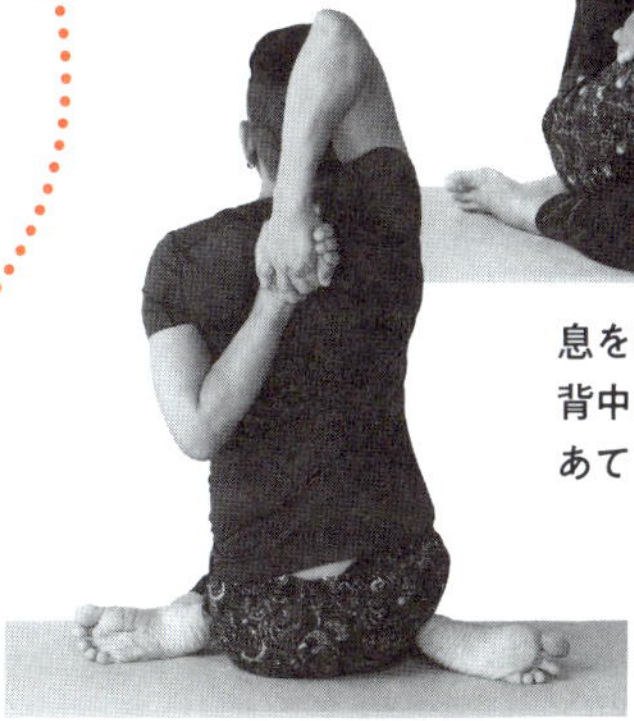

左手を下からまわして、背中で右手と組みます。
10秒待ちます。元の姿勢に戻り、足を反対に組み、手も反対側を同じように行います。

＼これでも／大丈夫ポーズ

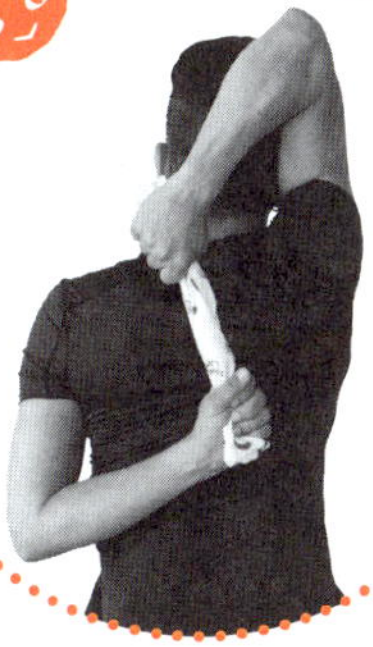

後ろで手を組めない人は手ぬぐいで補助しても大丈夫。

★終わったら
こんな顔をしましょう

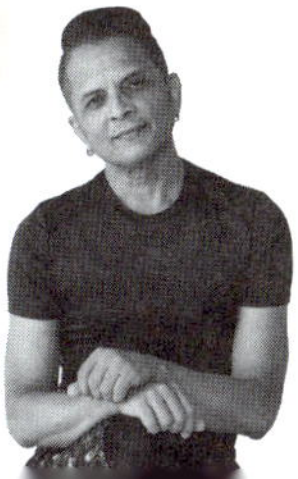

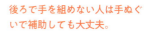

人生に後悔はない！

words
18

少し不自由な生活をする

人間にとって、50年前に比べて増えたのは栄養、減ったのは運動です。

そこで必要なのは、少し不自由な生活です。

エレベーターやエスカレーターより階段を使うこと。

食事は自ら買いに行くこと。一日一回は必ず仕事以外で家を出ること。

毎日家を掃除し、綺麗に保つこと。

電車に乗ってすぐに座るために空き席を探したりしないこと。立つことを自ら好んで行う。

これらを不自由と思わず、楽しいと思って行うことがとても大事な心掛けです。

不自由こそ体や心の健康にいいのです。

手首をねじるポーズ

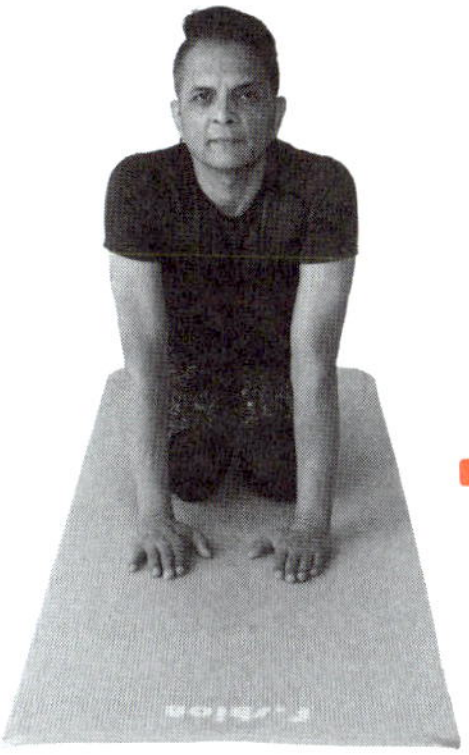

正座をして、両手を肩幅
に広げ前方につきます。

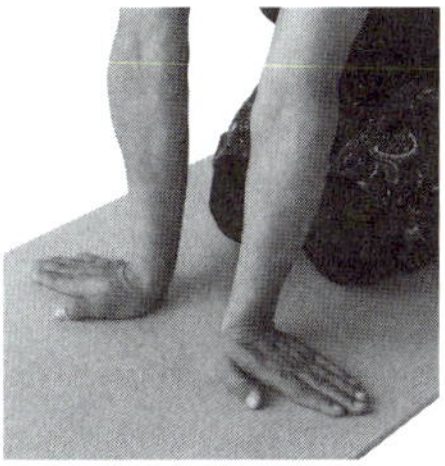

手首を外へ90度
向けます。

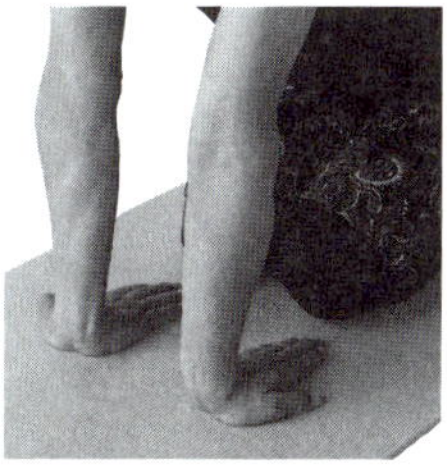

さらに90度手前に
向けます。

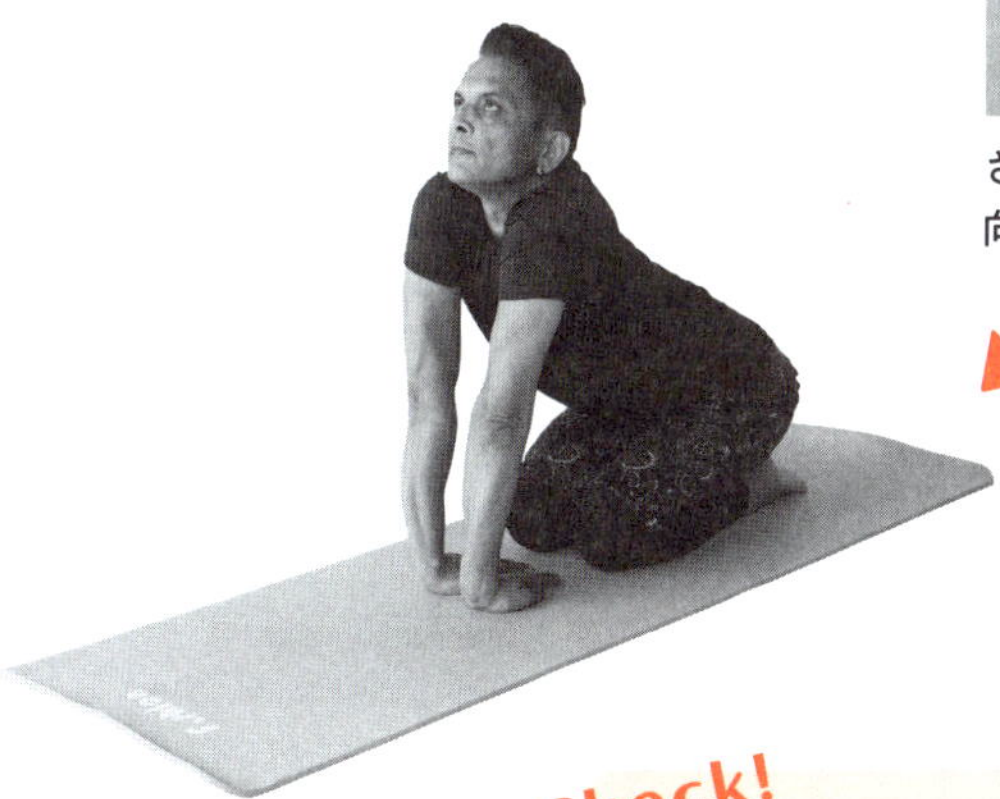

息を吸いながら肘を伸
ばし、喉を伸ばし、天
井を見ます。5秒数え
元の姿勢に。

Check!

肩幅の測り方

手首を向かい合わせ、
中指を合わせた距離
が肩幅です。

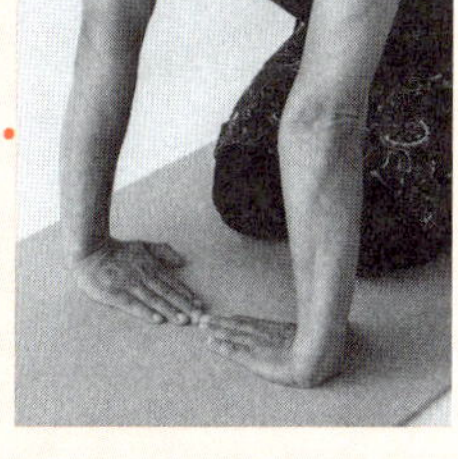

words
19
目標、ターゲットは低めに

低めの目標、ターゲットのほうが達成しやすく、やがては自信に繋がります。
そしてその後、自然に高めのハードルも乗り越えられます。
最初から高めのハードルを設けるとプレッシャーになり、重荷になり、そして続かなくなるのです。

Boys be ambitiousも良いが、できそう、続けられそうな目標設定が良いと思います。

目標は自分を苦しめるためではなく、自分を磨くため、進歩のためであるのを忘れないように——。

手指をほぐすエクササイズ

腕をからます

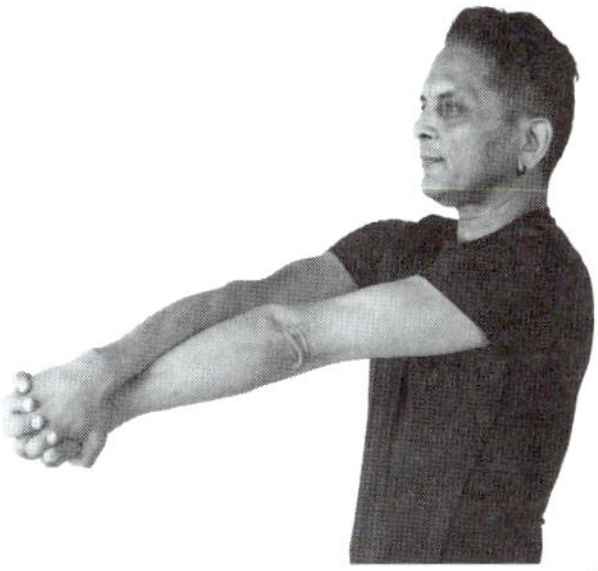

両腕を胸の高さで
組みます。

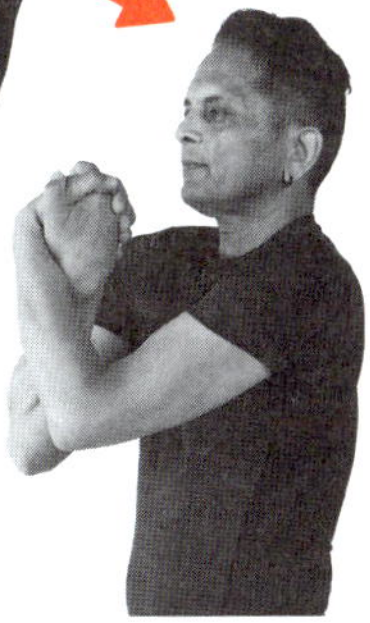

組んだまま両手を
手前にねじります。

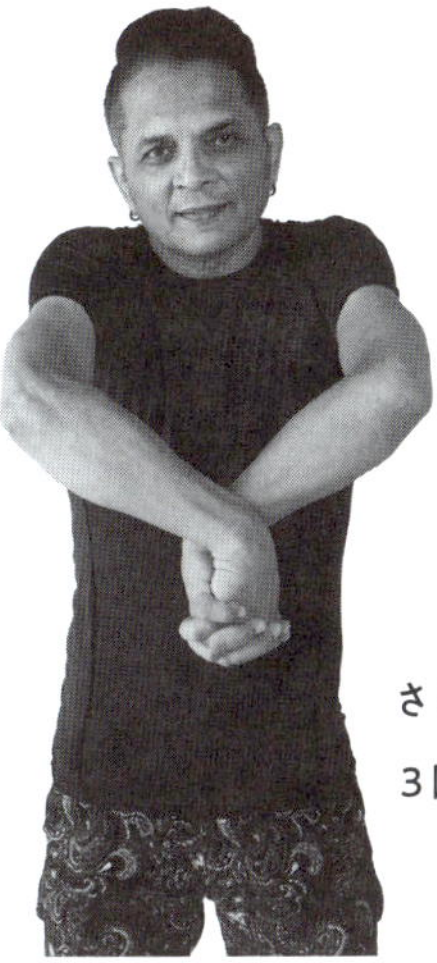

さらに下にもねじります。

3回繰り返し戻ります。

指を伸ばす

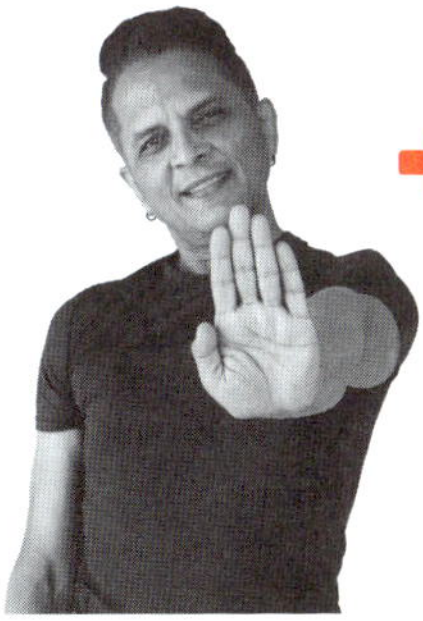

片手を前に伸ばします。

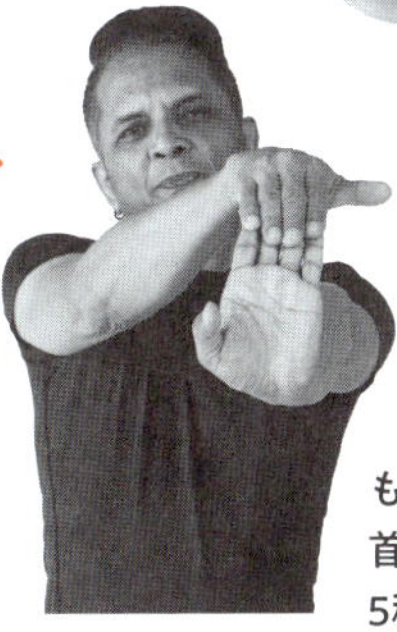

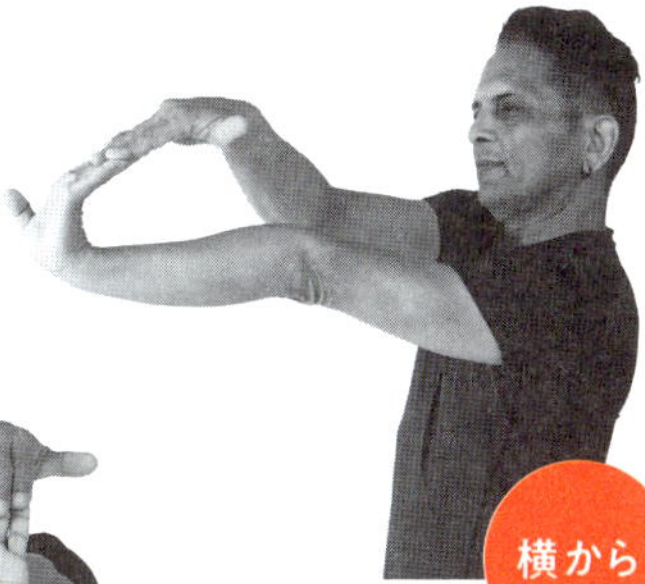

横から

もう片方の手で手
首を反らせます。
5秒数えて反対も
行います。

座っても
立っても
大丈夫。

words 20

日頃から意識して笑う

ご自宅の玄関ドアの内側に鏡をつけて、出掛ける前に鏡を見てにっこりと笑ってみるだけで一日が楽しくなります（私の家にも鏡をつけています）。

笑うということは、生き物のなかでも、人間にしかできないことだそうです。ああ、嬉しそうだなとわかる。笑うことは大事ですね。

心底から笑う。笑ってモヤモヤ感を吹き飛ばす。

笑うことで病を防ぐ……そんなこともあるんです。

体はつながっています。手指を動かすと、顔もいっしょに動くことに気がつきます。

笑うと体も嬉しいのです。

手指をにぎる、ひらくエクササイズ

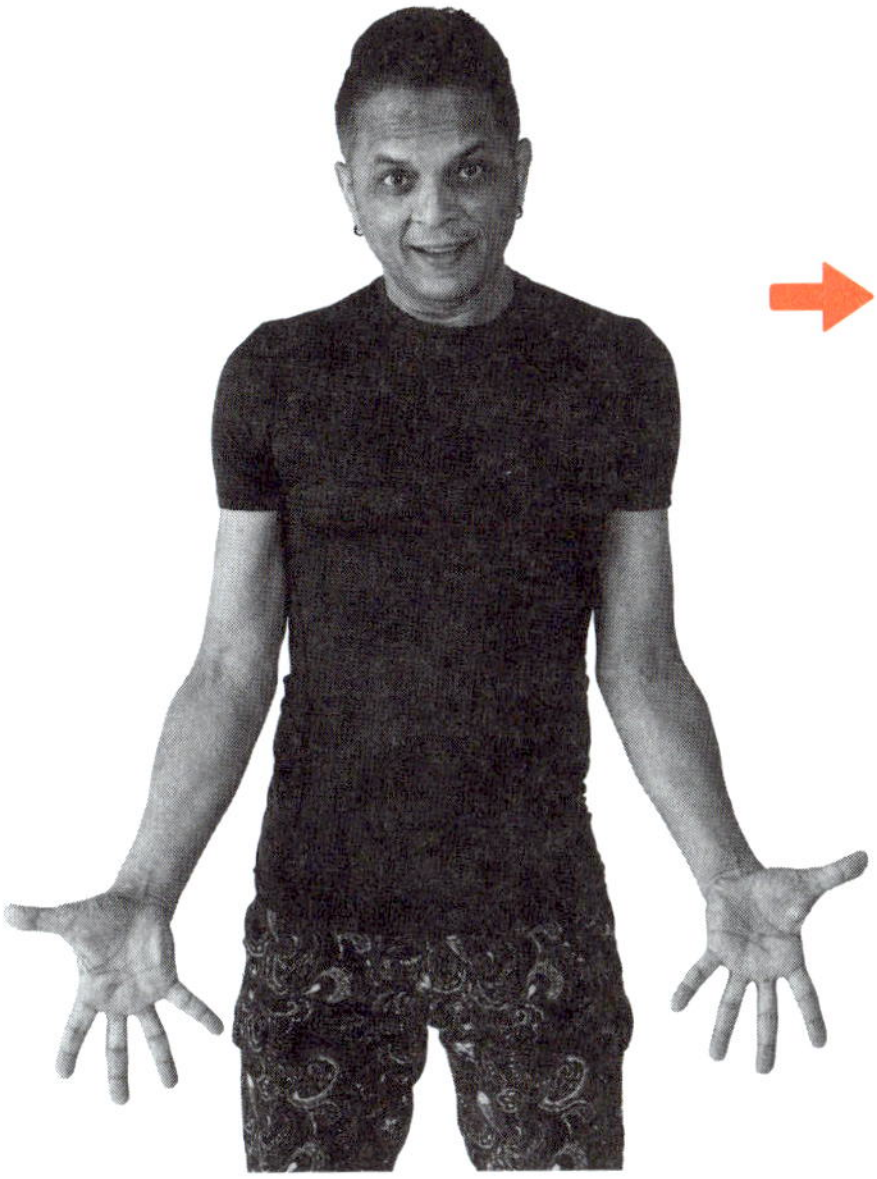

両手を伸ばし、手指を
思いっきり開きます。

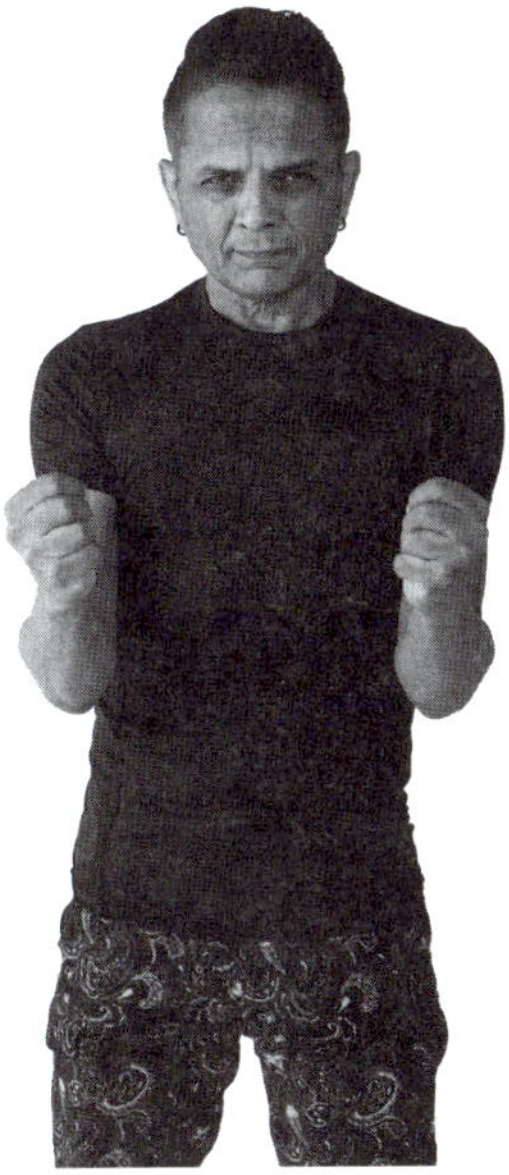

両腕を曲げ、思いっきり
指を握ります。

リズミカルに５回
繰り返しましょう。

column 1

インド人全員がヨガをしている？

インドで生まれたヨガですが、インド人全員がヨガに励んでいるわけではありません。日常生活の中に取り入れ、ヒンドゥー教の教えに従ったりし、ヨガ的な生活をしている人は多いのですが、日本のようにヨガ教室に通う人ははるかに少ないです。

しかし最近は、ヨガの必要性をうたうポスターなどがインドでも多くみられるようになっています。

理由として考えられるのは、糖尿病などの生活習慣病予防には〝適量の運動〟が効果的であることがわかってから、誰でも簡単にできる道具の要らない心身の健康法ヨガの効能が再認識されたことです。

妻の秀子と私は、ここ7年くらい（コロナの時は中止）生活習慣病予備軍の人たちを対象とした予防プログラムに招かれ、ヨガレッスンをしています。年々人気が高まり、参加者は抽選になっています。

お医者さんの指導もあり、ヨガ後に血糖値などの数値も計測しますが、みなさん、その変化にびっくりします。

そこに参加した当時50代後半のKさんは、その後も週1回、千葉から東京の私たちの教室に通ってきて5年になります。

食生活も頑張って努力をし、小太りだった体型はすっかりスリムになり、かっこいい初老のおじさんになりました。体が軽くて動きやすくなったと、新しいことをいろいろ始めています。

一度、糖尿病になると一生大変です。その手前で克服したKさんはすごいと思います。みんな、一時は頑張っても続けることができない――。

必要なのは始められるきっかけ、そして継続する覚悟です。

（2014年、国連により毎年6月21日が国際ヨガの日と定められました。）

第2章

体の不調がいつのまにか楽になる

words
21

己を知る

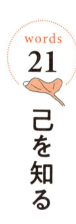

ヨガという言葉は、繋ぐ、結ぶ、合わせるといった意味です。何を何に繋ぐのでしょう。シンプルに言うなら自分を本当の自分に繋ぐという作業がヨガです。

私の師匠は、ヨガとは〝己を知る旅です〟とおっしゃいました。己の体と心を知る訓練がヨガなのです。この旅に欠かせないのは、健康でいること、素敵でいること、平常心でいることです。そのためのヨガ。

肉体的な健康は勿論大切ですが、心と思考の健康もより大切です。そのためにさまざまなポーズ（アサナ）があり、呼吸法があります。

四つん這いで足の付け根を鍛えるポーズ

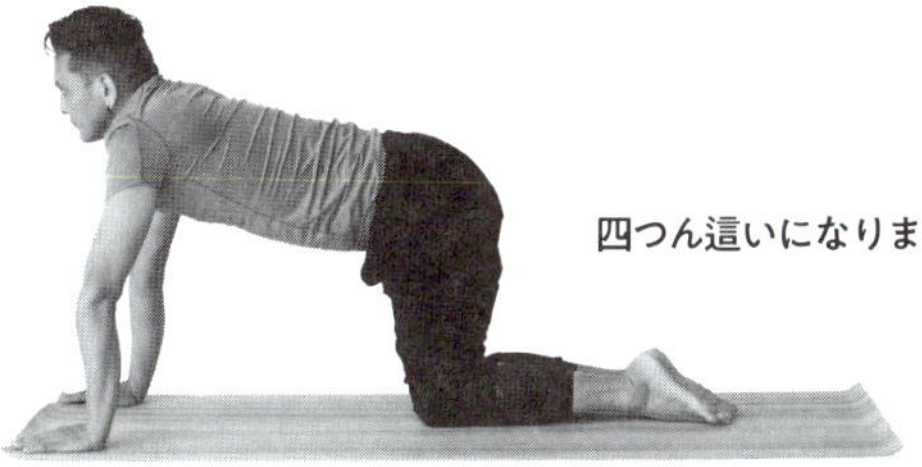

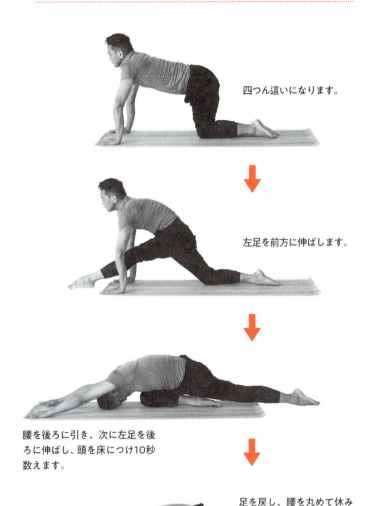

四つん這いになります。

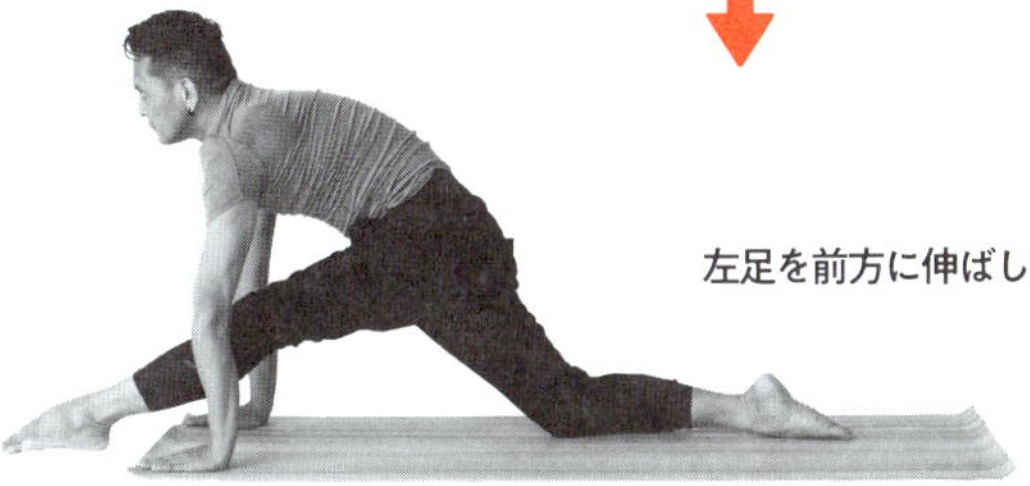

左足を前方に伸ばします。

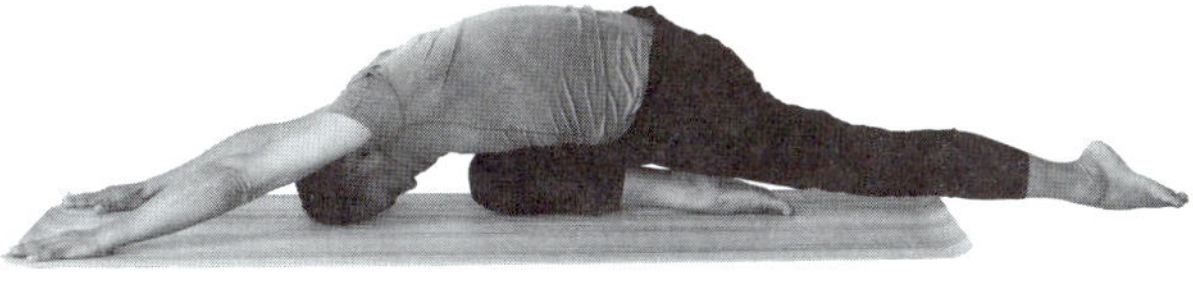

腰を後ろに引き、次に左足を後ろに伸ばし、頭を床につけ10秒数えます。

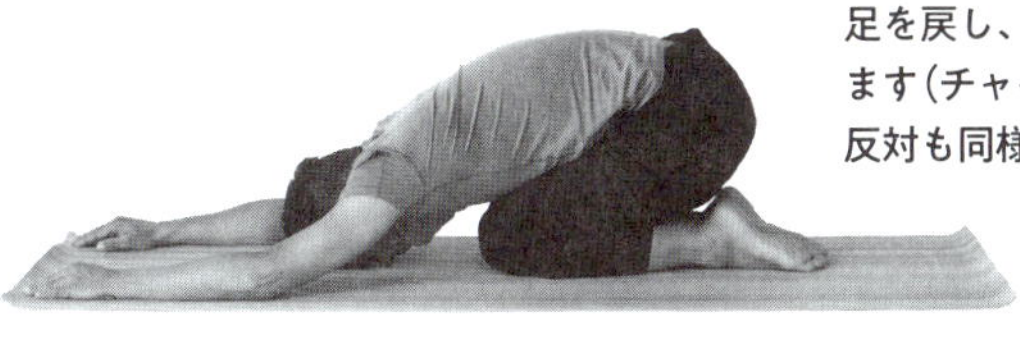

足を戻し、腰を丸めて休みます(チャイルドポーズ)。反対も同様に行います。

words
22

自らの計画、努力で、幸せにも不幸せにもなれると思いませんか？

誰も好き好んで病にはかかりませんが——無茶してしまうことや、まだ若いから明日から真剣に考えようなどと、つい後回しになってしまうのが健康、人生、生き方です。

不運なことにご主人が若い時に体が不自由になり、20年近くお世話をされた奥様が、私の人生こんなはずじゃなかった、とお話しされたことがありました。自分の不健康、無茶、無知が自分だけではなく、周囲をも不幸にしてしまいます。自分の幸せは周囲の幸せでもあるのですから、みんな幸せにならなくては。幸せの第一条件は健康を維持することです。そのためにヨガもあります。

過去はいらないし、未来は未知——。ならば今です。「今日から私は自分の手で、自分の計画や努力で幸せになります」という小さな覚悟、心の準備が必要ですね。

仰向けバンザイのポーズの準備

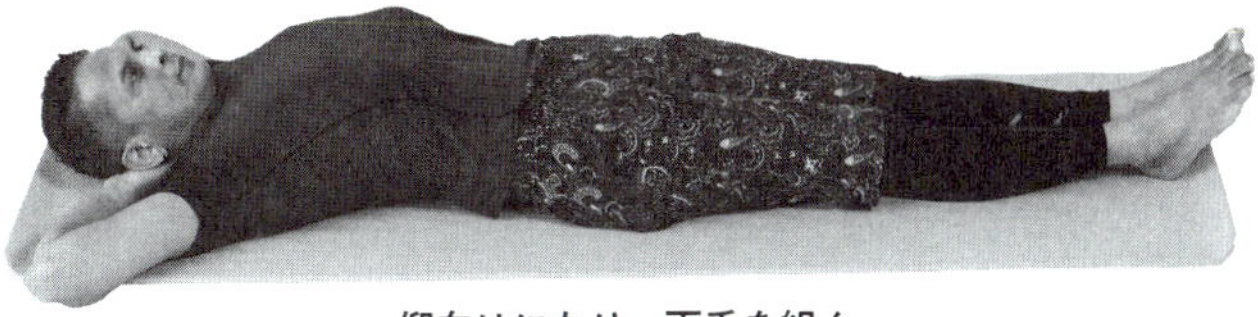

仰向けになり、両手を組んで頭の下に置きます。

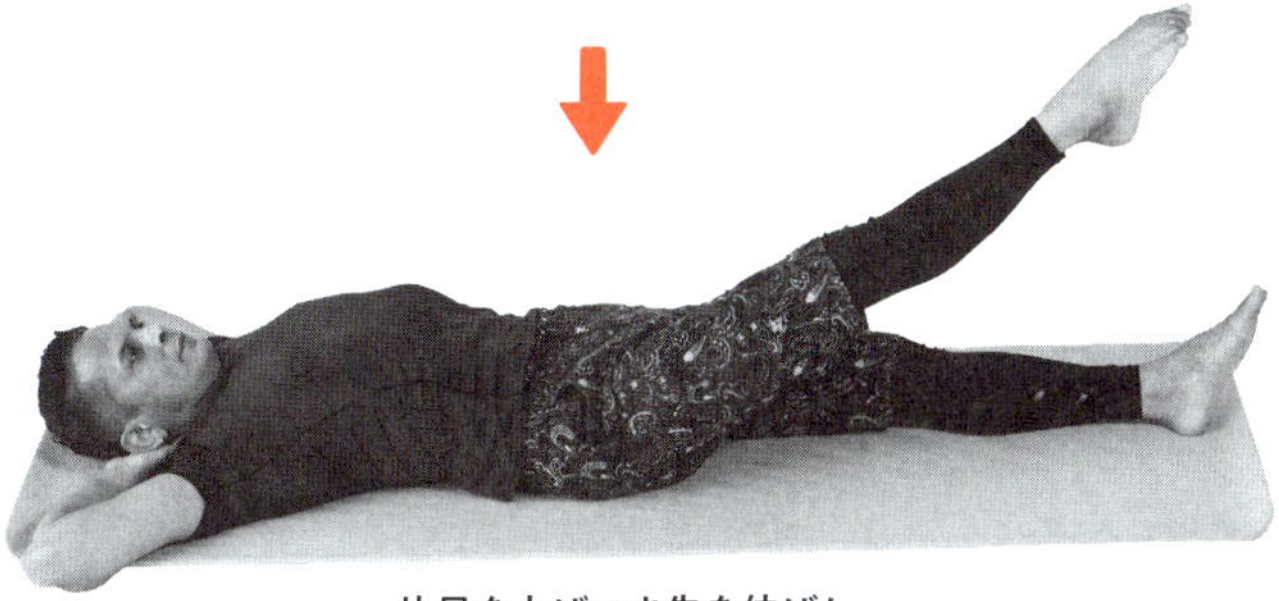

片足を上げつま先を伸ばし10秒数えます。

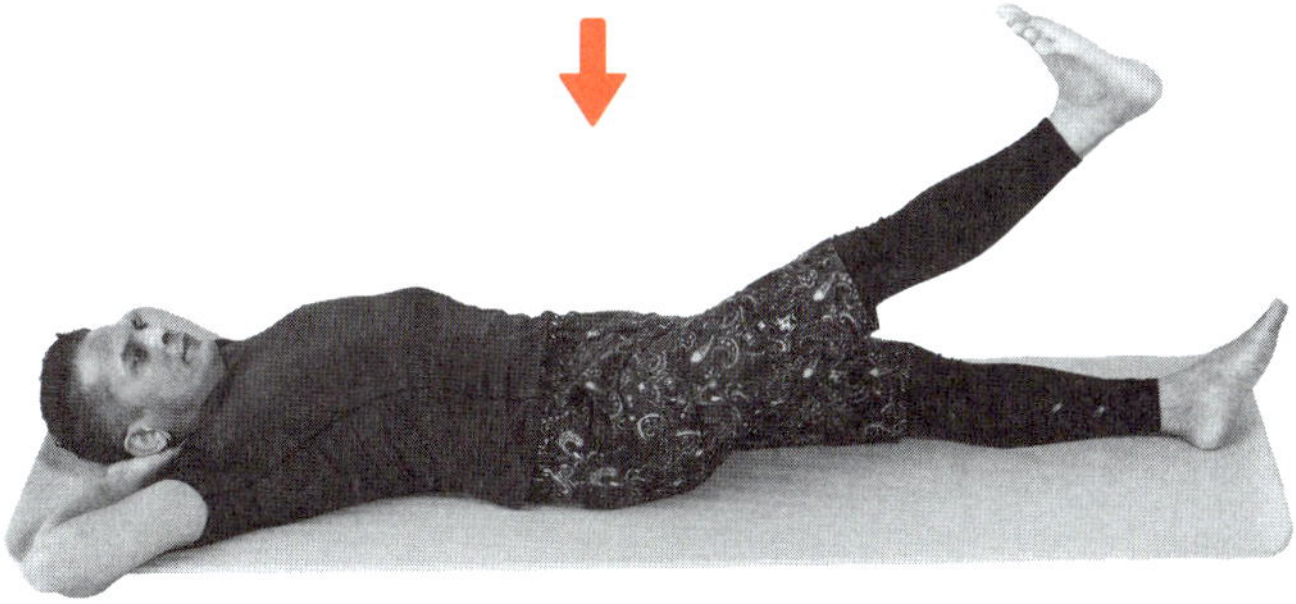

足を下ろさないで、そのままかかとを突き出し、10秒数え、足を下ろします。反対の足も同様に行います。

words
23
体の川をスムーズに流す

私たちの体には大小の川が流れており、「血」をはじめとした分泌液は、生きている限り流れるが、年齢や性別、おのおのの体の状態や心境によって、この流れがスムーズにいかない時があります。

ヨガではこの体に流れる液体、水分、血……それらの流れが各部所まで順調に届き、送り返され、その巡りを繰り返していれば病にならないという教えがあります。

ヨガにはそのためのポーズ、呼吸法があり、それは理にかなっていると、還暦を過ぎてからはますます体で感じています。

仰向けバンザイのポーズ

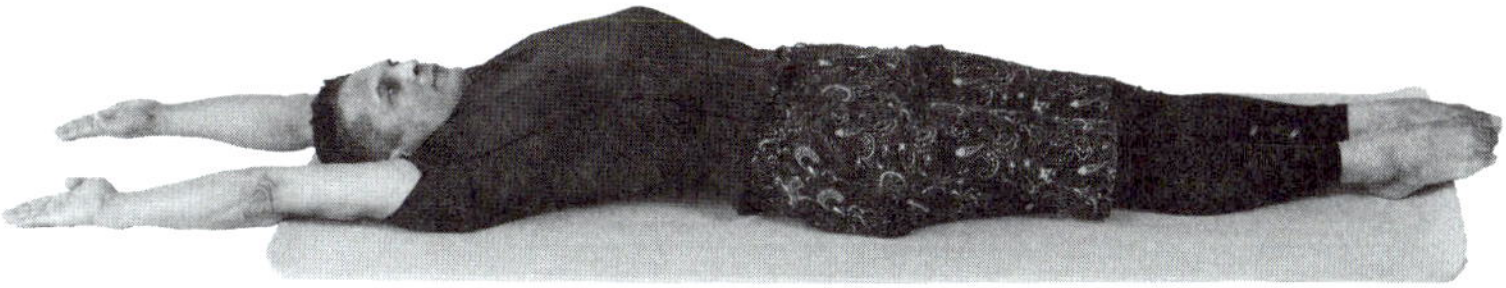

仰向けになり、両手をバンザイのように伸ばします。

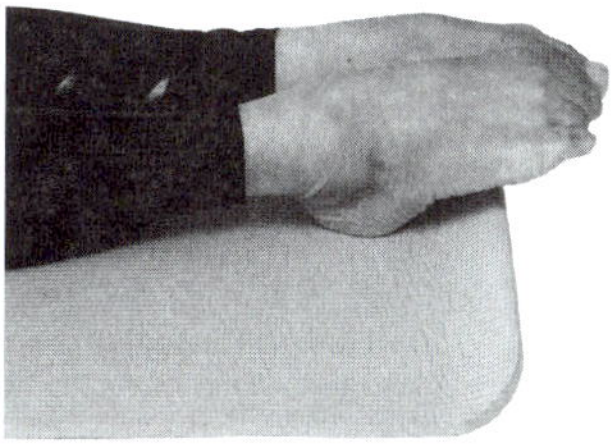

息を吐きながらつま先を伸ばします（つらないように気をつけて）。

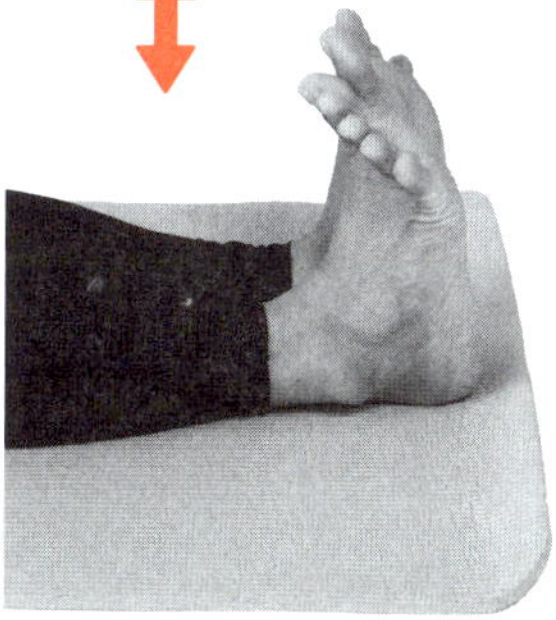

かかとを突き出し、足首を直角に。

この動作を5回ずつ繰り返し、終わったら脱力。

words 24

格好や形にこだわらない

20数年やっていた豪華客船でのヨガ教室。70代80代の方が多く、60代の方もチラホラ。ですので、それなりの余裕のある方々が大勢ですが、杖を持っていたり、車椅子で乗船されたりする方も多かったです。中には、車椅子でヨガに参加したいのですがよろしいですかと聞いてくる方々がいます。もちろんOKです。

私は、ご本人に手を貸すことなく、ポーズの号令をかけます。その人が自分の動ける範囲内で体を動かし、それで成果を得られるというのがヨガの考え方だからです。

人間の脳と体は相互に繋がっています。片方が不具合になるともう片方が助けます。努力をしなければ、そのうちもう片方も患ってしまうのです。

格好や形にこだわるのではなく、何のために体を動かすかが大切です。

直角のポーズ（片足バージョン）

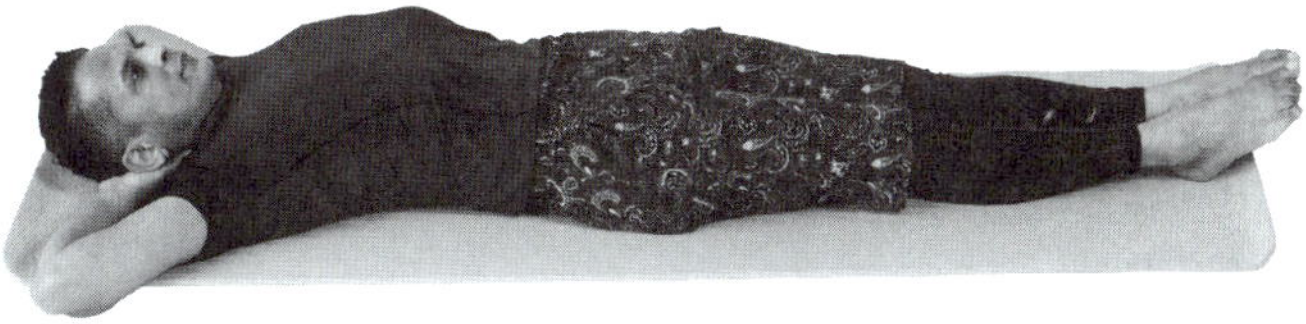

仰向けになり、両手を組んで頭の下に置きます。

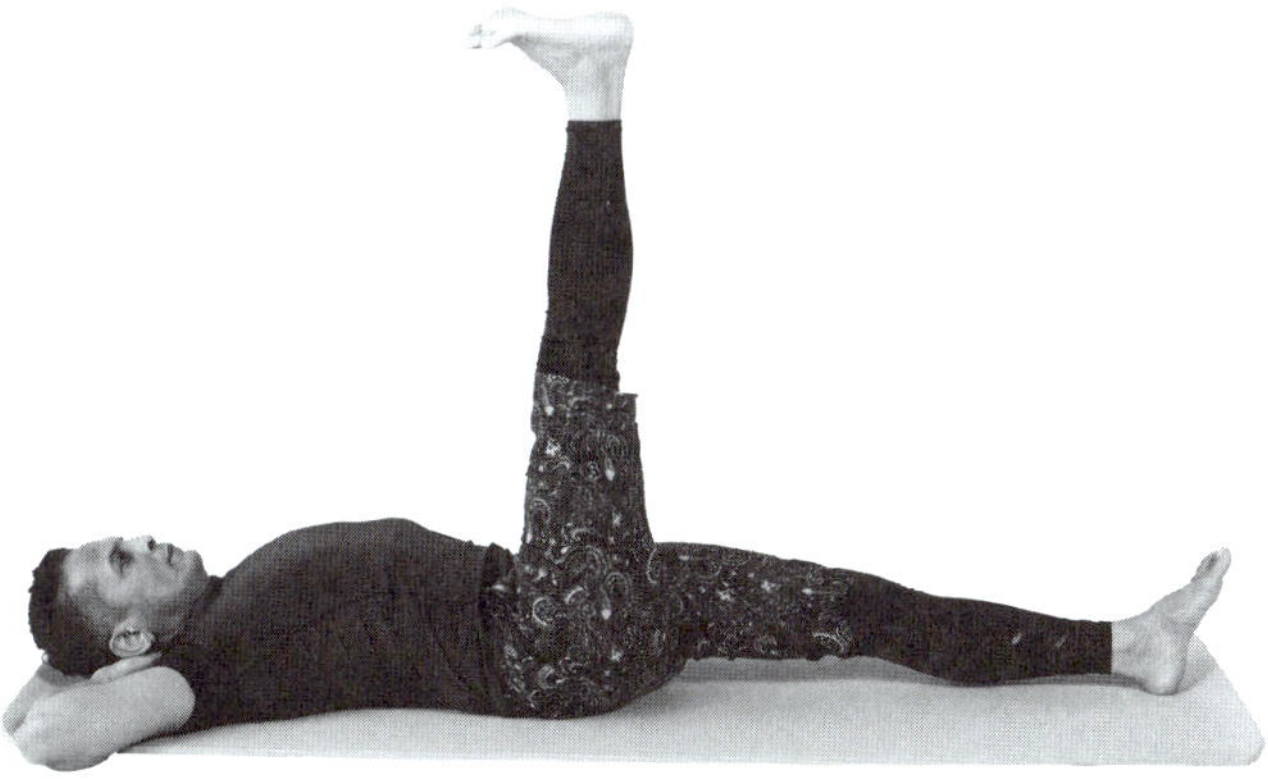

息を吸いながら右足を腰から直角になるよう上げ、かかとをつき出します。反対も同様にします。

words 25

自分自身に言い訳をしない

〝足は私という名の魂を運ぶ車〟とヨガで教わりました。ならば、この車の点検が必要です。

方法はいろいろありますが、中でも最も簡単に続けられるのは――歩くということです。

ヨガには足を鍛えるための沢山のポーズがありますが、まずは〝歩く〟という簡単なポーズから始めましょう。はい、歩くことはヨガのポーズなのです！外が雨、または暑い日なら家の中で歩きます。狭いならマット、畳一畳の上で歩きます――イチニイチニと歩きます。

自分自身に言い訳をし、歩かない口実を見つけるのではなくて、限られた環境の中、精一杯最善を尽くす、それだけです。生活の中で歩くという〝行為〟に取り組むことができるのが素晴らしいのです。

直角のポーズ（両足バージョン）

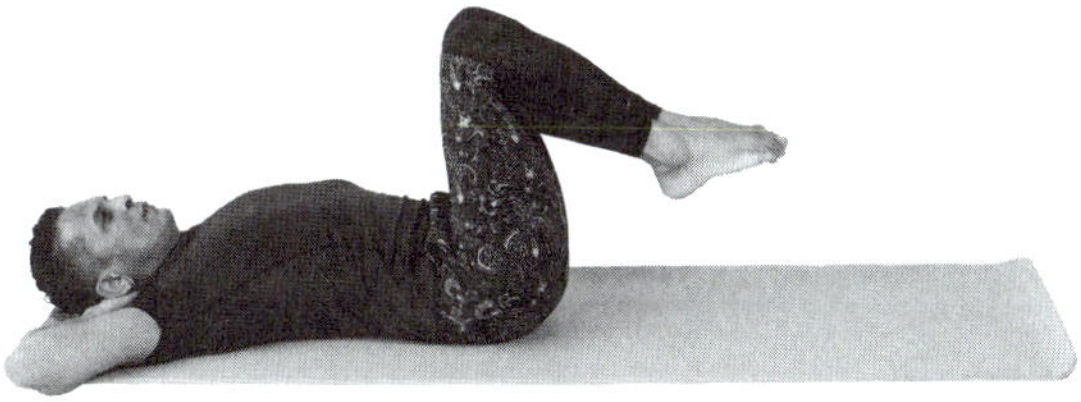

仰向けになり、両手を頭の後ろに組み両膝を曲げます。

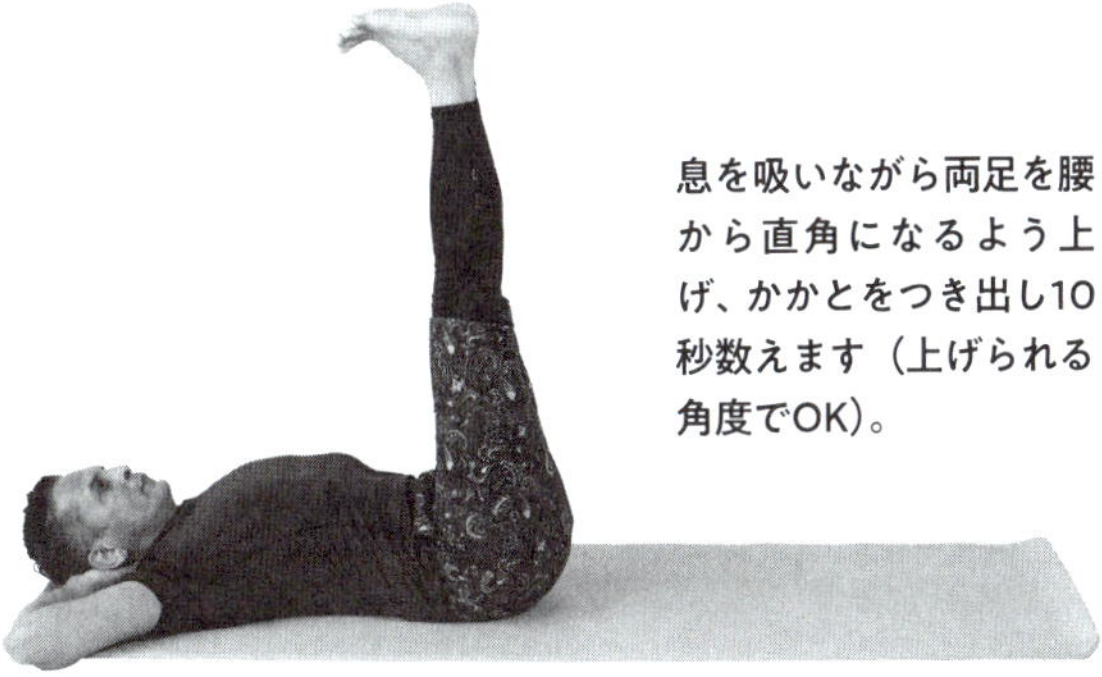

息を吸いながら両足を腰から直角になるよう上げ、かかとをつき出し10秒数えます（上げられる角度でOK）。

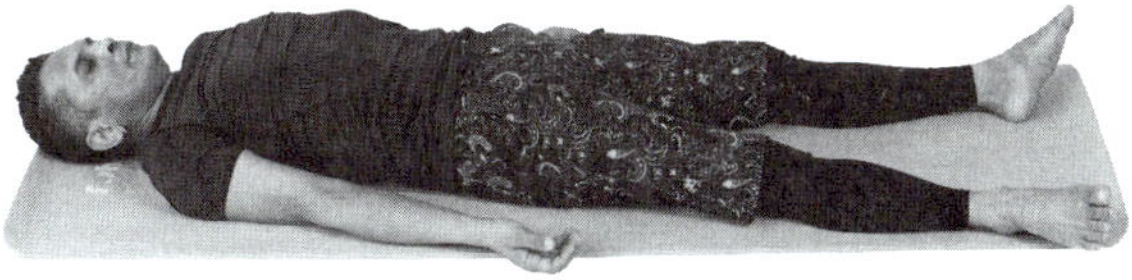

息を吐きながら両足を下ろし、体をゆるめます。

words 26

日々〝無理なく〟歩く

生きていれば必ず年をとり、老いも来ます。そして心身も衰え、やがて終わります。しかし、手・足・腰のケアをした者は最後まで自力で生きられる確率が高いと、先人から教わり、実際、それを目の当たりにしています。

そのための第一歩は、歩く！　歩ける間は歩く！　歩く癖をつける！

小さい頃、野をかけまわったあの日の喜びをお忘れなく――人間らしく生きるにはまずは足から――。

脳が司令し足が動くなら、逆に、足を動かし脳に信号を送る。結果、体も頭も鍛えられます。それぞれの健康を保つには、両方が大切。

私はそう信じて――日々〝無理なく〟歩いています。

逆さまもどきのポーズ

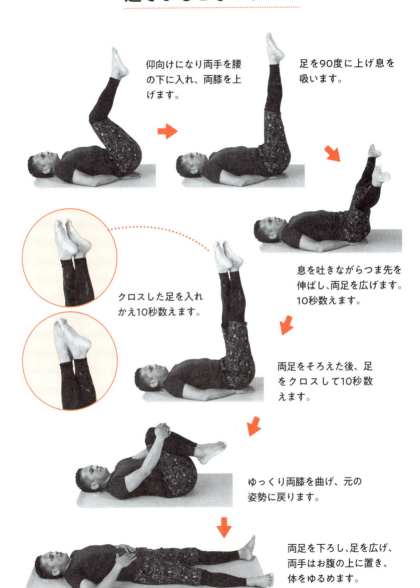

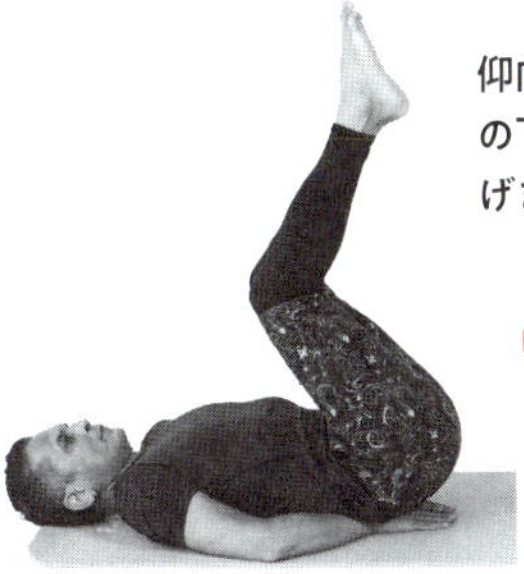

仰向けになり両手を腰の下に入れ、両膝を上げます。

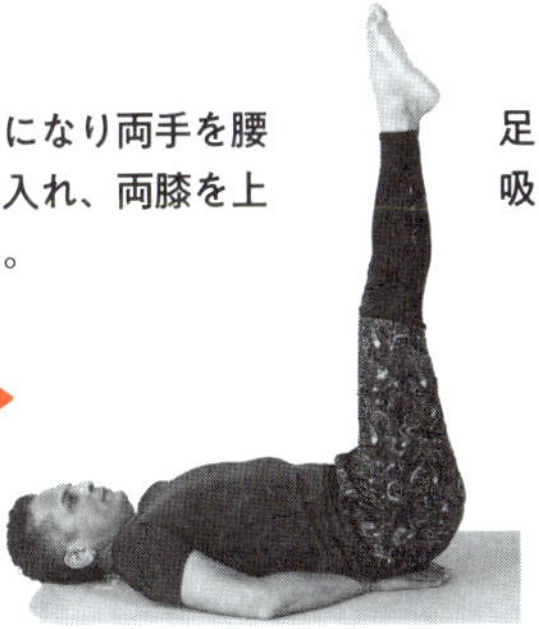

足を90度に上げ息を吸います。

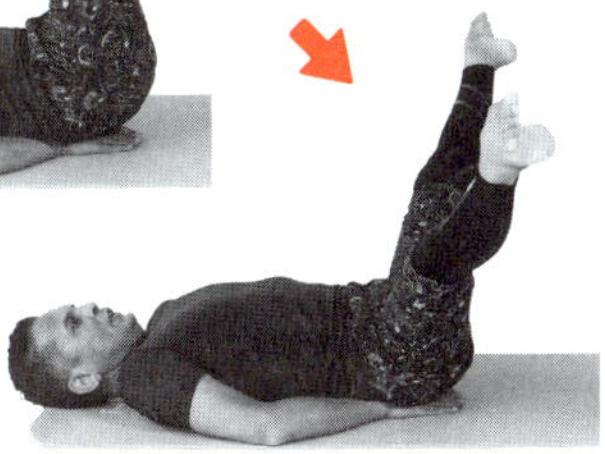

息を吐きながらつま先を伸ばし、両足を広げます。10秒数えます。

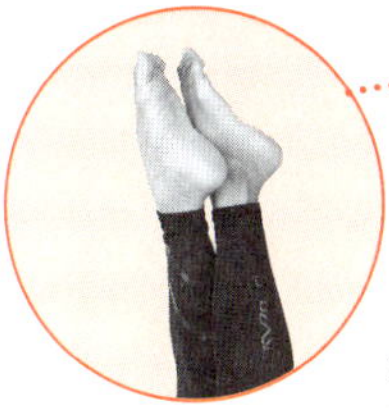

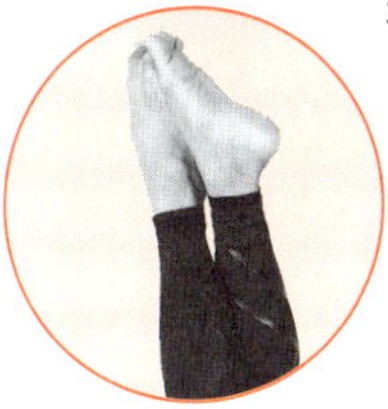

クロスした足を入れかえ10秒数えます。

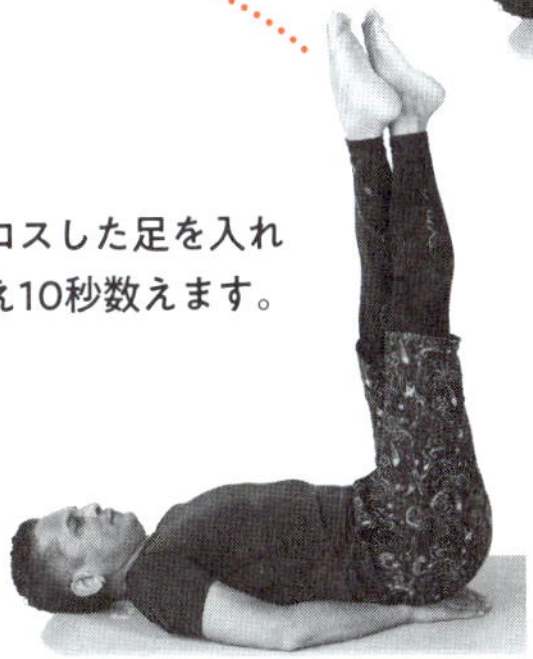

両足をそろえた後、足をクロスして10秒数えます。

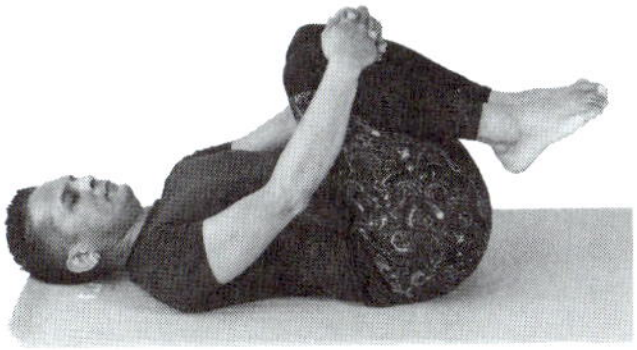

ゆっくり両膝を曲げ、元の姿勢に戻ります。

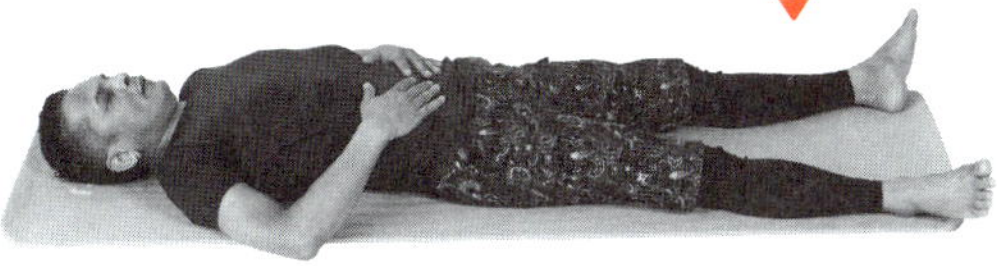

両足を下ろし、足を広げ、両手はお腹の上に置き、体をゆるめます。

words 27

歩くことは考えること

私は歩くのが好きです。本気で好きです。夜、遠い所からしょっちゅう歩いて帰宅します。最寄りの駅を避け、1つ2つ遠い駅まで歩いたり、遠回りをしたりして目的地に向かいます。

歩くことは考えることだと思います。どういうことか。脳と手足は直結しているため、歩くことは考えることと同じだと思うのです。不運にも脳に異常が起きて、歩くのがままならない方を見たことがあります。決して手足に異常が起きたわけではないのに、歩くことや手作業が難しくなってしまう。脳の運動のためには歩くのは一番かもしれない。歩くことは程よい運動と共に楽しい作業となるはずです。

何度も同じ道を通っているのに歩く度に新しい発見があります。いいことです。たまにいつもと違う道で帰宅してみるのもいい、新発見がいっぱいです。

足を上げるだけのポーズ

腰の下に腰が安定するような小さいクッションをあてて足を90度に上げ、5分そのままに。目標は10分です。

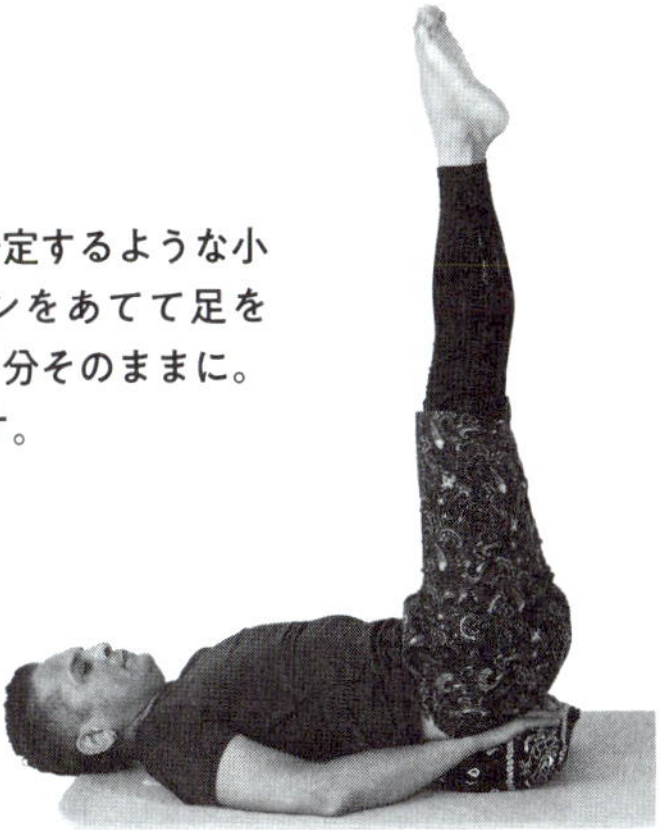

足を上げながらスマホをいじったりしてもOK。

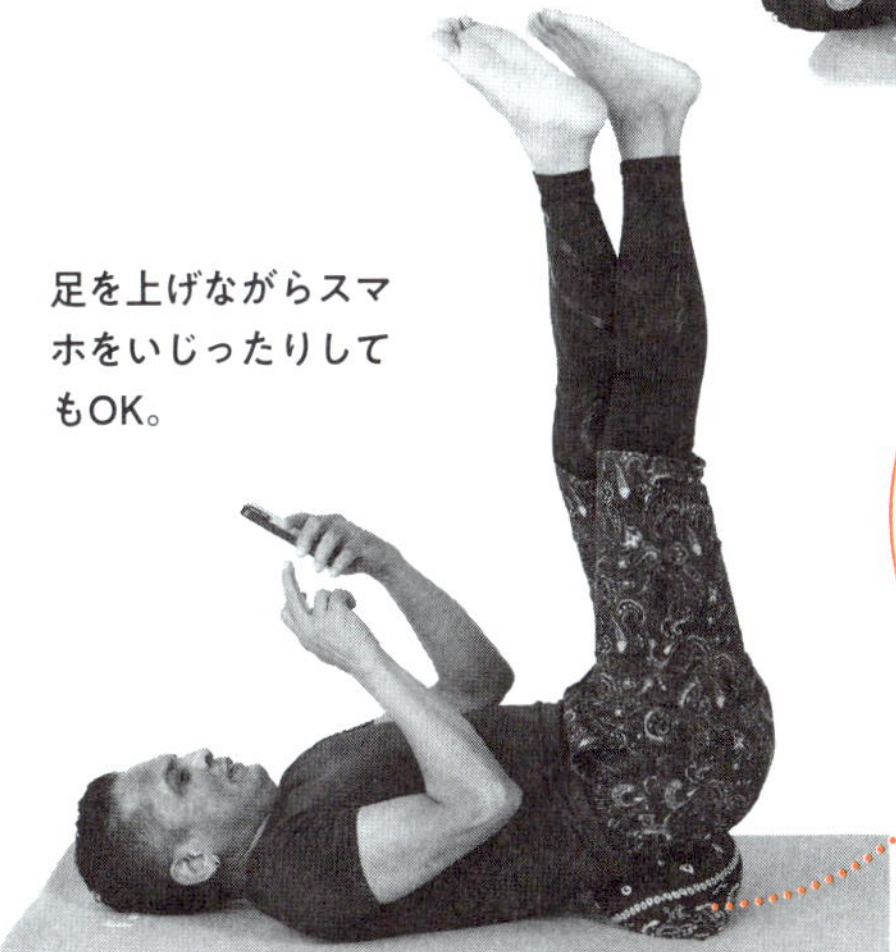

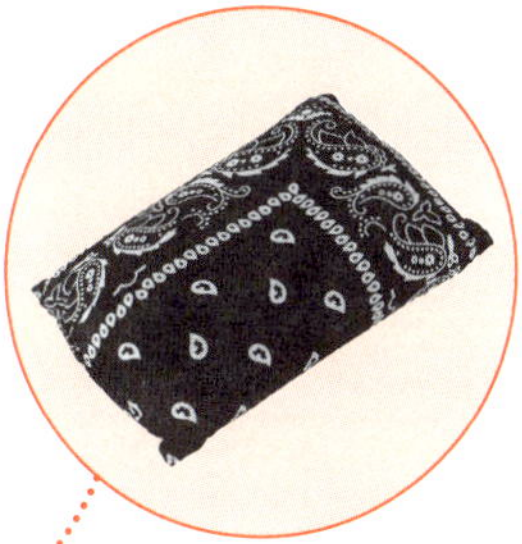

クッションは妻の秀子が手作りしてくれました。

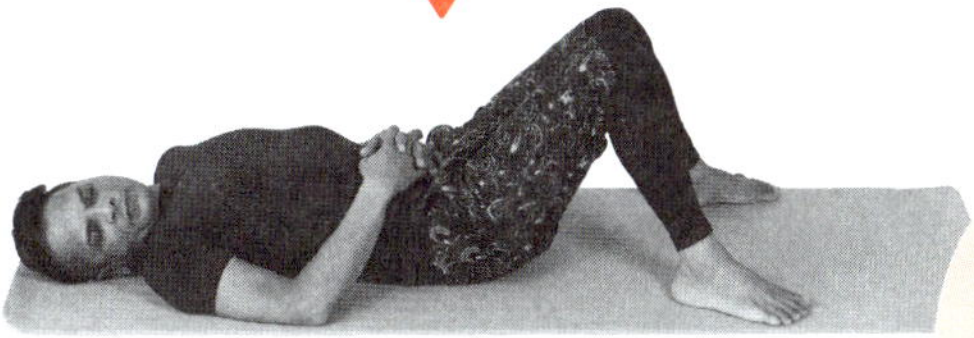

クッションをはずし足を下ろして膝立ちでお腹に手をあて休みます。

食後すぐには行わないようにしましょう。

腰痛対策

words 28

腰が弱くなれば老いが来る

腰は、歩くこと、しゃがむこと、立つこと、横になること、起き上がること、踏ん張ること、などに欠かせない体の要です。〝背骨の台座〟と教わりました。腰は健康維持のために必要不可欠な部位で、日頃から手入れすること（伸ばしたり、曲げたり、腰周辺をねじること）で体を若々しく保つことができます。

インド人の日常生活では、腰を曲げること、伸ばすことなどはありますが、ねじることは意識しないとしない動作なので、ヨガのポーズで補います。

日頃から腰を思いやることは、健康に生きるための各自の義務とされ、ヨガには欠かせないのです。

椅子に座ってねじるポーズ

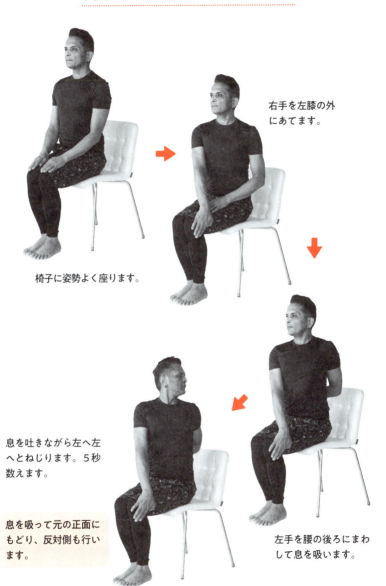

椅子に姿勢よく座ります。

右手を左膝の外にあてます。

左手を腰の後ろにまわして息を吸います。

息を吐きながら左へ左へとねじります。５秒数えます。

息を吸って元の正面にもどり、反対側も行います。

腰痛対策

words 29

体が柔らかくなれば、頭も考えも柔らかくなる

男性的な力は、中年期から晩年期にかけて急激に減少します。ヨガには、この衰えのスピードを減少させられるとされる効果的な男性のポーズがあります。

さらに、体が柔らかくなれば、頭も考えも柔らかくなる、と言われます。もともと考え方が女性よりも硬いとされる男性には、ヨガを行うことは魔法の薬かもしれません。

ただ、男性という生きものは外づらがよくて（笑）、競い合ったりし、自分のほうが相手より優れていると無理してでも認めさせようとします。そこで敢えて男性がヨガをする場合の注意点を書きました。

・まずは絶対に無理をしない。
・他人と比べたり張り合ったりしない。
・目標を高く設定せず、気長にやるつもりで。

ポーズは、体をいじめるのではなく、体とじゃれ合う気持ちが大切です。

全身の筋力をつけるV字バランス

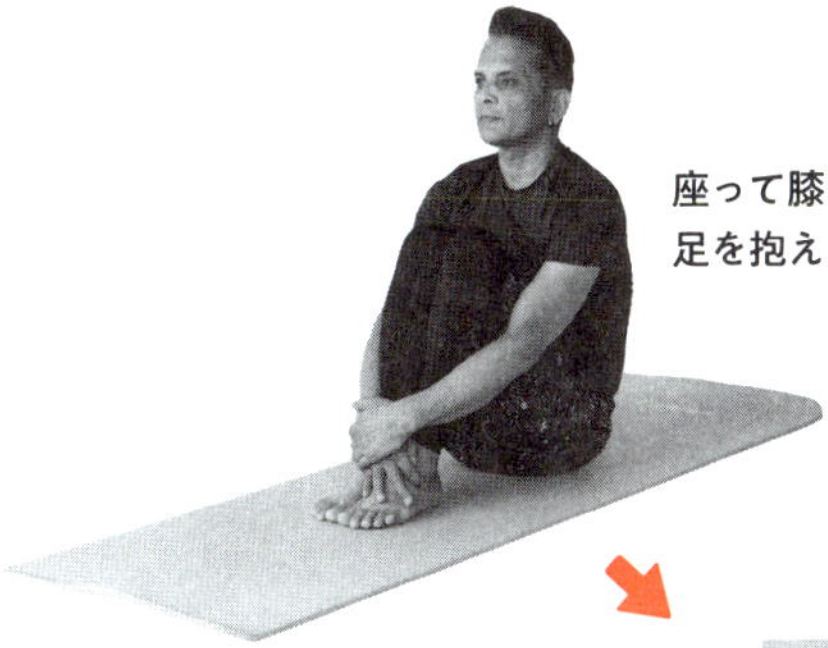

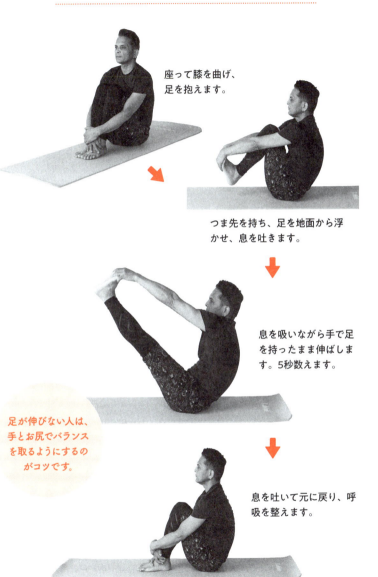

座って膝を曲げ、
足を抱えます。

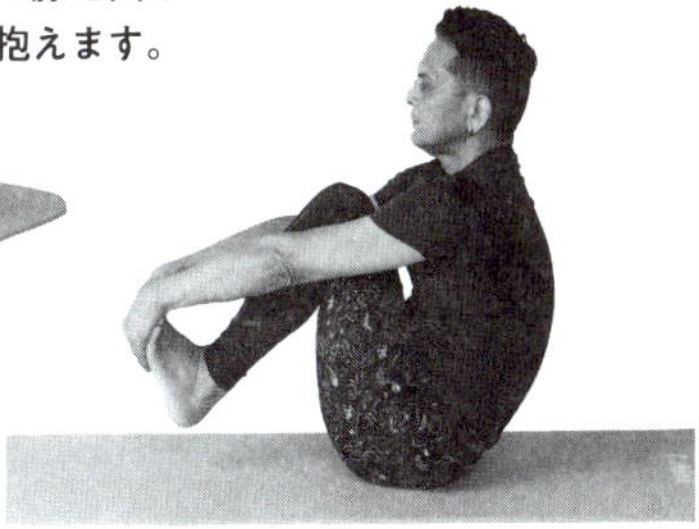

つま先を持ち、足を地面から浮
かせ、息を吐きます。

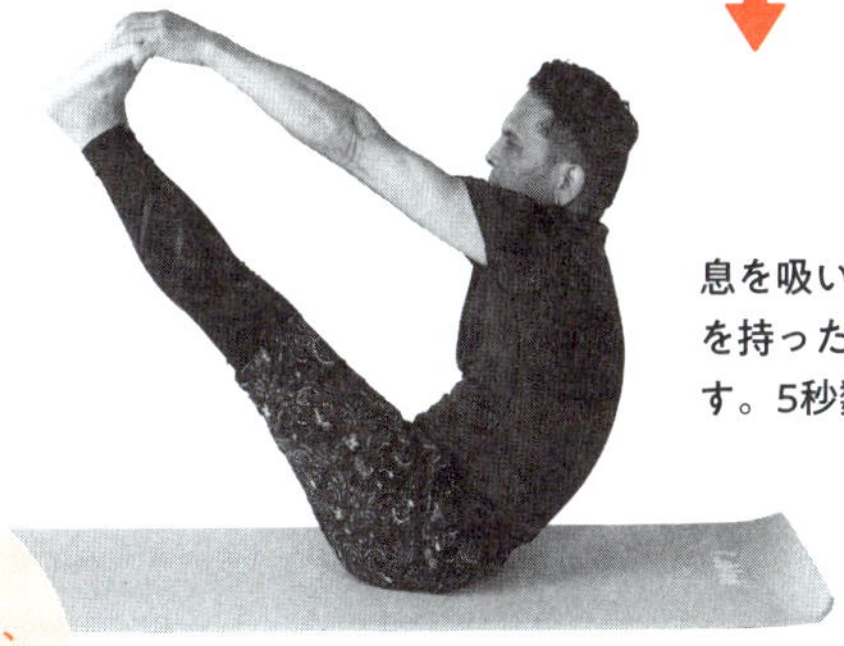

息を吸いながら手で足
を持ったまま伸ばしま
す。5秒数えます。

足が伸びない人は、
手とお尻でバランス
を取るようにするの
がコツです。

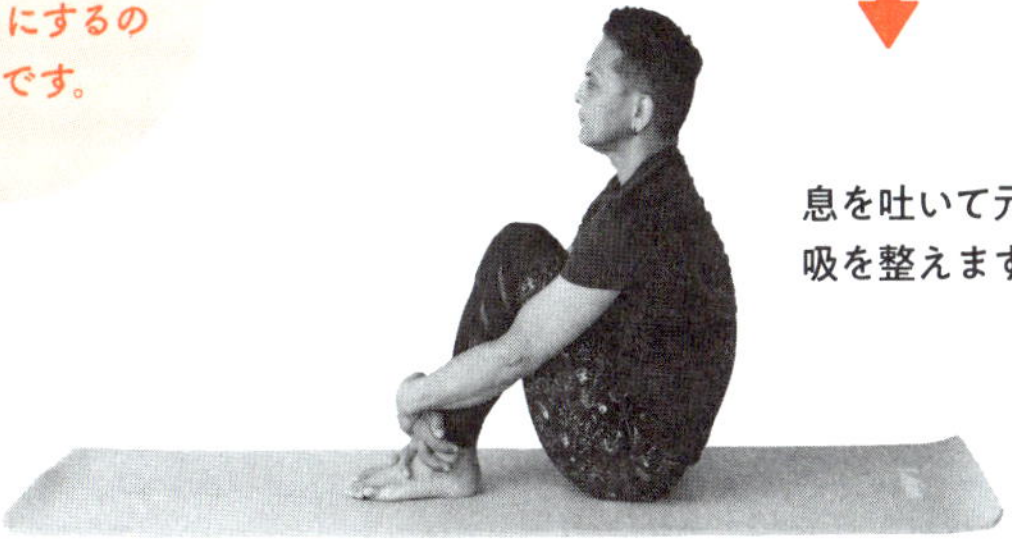

息を吐いて元に戻り、呼
吸を整えます。

words 30

人前に出るということも運動です

今日は何処にも行きたくないという日もありますね。それはよしとしましょう。しかし面倒くさくて常に家にいる、やがて家から出かけることすらしなくなるのは、よくありません。

朝起きたときの格好のままで一日過ごすことはよくないです。とりあえずパジャマは朝のうちに脱ぎましょう。そして小綺麗にし、一回は家から出かける用事を作りましょう。

なぜなら人前に出るということは立派な運動です。女性、男性、年齢問わず着飾るのはとても大事なことです。

デブショウ……というのはよくない。

さあ、腰を上げて家から出ましょう。

ねじる＋脇腹をのばすポーズ

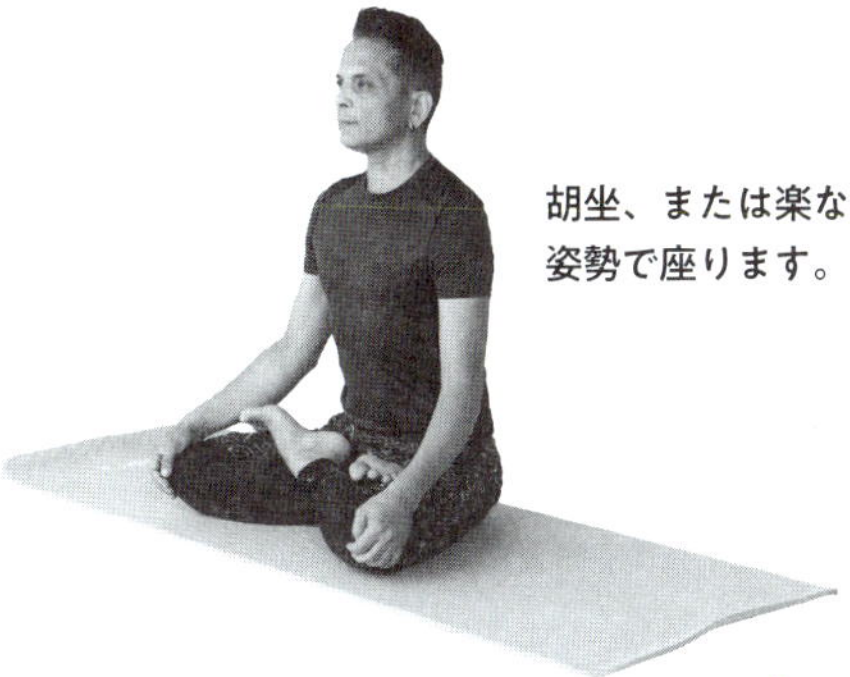

胡坐、または楽な
姿勢で座ります。

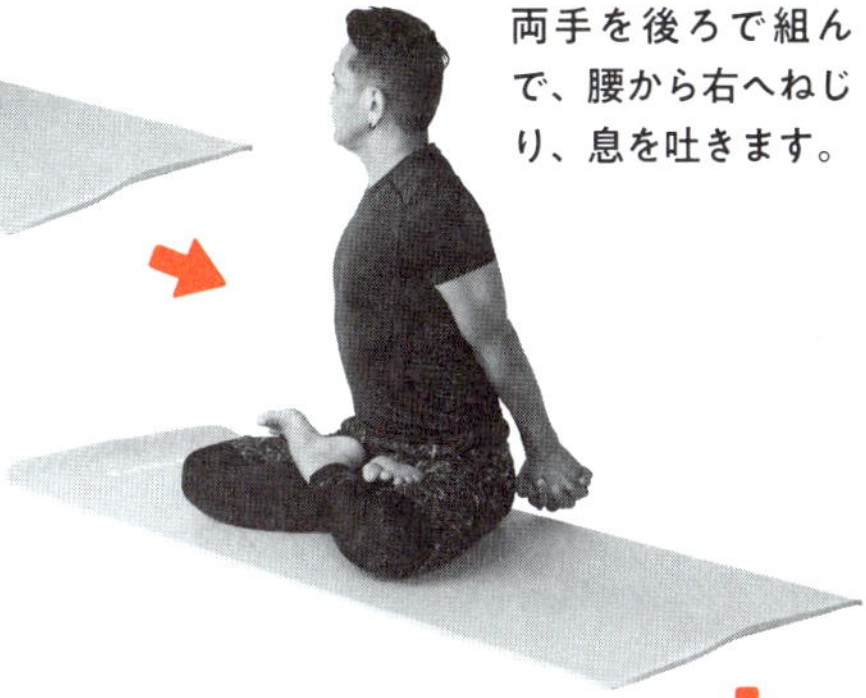

両手を後ろで組ん
で、腰から右へねじ
り、息を吐きます。

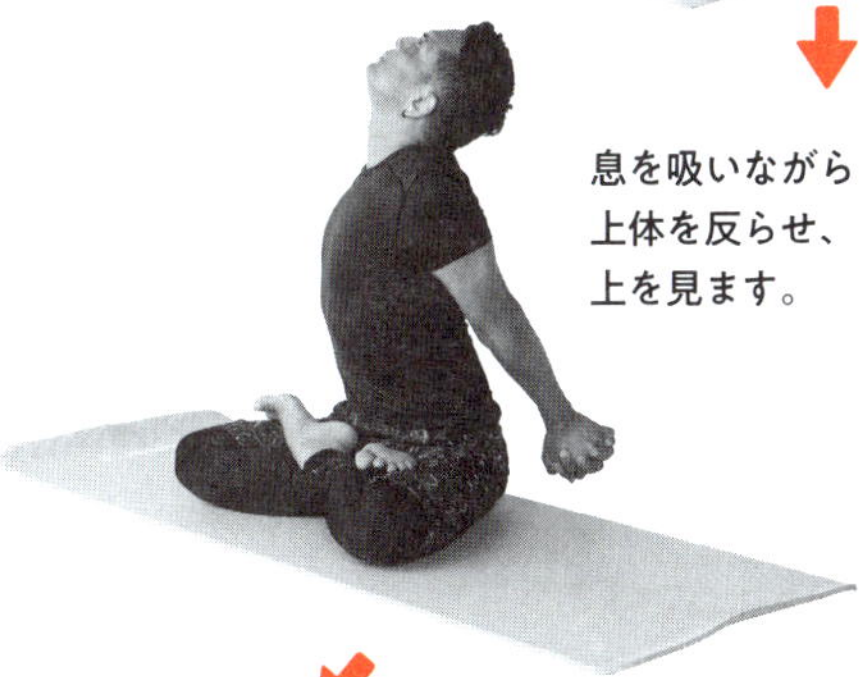

息を吸いながら
上体を反らせ、
上を見ます。

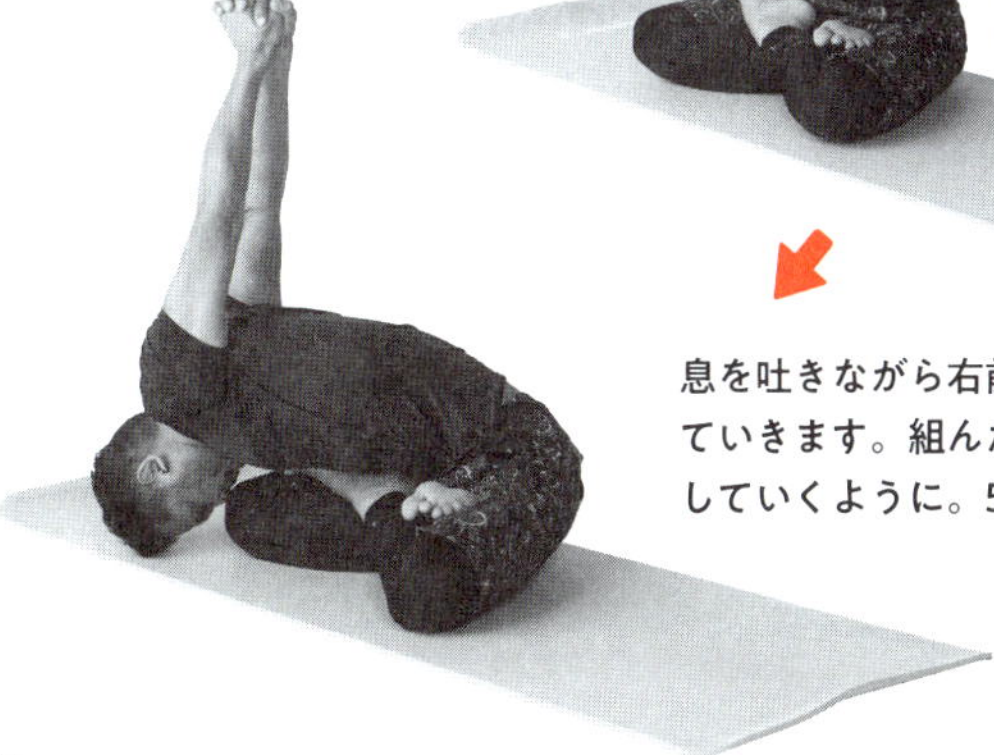

息を吐きながら右前方に腰から倒し
ていきます。組んだ両手は上に伸ば
していくように。5秒数えます。

元に戻り呼吸を整え、反
対側も同様に。

words
31

体は年をとるが、心は年をとらない

以前は、ヨガの講演で「100歳まで生きたい方、手をあげてください」というと、遠慮がちながら大勢の方々が手をあげていたのですが、最近も同じ質問をしたら、ほとんどの方が手をあげませんでした。

びっくりして、なぜ？　とみなさんに聞くと、100歳になられた方は周囲に増えたが、自力で生活している人がほとんどなく、それを見たら考え方が変化したといいます。

体は年をとりますが、人間は生きている間、常にその年齢や時期で学ぶことがあります。100年は、しっかりした考え方、哲学……己自身で生きるための哲学がなければとても難しい道のりかもしれません。

日々の心がけを忘れずに、悔いのないよう100年を歩みましょう！

犬のポーズ

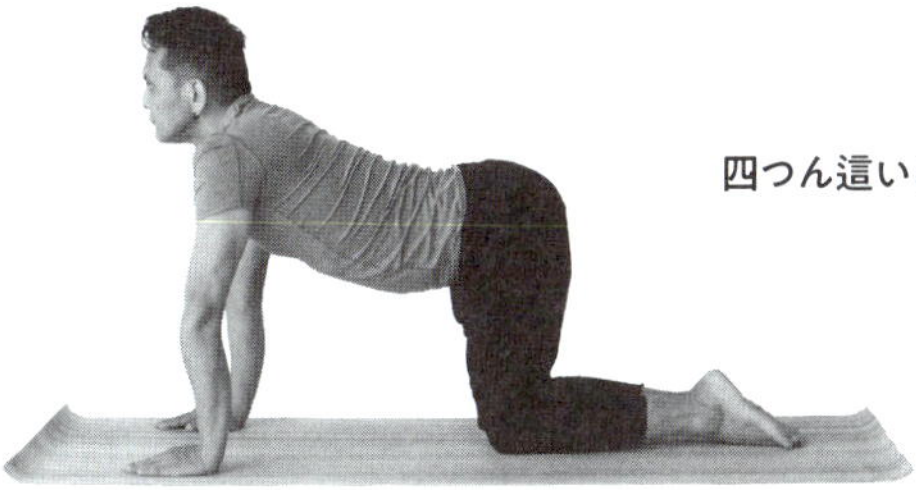

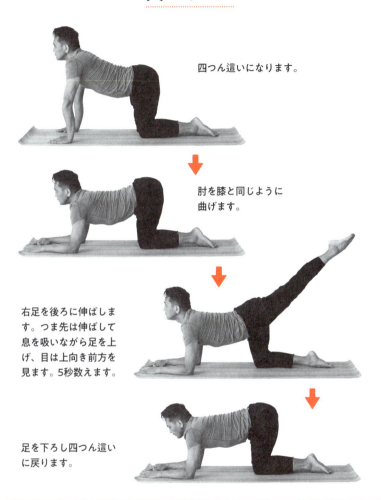

四つん這いになります。

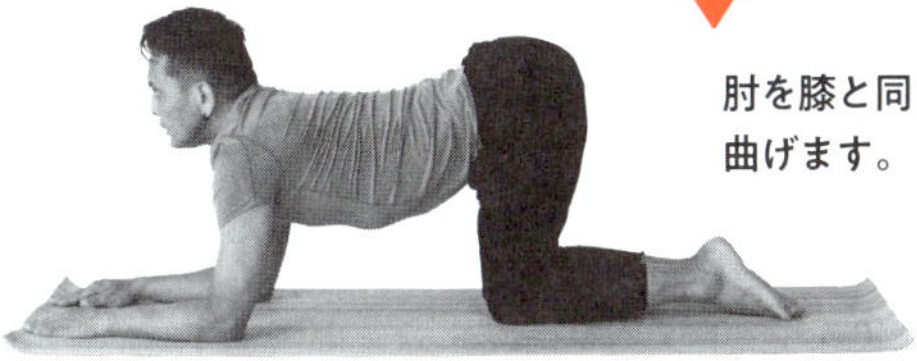

肘を膝と同じように
曲げます。

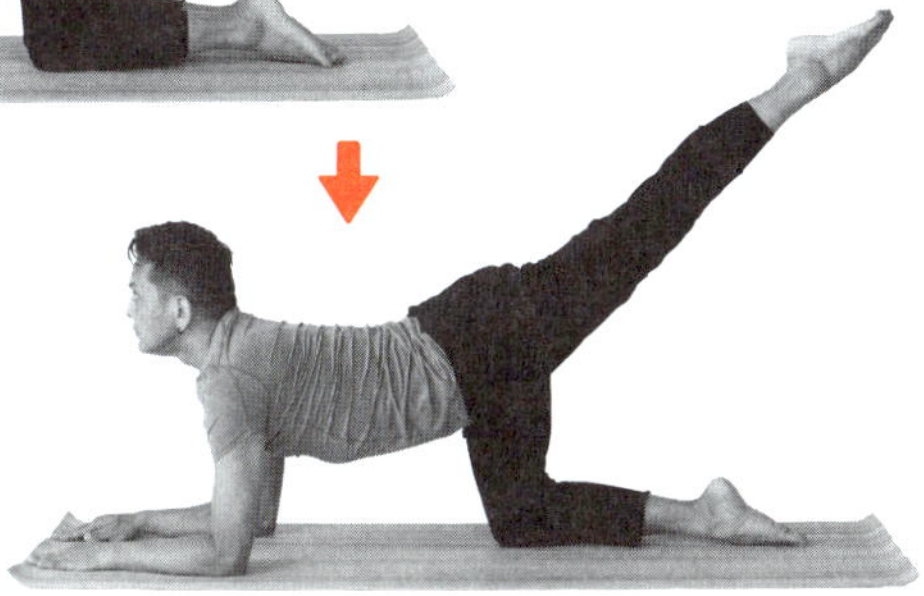

右足を後ろに伸ばします。つま先は伸ばして息を吸いながら足を上げ、目は上向き前方を見ます。5秒数えます。

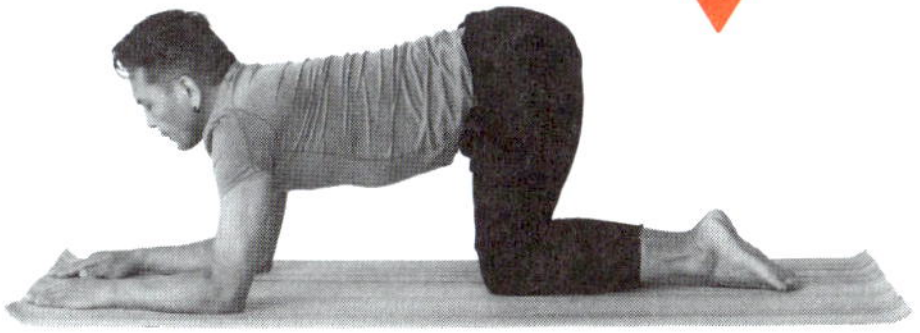

足を下ろし四つん這いに戻ります。

★休むポーズで脱力！

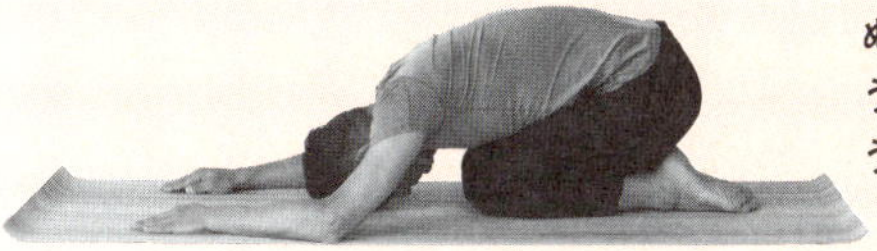

両肘を床について伸ばし、腰から力をぬいて休みます。お腹は膝に乗せるように脱力。休んだら、反対側も同じように行います。

words 32

己を知るにはまず自分の体から

ヨガにはシンプルなポーズから見た目も難しそうなポーズまで８４０万もあるとされています。つまりヒンドゥー教の中にある煩悩と同じ、無数にあるということです。そのヨガをすることは、できること、できないこと、自分の可能性や範囲を探るための訓練です。

そして季節ごと、性別ごとにも分けられています。基本はどのポーズをやってもいいのですが、男性は女性から生まれる。そのため、女性の方が親、生む母体とされ、すべてのポーズに適していますが、性別ごとにあるポーズを行うとより効果的な場合があります。

男性は力を求められることが多いことから、力を維持するため少しシンプルですが、ハードなポーズがすすめられます。

背中のしなやかさを維持するポーズ

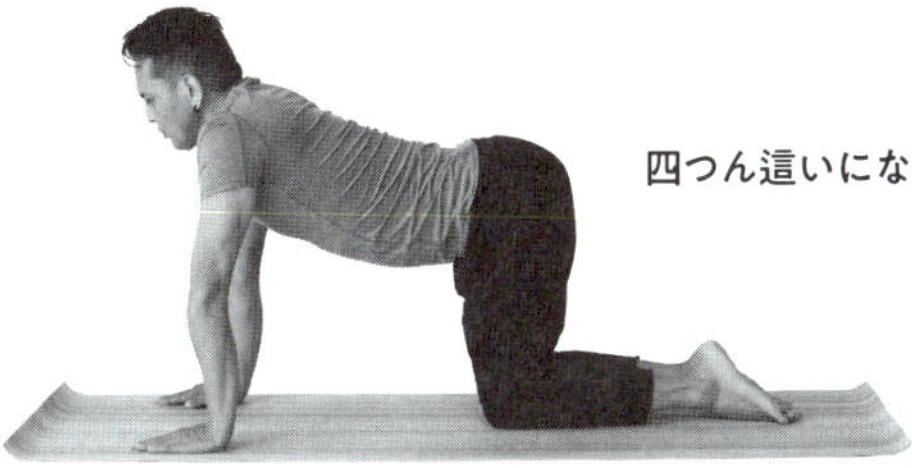

四つん這いになります。

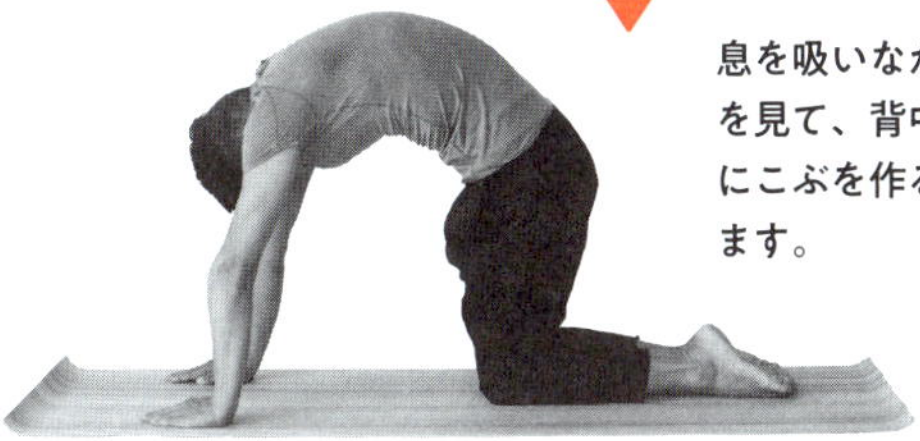

息を吸いながらおへそを見て、背中の真ん中にこぶを作るようにします。

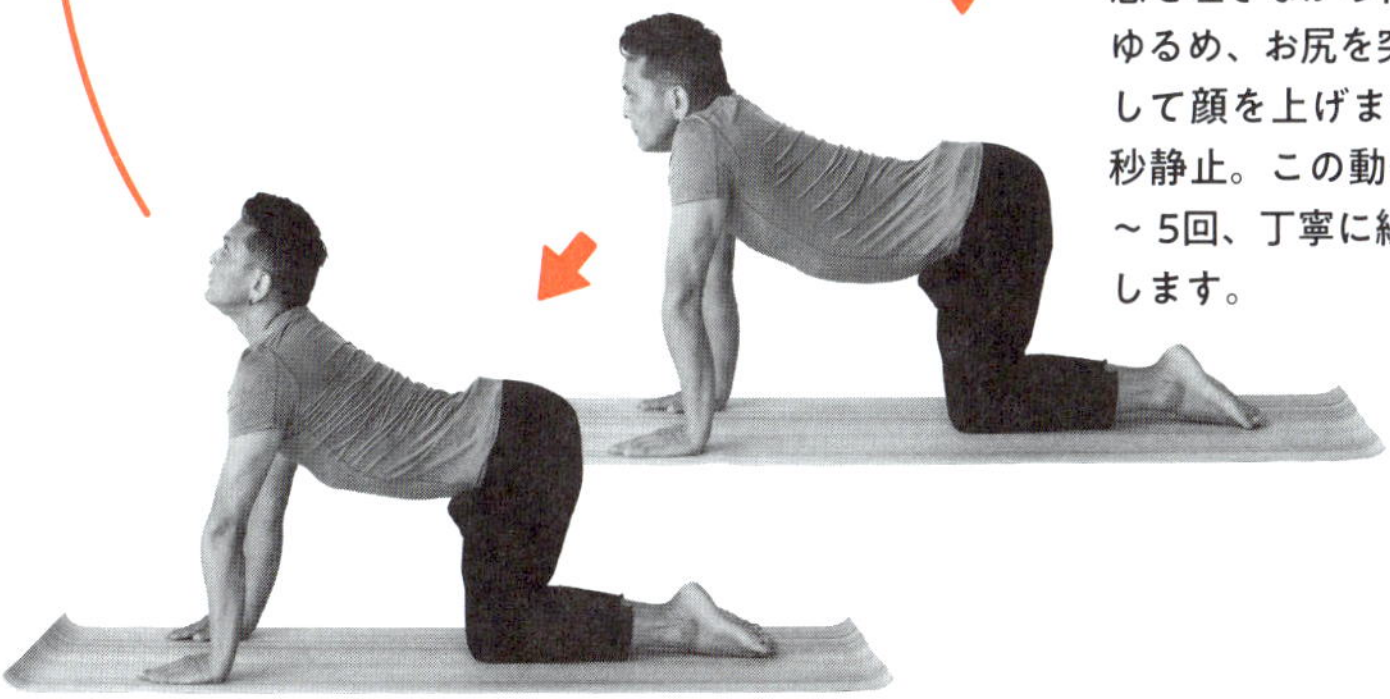

息を吐きながら背中をゆるめ、お尻を突き出して顔を上げます。5秒静止。この動作を3～5回、丁寧に繰り返します。

★休むポーズで脱力！

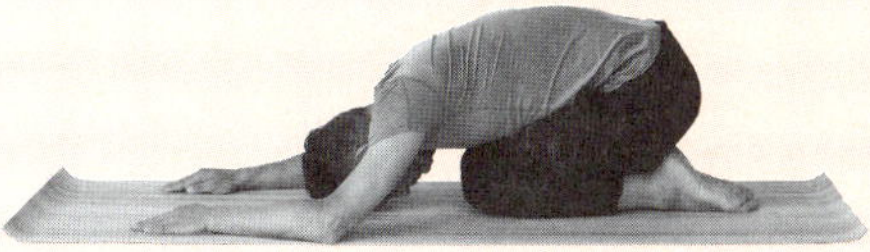

前ページ「犬のポーズ」と同じポーズで休みます。

words 33

この先何をして少し忙しく、楽しく生きればよいか？

人生の後半に差し掛かった頃にはそれほど好きなこと、夢中になれることを見つけられず——何をしてこの先を少し忙しく、楽しく生きればよいかわからなくなります。

中高年世代には後進の育成という義務があります。

不得意なことかもしれないですが、自分が持つ能力、知恵、知識、持っている財産も含めて後進に分け与えるという義務もあります。

だからできるなら義務を楽しみ、惜しまず与える訓練をすることです。

知恵も知識も技術も、無駄にばら撒くのではなく分け与える、伝えることが大事です。

不得意なことから始める勇気！

うさぎのポーズ

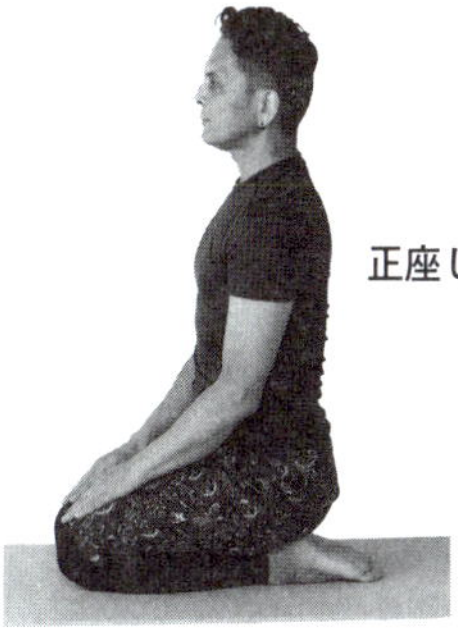

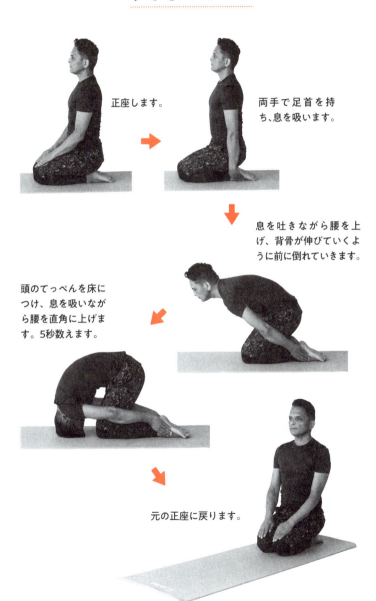

正座します。

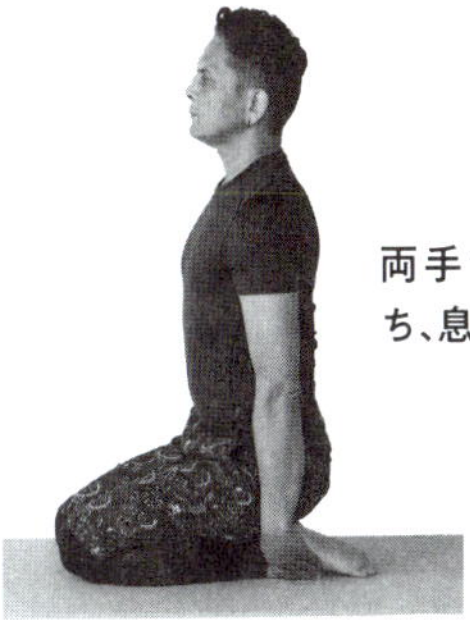

両手で足首を持ち、息を吸います。

息を吐きながら腰を上げ、背骨が伸びていくように前に倒れていきます。

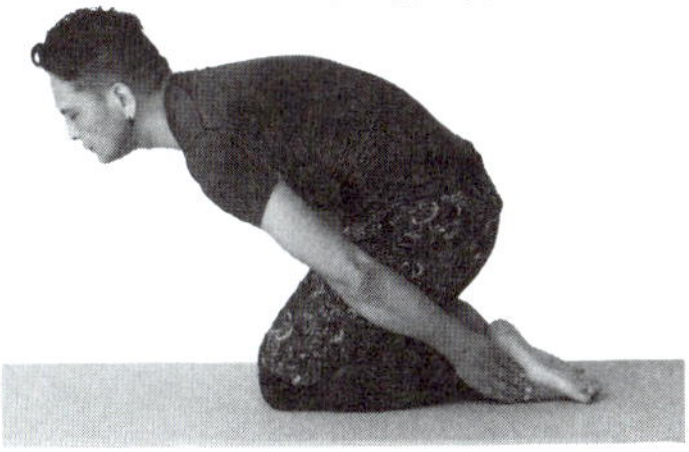

頭のてっぺんを床につけ、息を吸いながら腰を直角に上げます。5秒数えます。

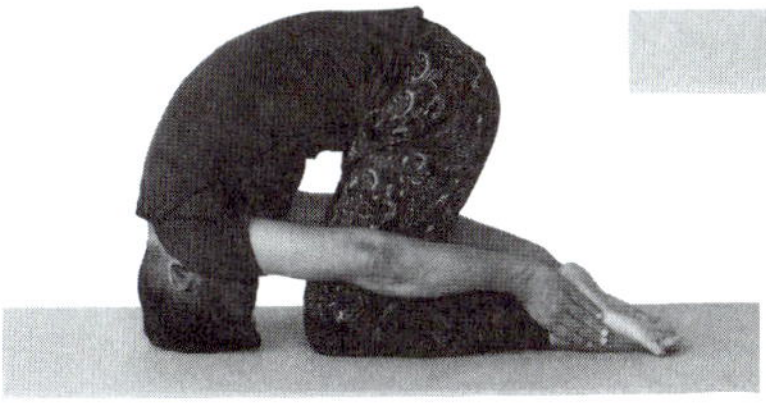

元の正座に戻ります。

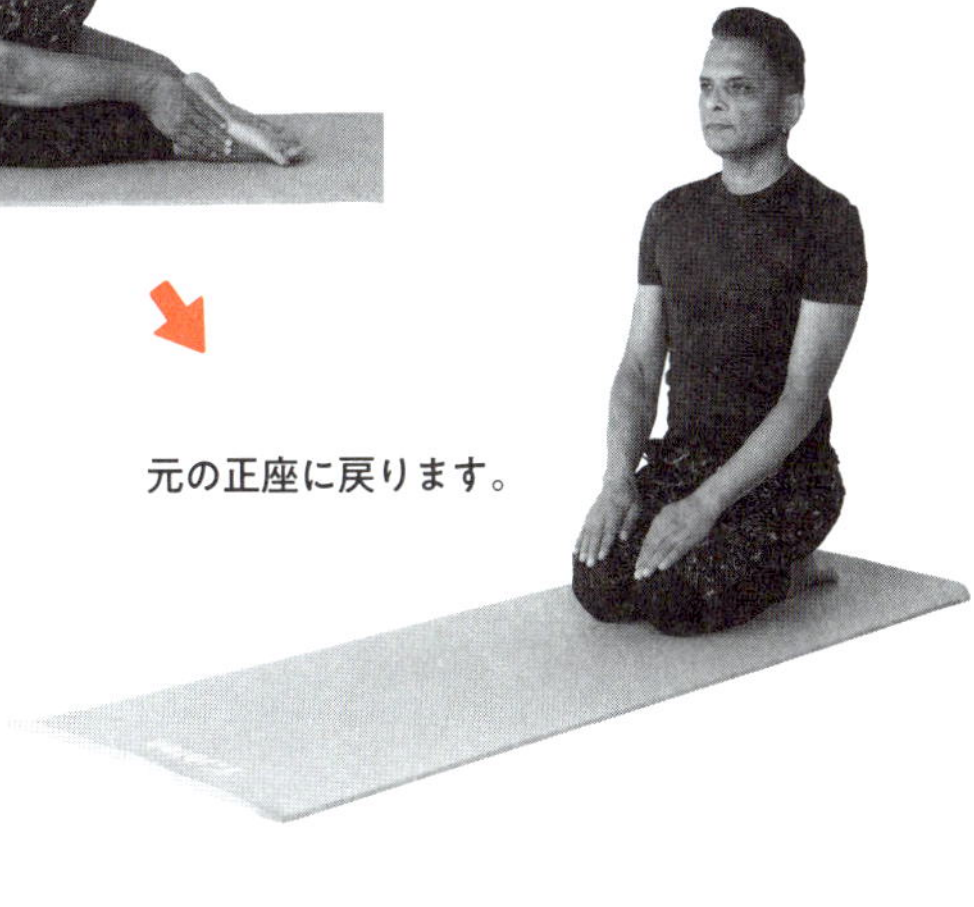

words
34

良い先生を探すよりも まずは良い生徒になること

「Bina《ビナ》 guru《グル》 bin《ビナ》 gyan《ギャン》 nahi《ナヒ》＝師なしで知恵なし」とはインド人の昔からの口癖です。私は師匠に、愚かな先生の元でも良い生徒でいられたらきっと後悔しないよ、と教わりました。

馬鹿な先生（良い表現とは言えないが、インドではこの言われ方もする）からも、良い生徒なら、ためになる知識、知恵、コツを身につけられます。習う者は教える者を判断してはいけません。習う姿勢が大切です。ひた向きさと、師匠に対しての疑問のない姿勢、心で望む姿勢が肝要です。選んだらそこにいる根気。

仕事も私生活も同じような気持ちで取り組めたらいいですね。

背中のマッサージ

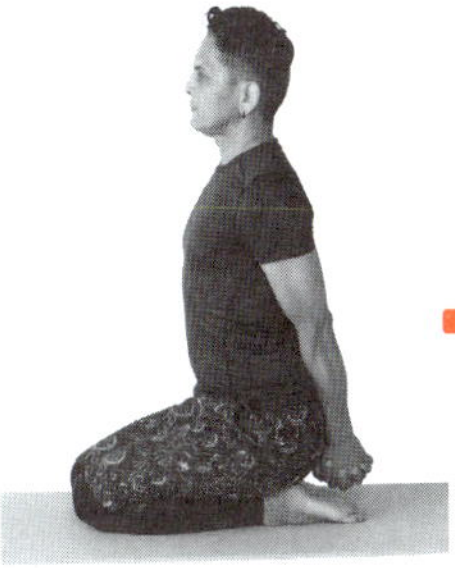

正座して、両手を後ろで組みます。

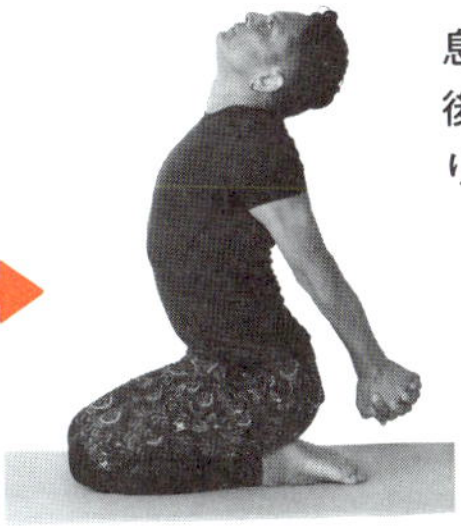

息を吸いながら両手を後ろに伸ばして体を反ります。

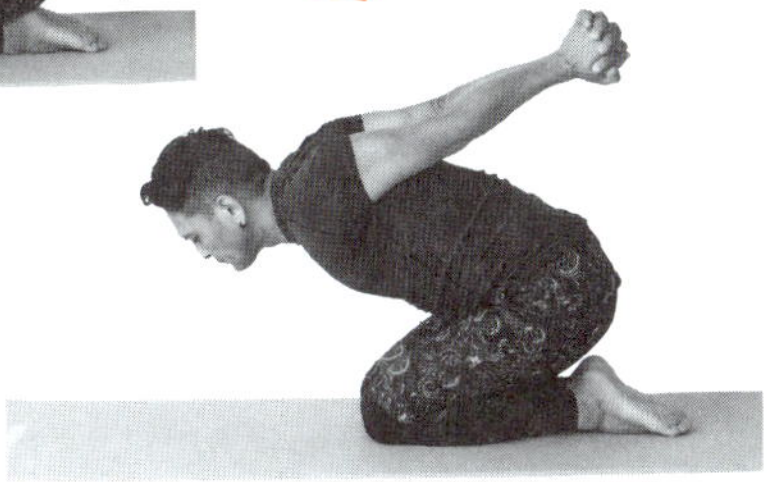

息を吐きながら上体を前に倒していきます。

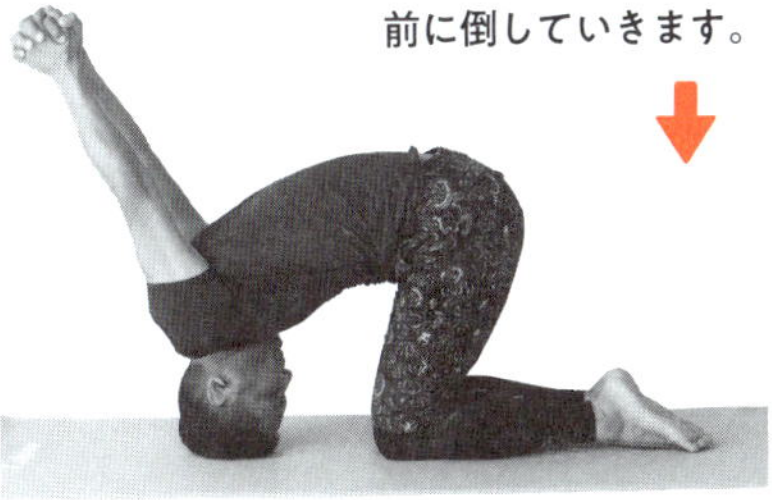

頭のてっぺんを床につけ、両手は上の方に伸ばします。5秒数えます。

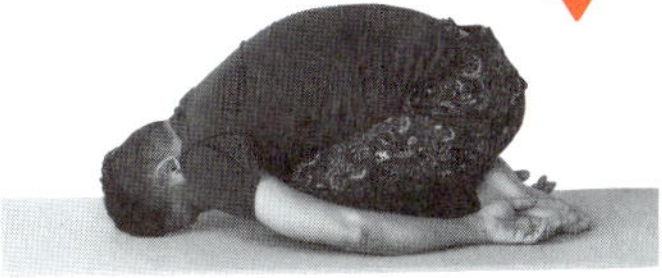

両手を下ろし、体の力をゆるめ休みます。

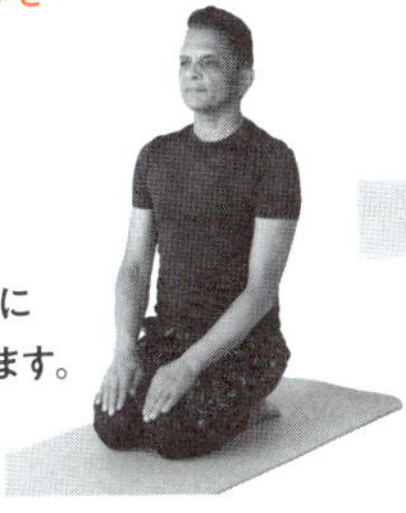

正座に戻ります。

＼これでも／ 大丈夫ポーズ

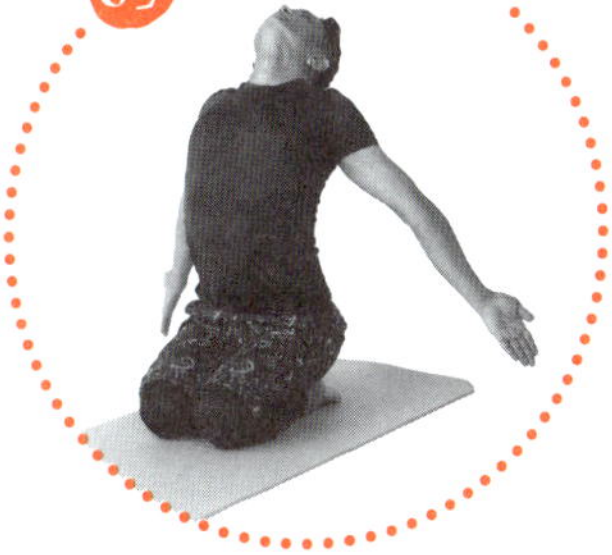

後ろに手を組めない方は、両手を後ろに広げ体を反らせるだけでも大丈夫です。息を吸って吐きながら体を反らせ5秒数えます。

words
35
朝の日課が大事です

私は家に仏壇を置いており、毎朝そこにロウソク、お線香を灯し、自分が頂くチャイをまず持っていきます。たまの晩酌時には、お酒が好きだった義理の父、母にお酒や季節の果物、お饅頭などを供えます。

以前は手作りの仏壇に、仏像、インドの神々、亡くなった父、義理の父の写真、友人の写真を祀っていました。年齢と共にそこに収める写真がだんだん増えたので、この前ネットで小さい仏壇を購入しました。

仏像や神々の前に親族の写真を置き、毎朝「産んでくれてありがとう」という気持ちでお礼を言い、至らなかった、親不孝であったことの許しを請う。

私の大事な日課です。

猫の背伸びポーズ

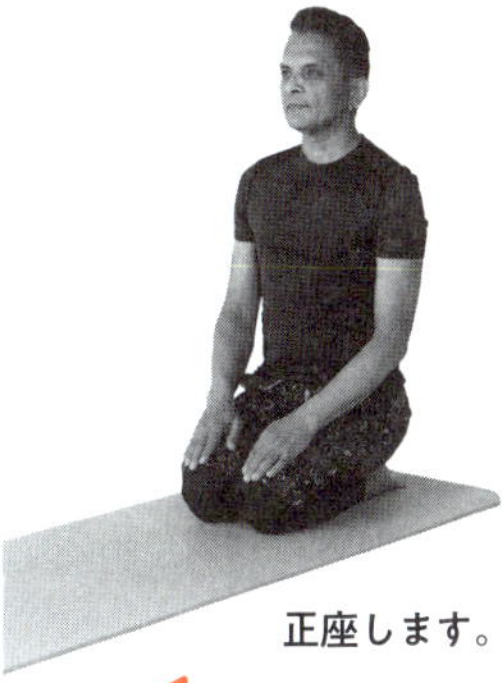

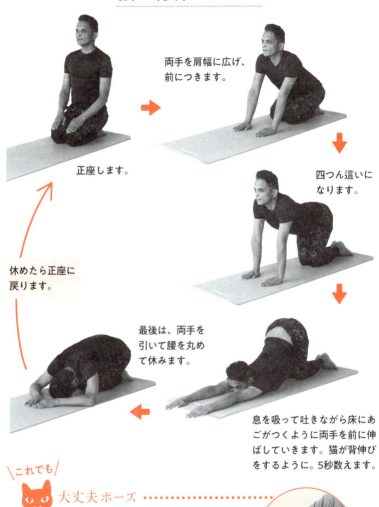

正座します。

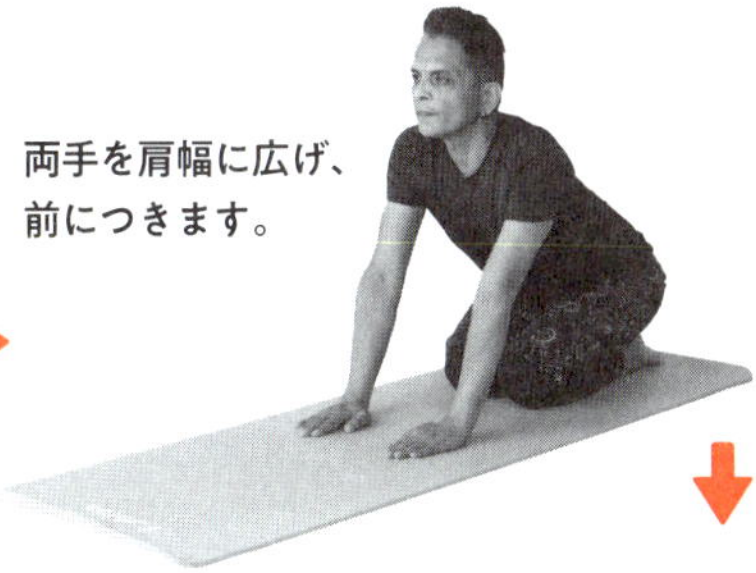

両手を肩幅に広げ、
前につきます。

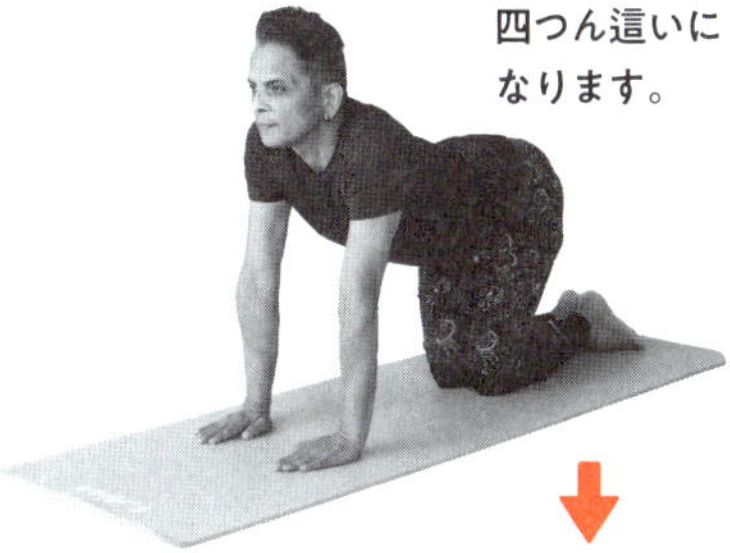

四つん這いに
なります。

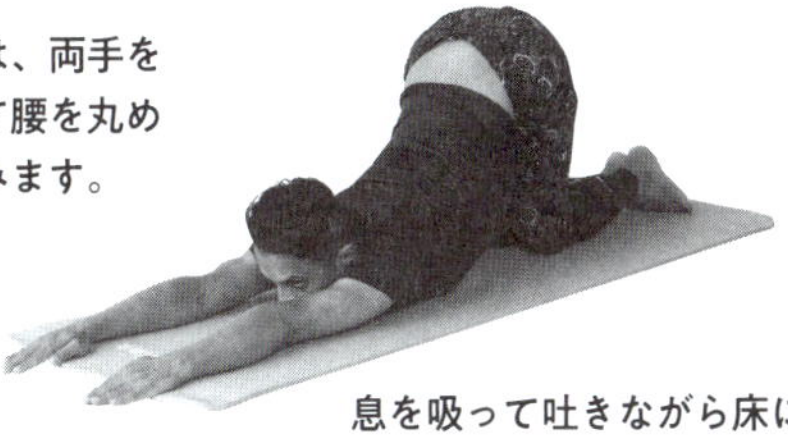

息を吸って吐きながら床にあごがつくように両手を前に伸ばしていきます。猫が背伸びをするように。5秒数えます。

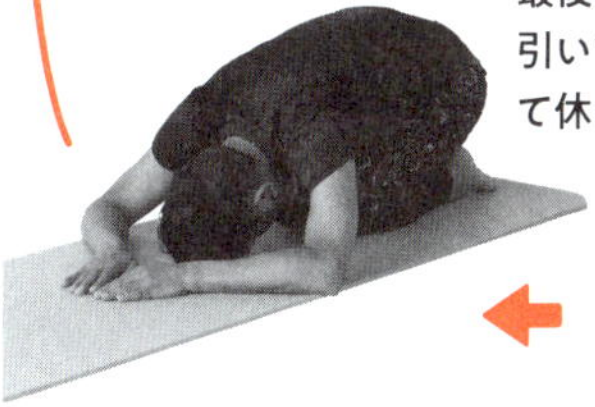

最後は、両手を引いて腰を丸めて休みます。

休めたら正座に
戻ります。

\これでも/

大丈夫ポーズ

手を伸ばせない人は、手を曲げたり、床にあごがつかなくても大丈夫。

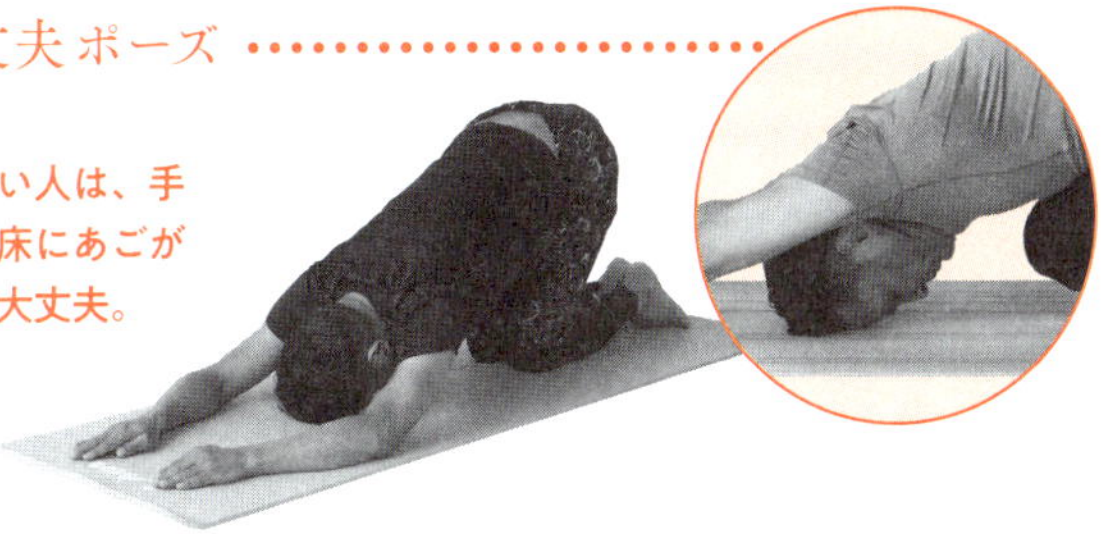

words 36

一日一回は必ず運動をする

一日24時間、睡眠や仕事の時間を差し引いてもまだたくさんの時間がありますので、その中のどこか短時間でもいいので、運動をすることです。

わざわざ体のために運動をする。

体には睡眠と栄養が欠かせないのと同じくらい運動も必要です。ほどよく眠れることで消化機能がよくなり、睡眠の質も高くなります。

この間、ヨガ教室の生徒さんから「還暦を過ぎてクラス会のために里帰りしたら、みんながあまりにも年をとっていて……びっくりしました。みんなに何をしたらそんなに若々しくいられるの？　と聞かれ、少し気分がよかった」と言われました。

とりあえずは一日に一回、10分でいいから運動を。今日、今から始めましょう。

ラクダのポーズ

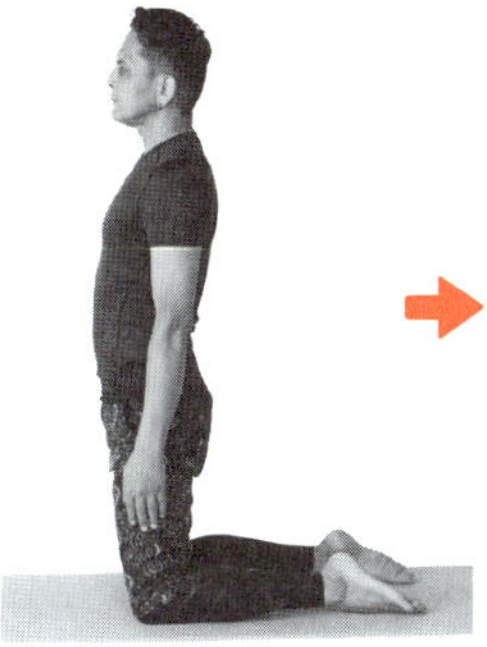

膝立ちになります。

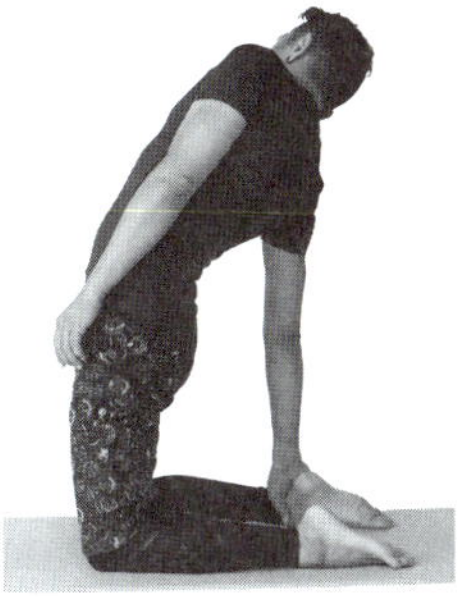

右にねじりながら右手で
右足首をもちます。

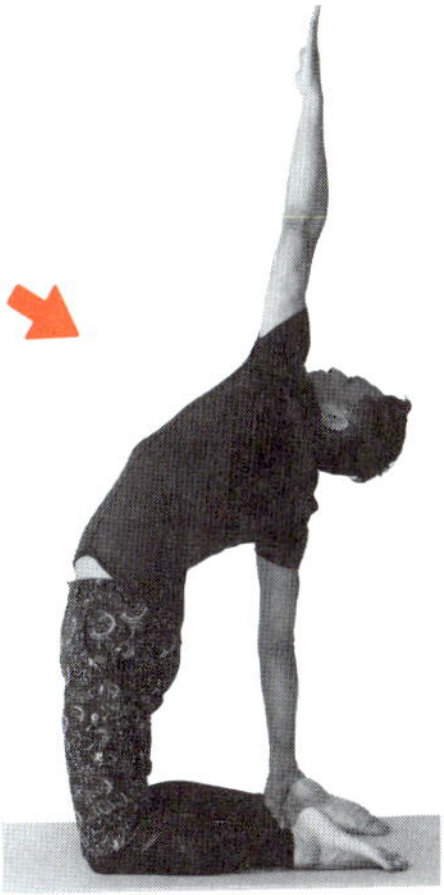

息を吸いながら左手を真
上に上げ5秒数えます。
反対側も行います。

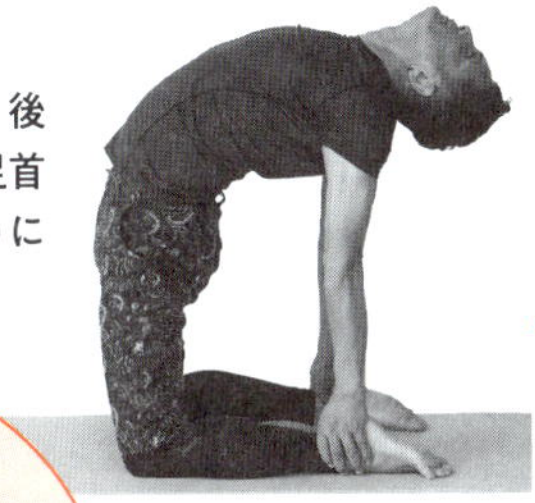

両側を行った後
に、両手で両足首
を持ち同じように
反らせます。

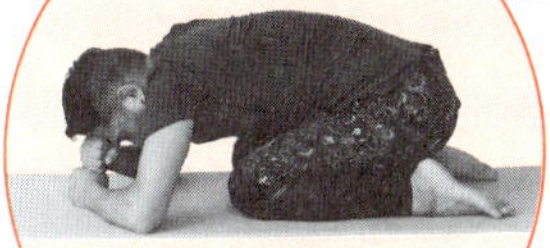

ポーズが終わった
ら休む

\これでも/

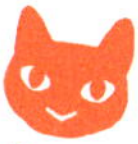

大丈夫ポーズ

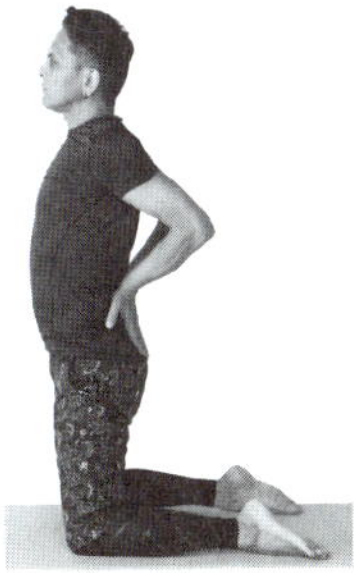

膝立ちになります。

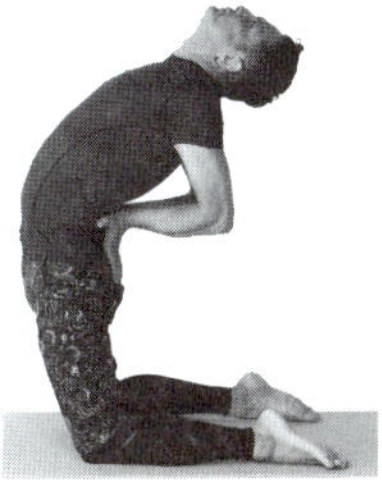

息を吸い両手で腰を
支え、息を吐きなが
ら後ろに反ります。

words 37

体をゴミ箱にしない

私はベジタリアンではありませんが、野菜は肉よりも好きです♪

妻も同様で、肉を食べる機会が少ないため、あえてたまに焼肉屋へ行きます。網の真ん中に、ししとうかネギを置いて陣地を区切り、妻が牛肉を頂き、私は鶏肉、海鮮、野菜などを焼いて食べます。必要以上に食べることはありません。体をゴミ箱にしない。


そして時たま食事をぬくこと、少量のご飯にすることが、身軽な体のため、健康のために必要です――何がなんでもというわけではありませんが。

自分に合った食生活と、時たまのスマートな断食、とてもよいですよ。

四つん這いで足のつけ根を鍛えるポーズ②

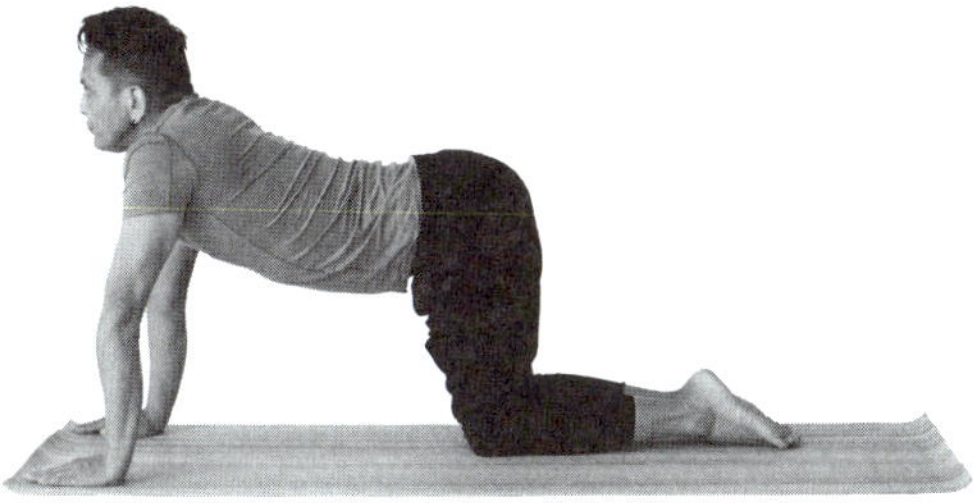

四つん這いになります。

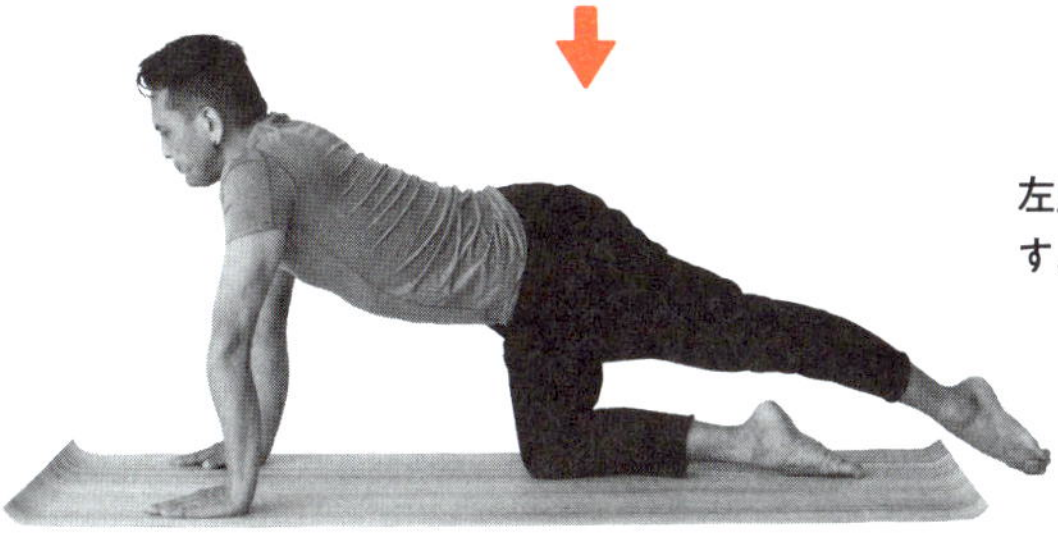

左足を後ろに伸ばします。

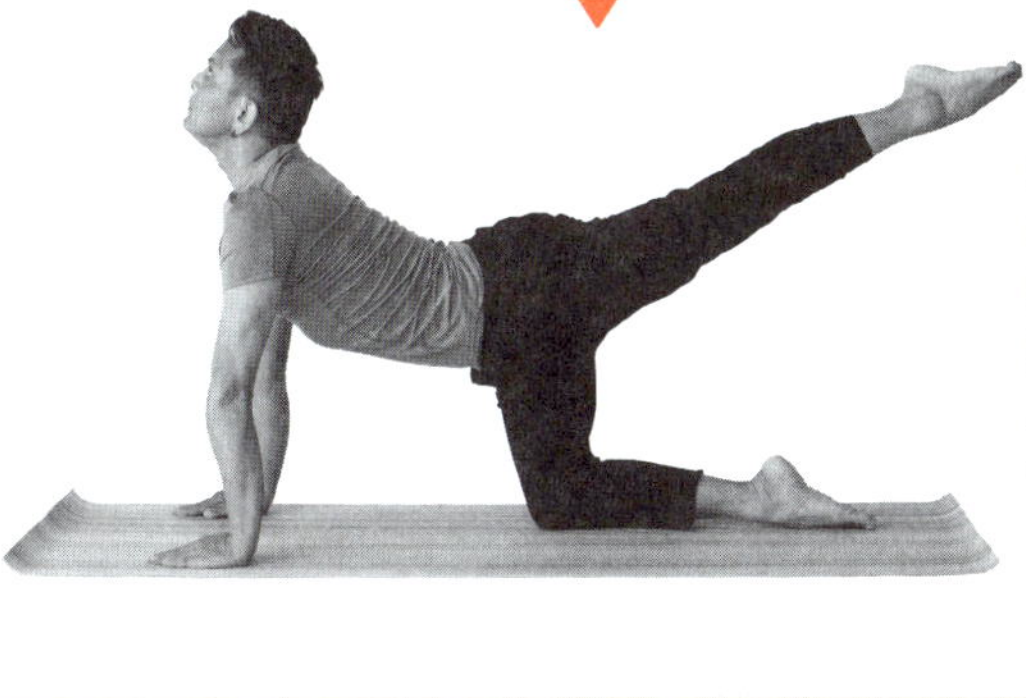

息を吸いながら足を上げ、目は上向き前方を見ます。5秒数えます。足を下ろし、元の四つん這いになり、反対側も行います。

★休むポーズで脱力！

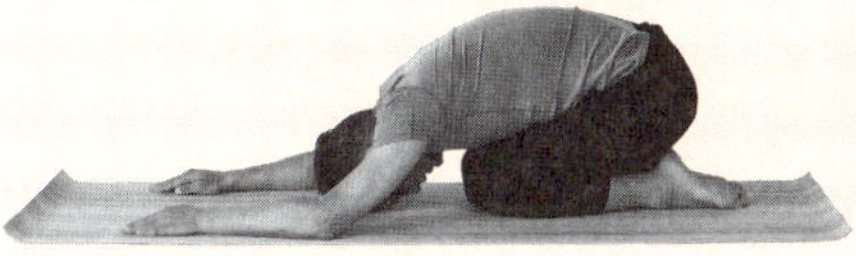

両肘を床について伸ばし、腰から力をぬいて休みます。お腹は膝に乗せるように脱力。休んだら、反対側も同じように行います。

words
38
自分に嘘をつかない

嘘＝真実と違うこと。

脳にとって嘘は経験したことのない出来事なので話が二転三転することは勿論ですが、嘘を語る時は声に重みがない、伝わりにくい。よくないことです。

自分に嘘をつく＝他人に嘘をつく。一瞬の利益、エゴ、気持ち良さ、拍手は、その時だけの気持ち良さに過ぎない。自分を飾り立てようとするうすっぺらな姿は、どんな人間にもみられる傾向です。

嘘を言わない勇気の元は、意志の強さではなく、自分に正直に生きることです。

もし、正直を貫くことが面倒になったら、ひと息入れましょう。この小さな一瞬のために嘘をつくのは正しいのか？

いや、小さくても大きくても嘘はいけないのです。

仰向けでねじるポーズ　Step 1

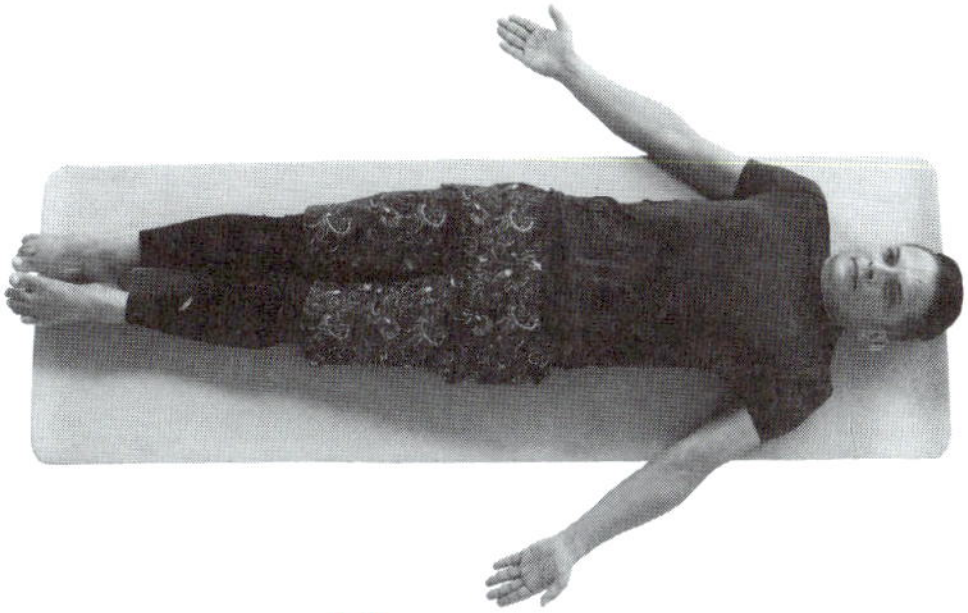

手を軽く広げ、仰向けになります。

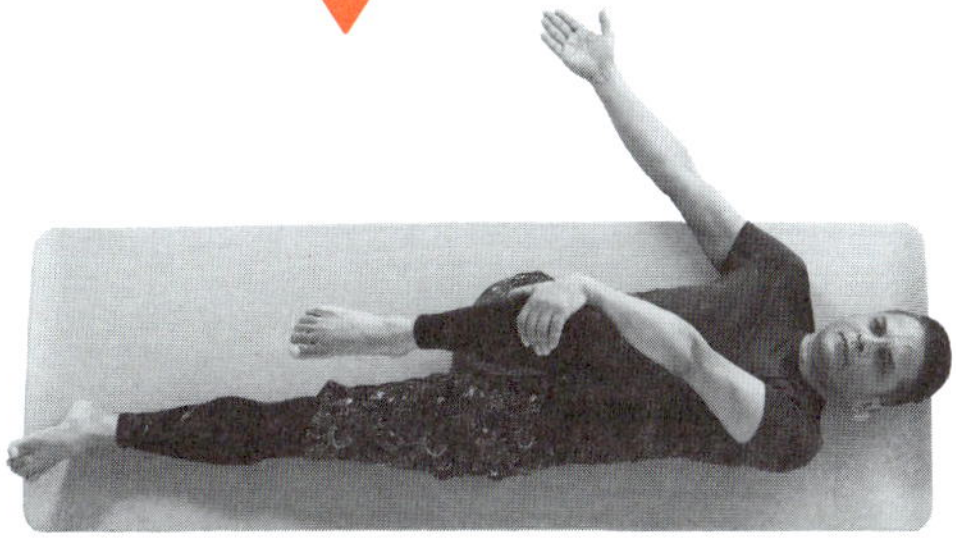

右膝を曲げ左手でかかえます。

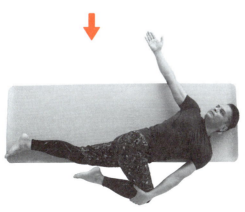

息を吸い、吐きながら右膝を左の床に下ろします。頭は右を向きます。10秒数え､元の仰向けに。

ひと呼吸して休んでから反対側も行います。

words
39

体の声を聴く

自分の体の声を聴こうとしていますか。

体の声とは何でしょう！

身体が疲れていませんか？

無理していませんか？

したくもないのに体に無理させていませんか？

一日一回、体の声を聞き、素早く対処してあげることが大事です。

体の声を自分で聞く方法の一つにヨガがあります。

同じポーズなのにどこか動きにくい、つらい、集中できないなど、いつもとの違いに自分で気づくことができます。

病になってしまう前に体に目を向ける、耳を傾ける――そしてしかるべき対処をすることで、大きな事故から自分を守ることができます。

仰向けでねじるポーズ Step 2

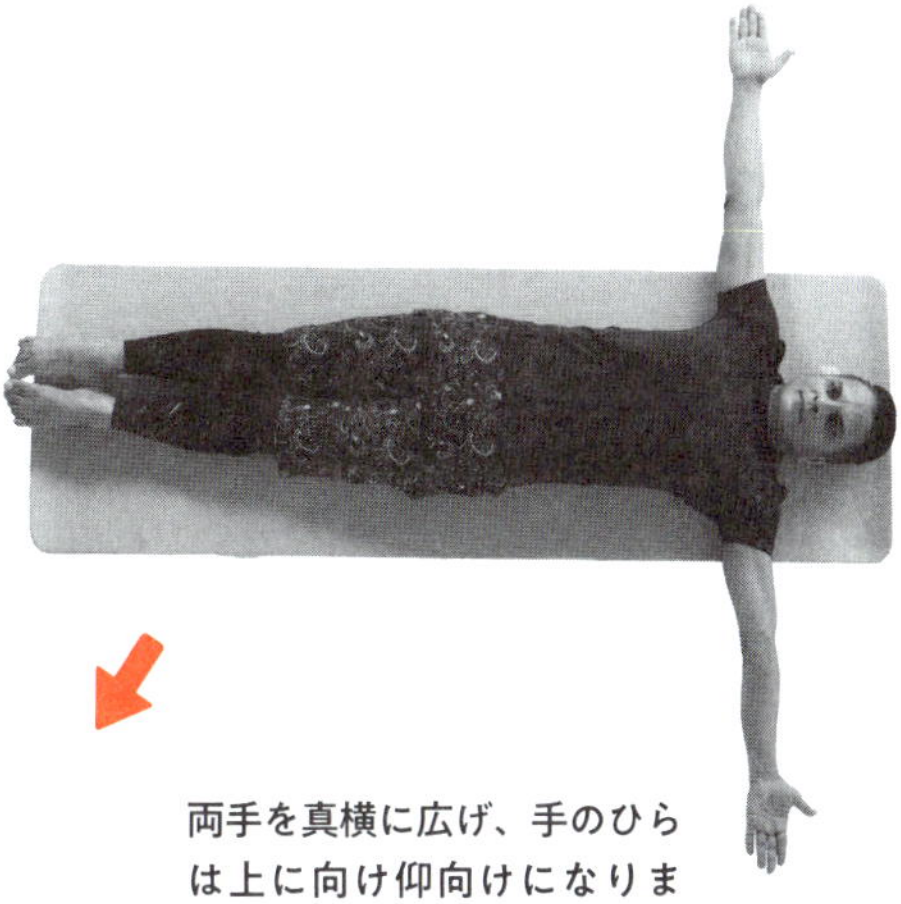

両手を真横に広げ、手のひらは上に向け仰向けになります。息を吸いながら右足を真上に上げ10秒数えます。

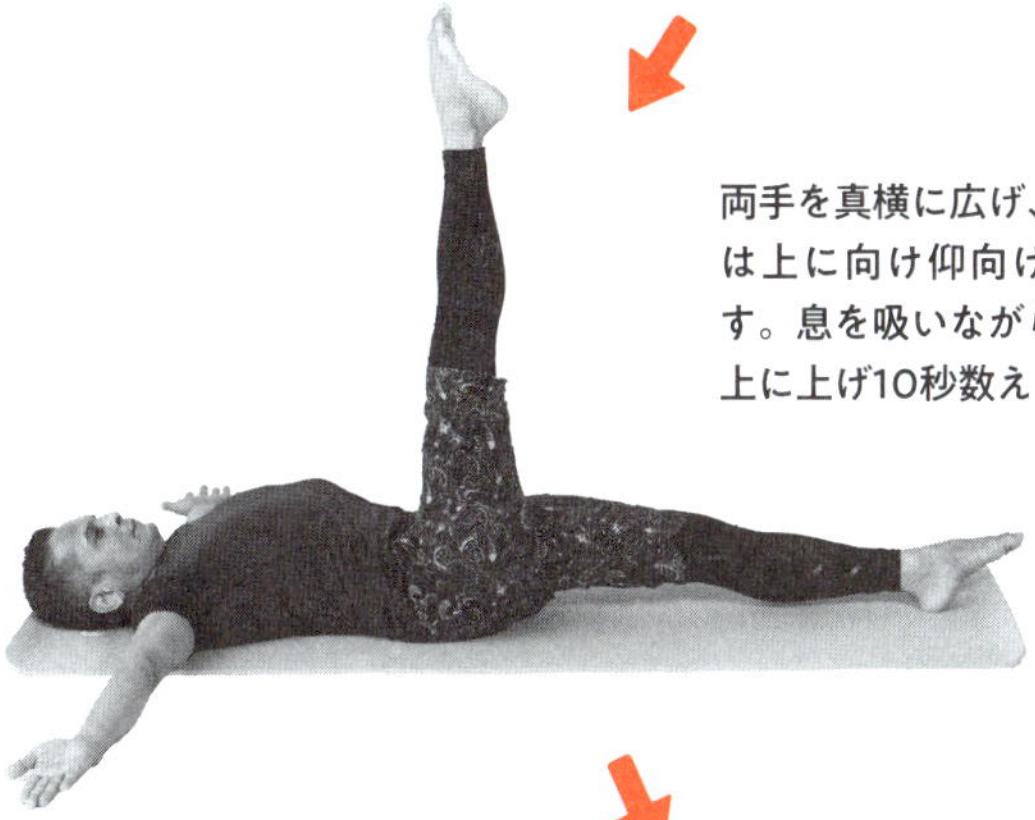

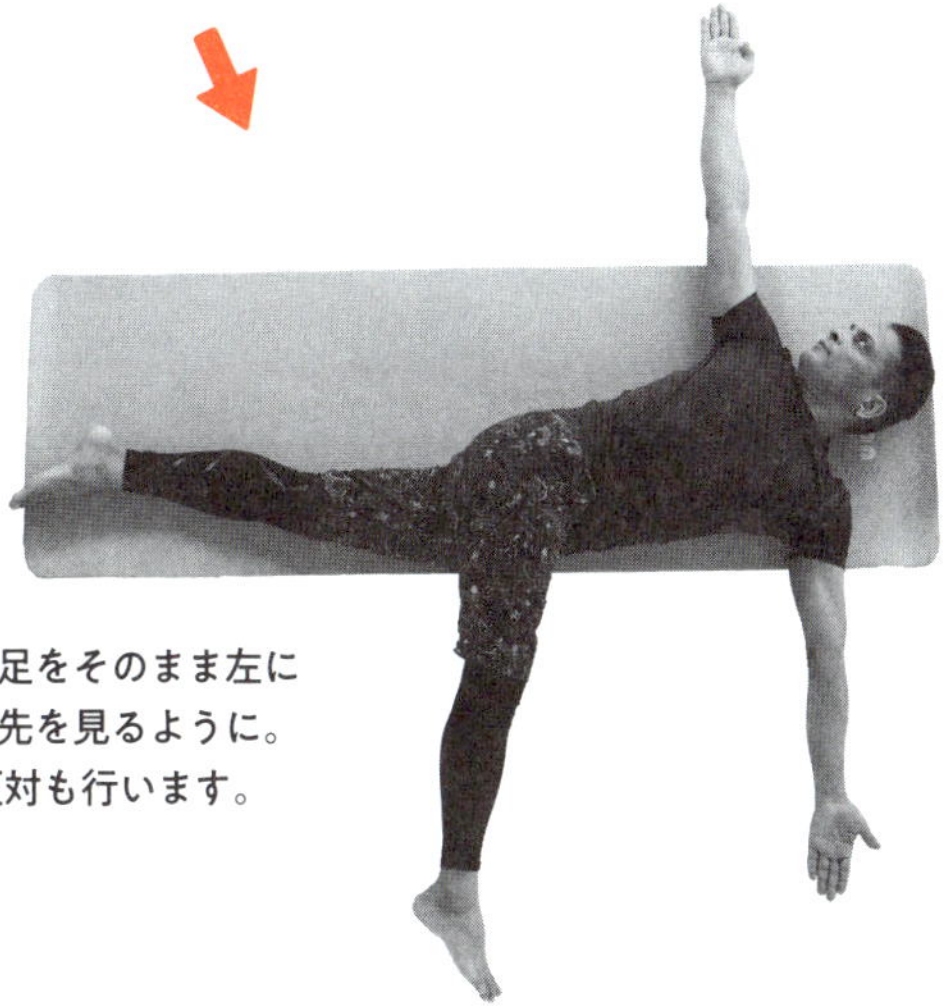

息を吐きながら上げた足をそのまま左に倒します。顔は右の指先を見るように。10秒数え、元に戻り反対も行います。

仰向けでねじるポーズ Step 3

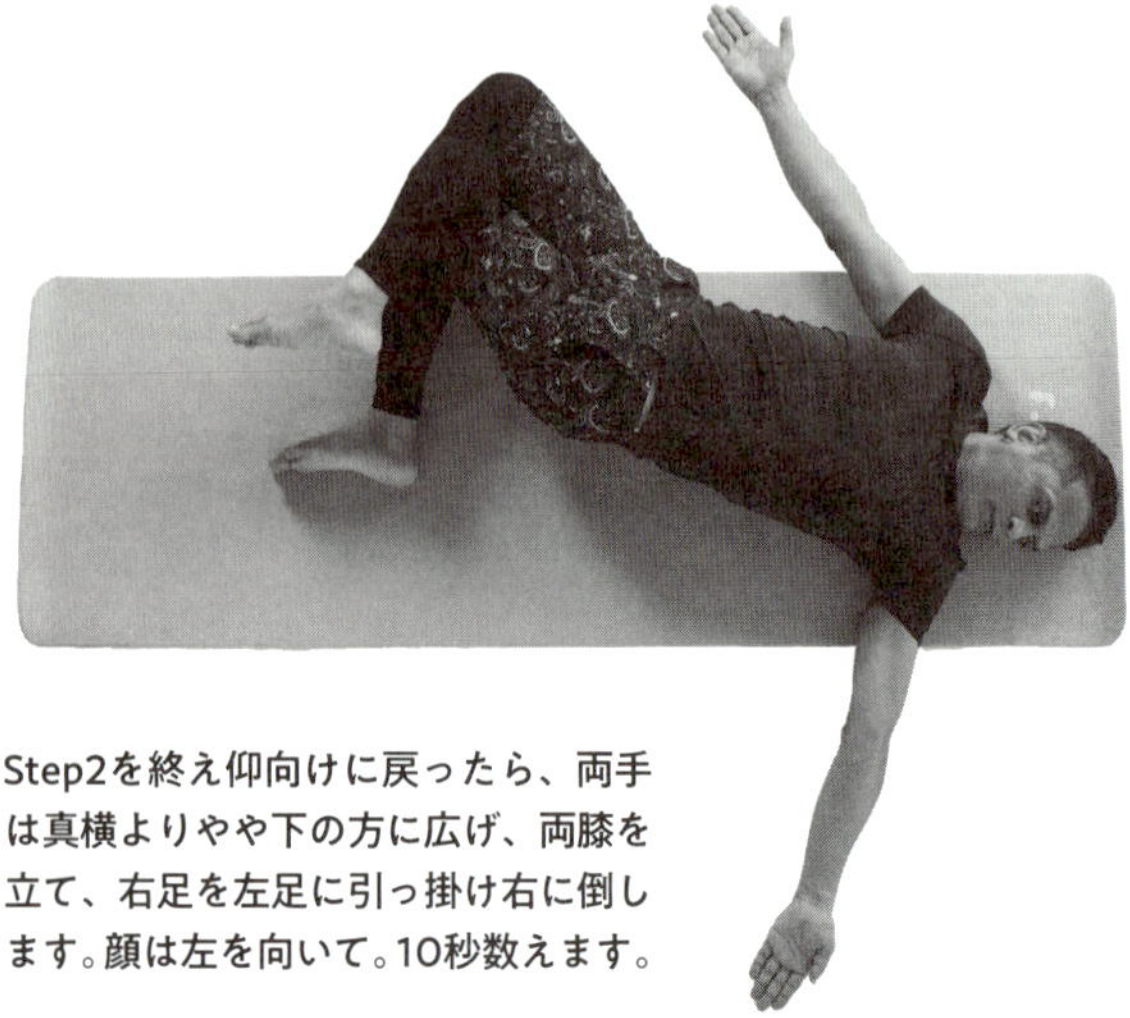

Step2を終え仰向けに戻ったら、両手は真横よりやや下の方に広げ、両膝を立て、右足を左足に引っ掛け右に倒します。顔は左を向いて。10秒数えます。

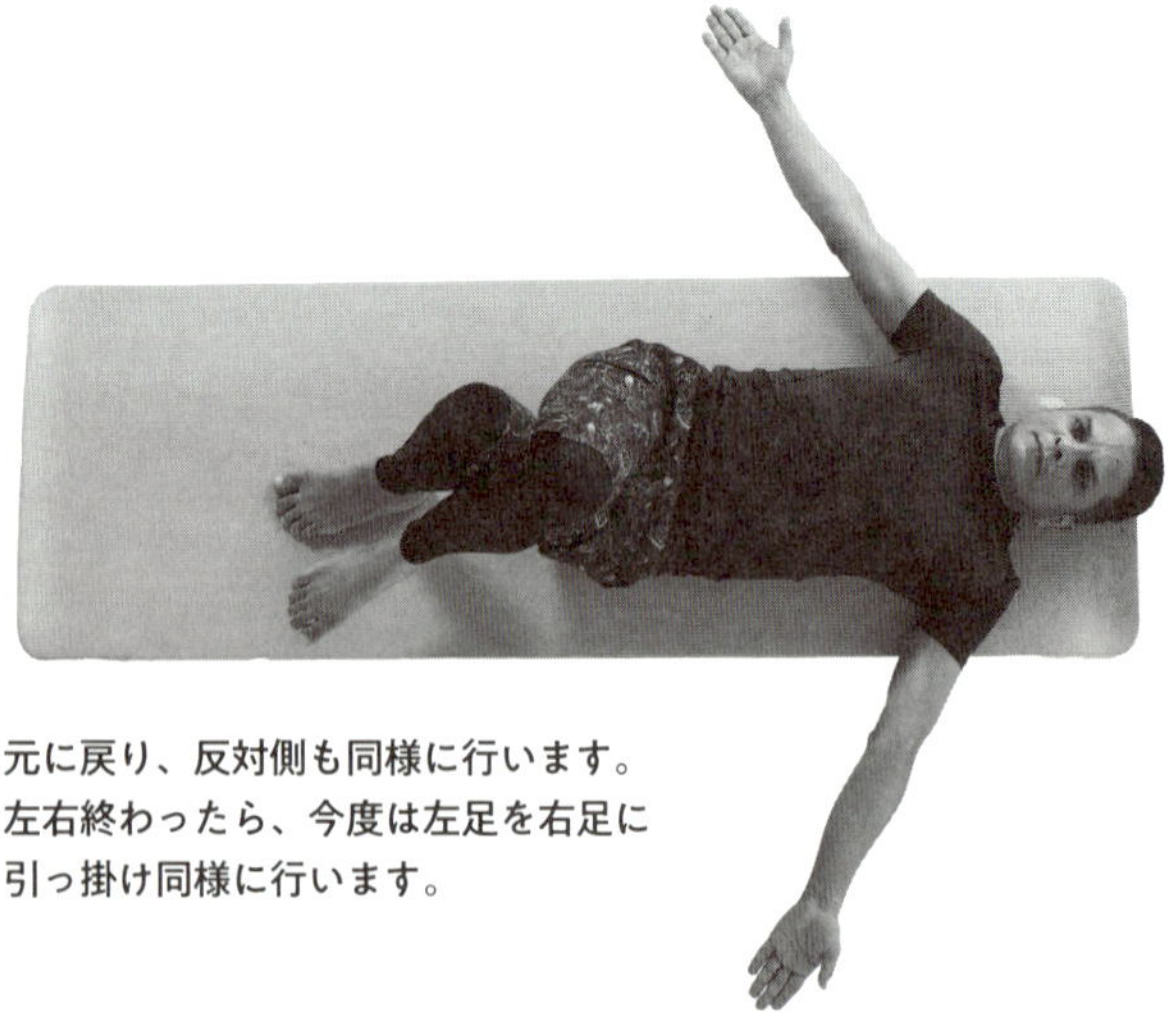

元に戻り、反対側も同様に行います。左右終わったら、今度は左足を右足に引っ掛け同様に行います。

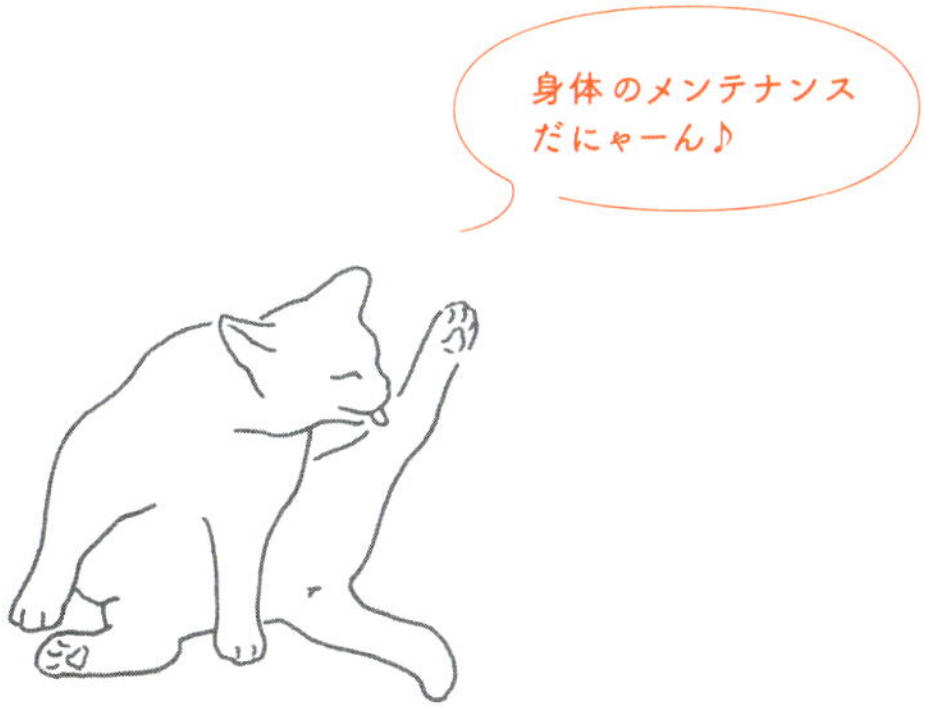
身体のメンテナンス
だにゃーん♪

words 40

人生の最後まで自分のお尻の世話ができるようにする

私がヨガで教わった最も大切にしなければいけない筋肉。それは、自分では見えないお尻の筋肉である肛門の筋肉です。

なぜなら人間がこの世を去る時に完全に開いてしまうお尻の穴である肛門は、ヨガ的に生命維持装置と言われるからです。

肛門、そしてお尻は座位では身体の最も下にあり、大腸、胃、食道、口へとつながる筋肉です。生まれたての赤ちゃんは排泄の習慣がつくまでオムツをし、その卒業後は人生の最後までオムツが必要のない生き方をしなければいけません。

私はヨガと出会えたからこういう考え方をするというのもありますが、好きな人と結婚したのに、人生の後半にその人にお尻の世話をさせたくないのです。

相手に対しての礼儀、愛情も勿論ですが、人間として最後までありとあらゆる面で自分の身の回りのことを自分でできるように、日々訓練しています。

お尻を引き締めるポーズ
〈MULA BANDHA〉ムーラバンダ

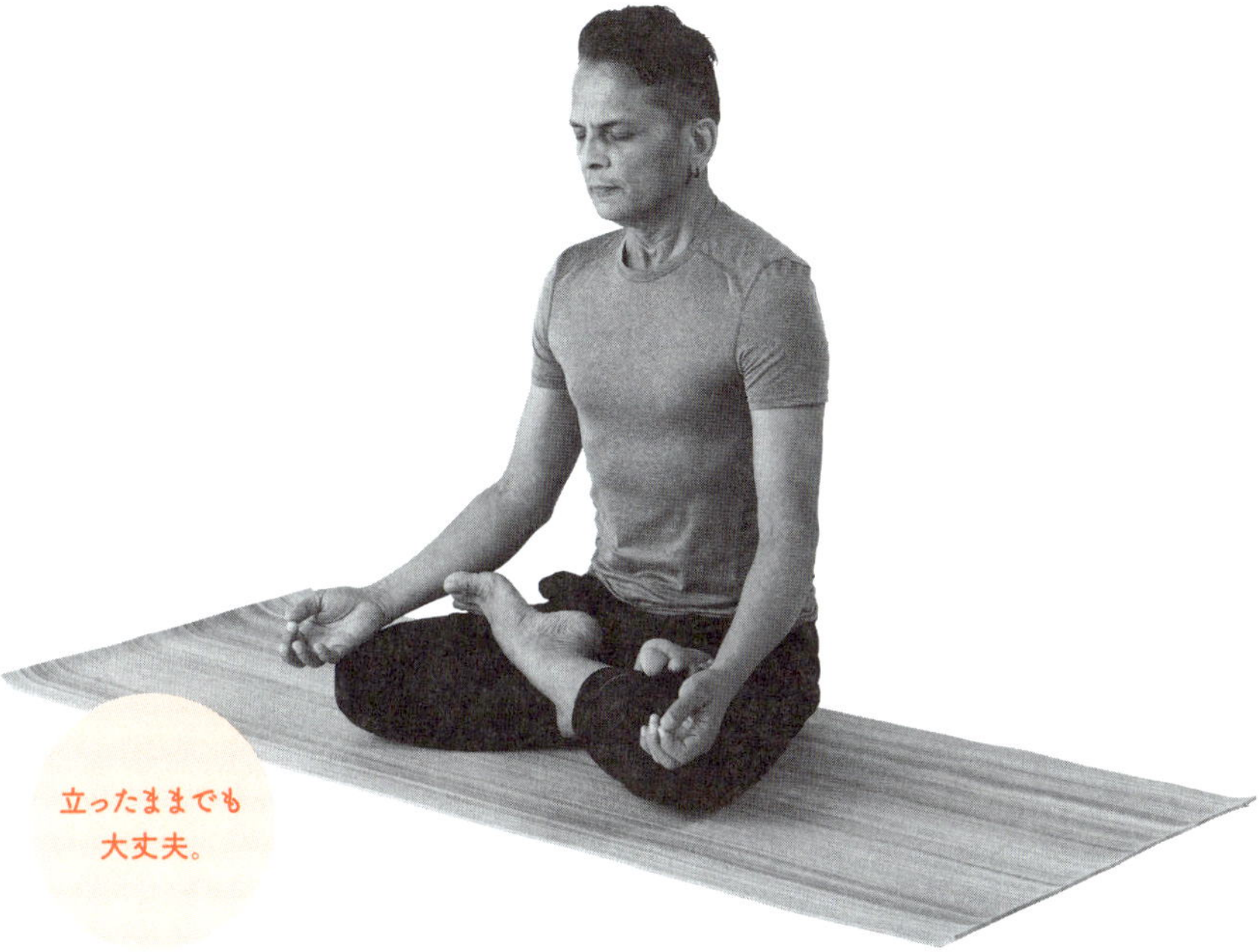

立ったままでも
大丈夫。

胡坐を組みます。個々ができる楽な座り方でOK。息を吸って吐くを2 ～ 3回繰り返します。落ち着いたら息を吸って、無理なく軽く息を止め、お尻を引き締めます。5秒数えます。息を吐きながらお尻をゆるめます。

これを1日に1回は行うようにします（朝晩2回がベスト）。息を止めてお尻を引き締める時間を少しずつ延ばし、目標は10秒。

words
41

しゃがむから鍛えられるのか、鍛えるからしゃがめるのか

今、あなたはしゃがめますか。

立つ、座るの合間にあるのはしゃがむことです。

しゃがむことができるのは、膝、腰、その他の関節を鍛えた者です。しゃがむから鍛えられるのか、鍛えるからしゃがめるのか？　どちらが先か——。

地べたに座っていた昔と違い、最近は椅子に座ることが多い。和式トイレの時代が終わって洋式に変わり、和式（しゃがむ）は、もう私たちは好まない。

しかしアジアに生まれた私たちには、実は和式が合っているのかも。胃、腸、足腰への程よい負荷が、良い感じです。

もう和式トイレは耐えられない、ならば「立つ、しゃがむ」「しゃがんだ状態から立つ」この訓練をしましょう。

からすのポーズ

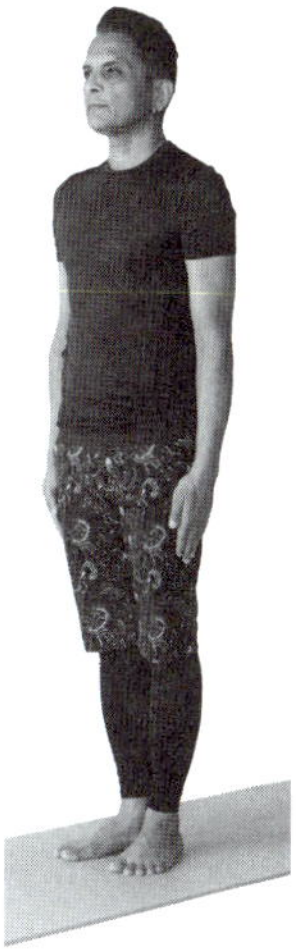

まっすぐ立って
息を吸います。

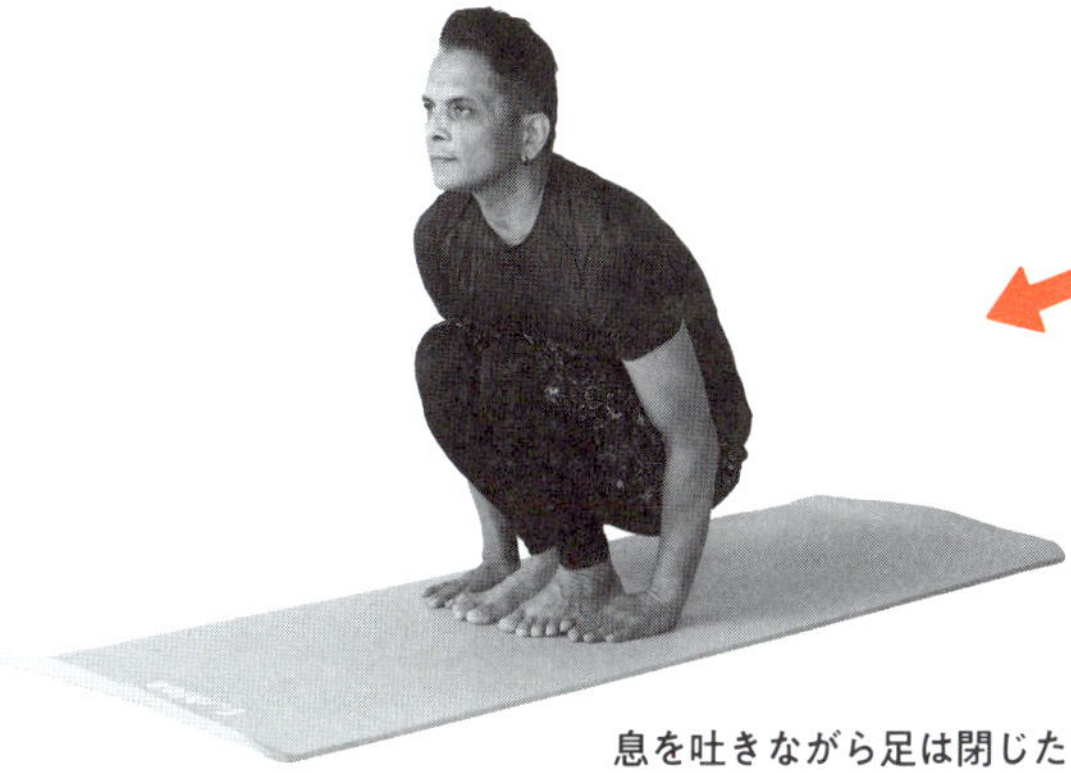

息を吐きながら足は閉じたま
ましゃがみます。両手を両足
の真横に置き5秒数えます。

\これでも/

大丈夫ポーズ

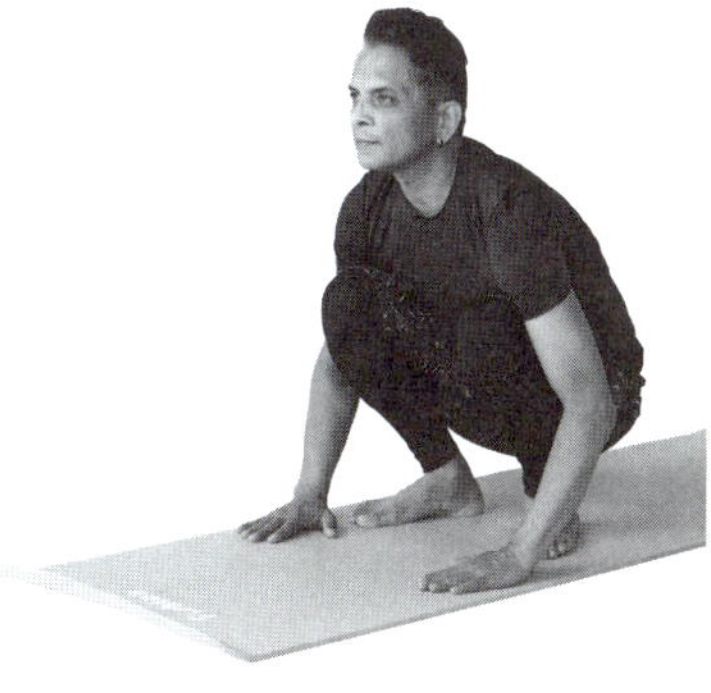

うまくしゃがめない場合は、
足を肩幅に開いても大丈夫。

足裏がつかない場合
は、足裏を床から浮
かせても大丈夫。

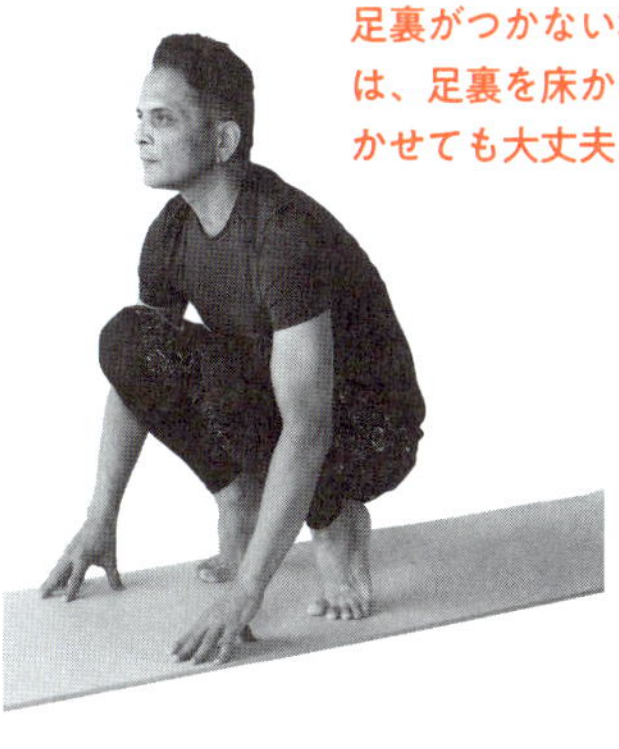

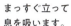

words 42

物事を年のせいにしない

私は年だからもういい、というセリフをよく聞きますが、よくないことです。ある女性でお化粧を適当に済ませ、その手抜きを指摘されて「もう私は年だからいいの」と返す方がいました。

でもお化粧は女性の権利。美しさを求め長い歴史の中で女性たちは美しさを求め様々な試みをし、長い時間をかけて着飾ることを諦めず、年をとってもそれを怠らず、最後まで人前に美しく現れる努力をしたものです。

それは現代でも変わりませんが、長生きするようになったからそれを少し諦めている方々もいます。

年をとったときこそ、人生を生きた証のとき。キチンと清潔で小綺麗にするべきなのは、女性も男性も一緒。年齢のせいにはしないのが大事です。

女子は何歳になっても女子、ですのでやはりお化粧に時間をかけましょう。それは心身の健康に繋がります――。

腰をねじるポーズ

両足をそろえまっすぐに伸ばして座り、両手は後ろについて楽に座ります。

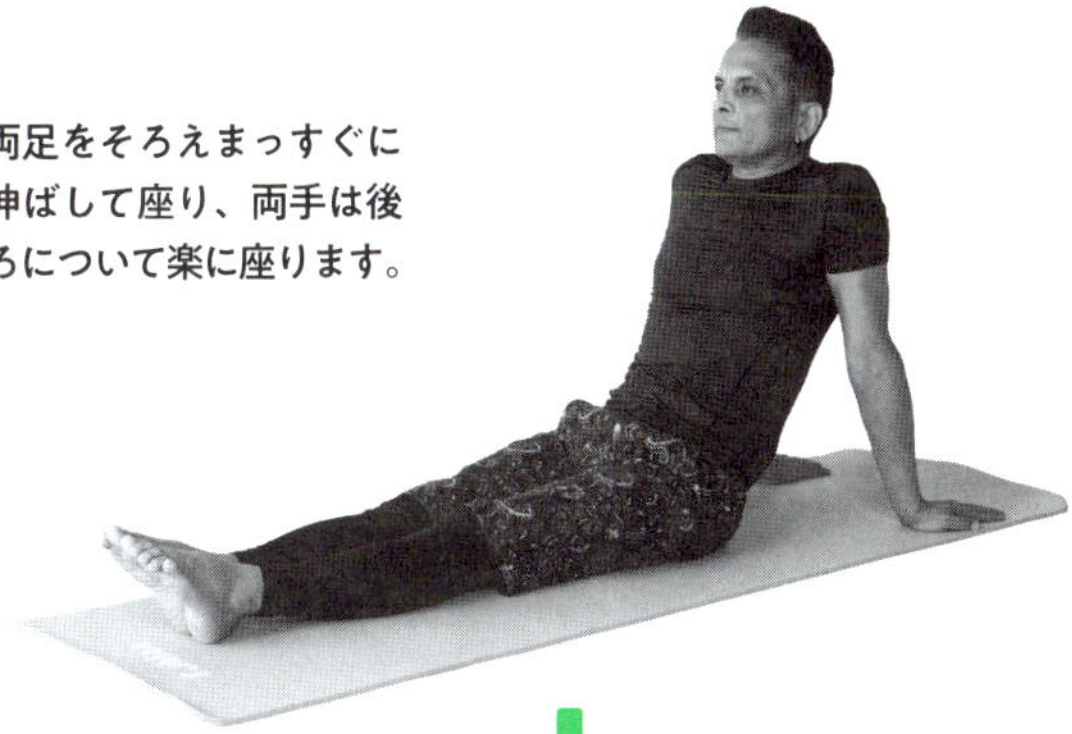

右膝を曲げ右足の土踏まずを左足の皿に置き息を吸います。

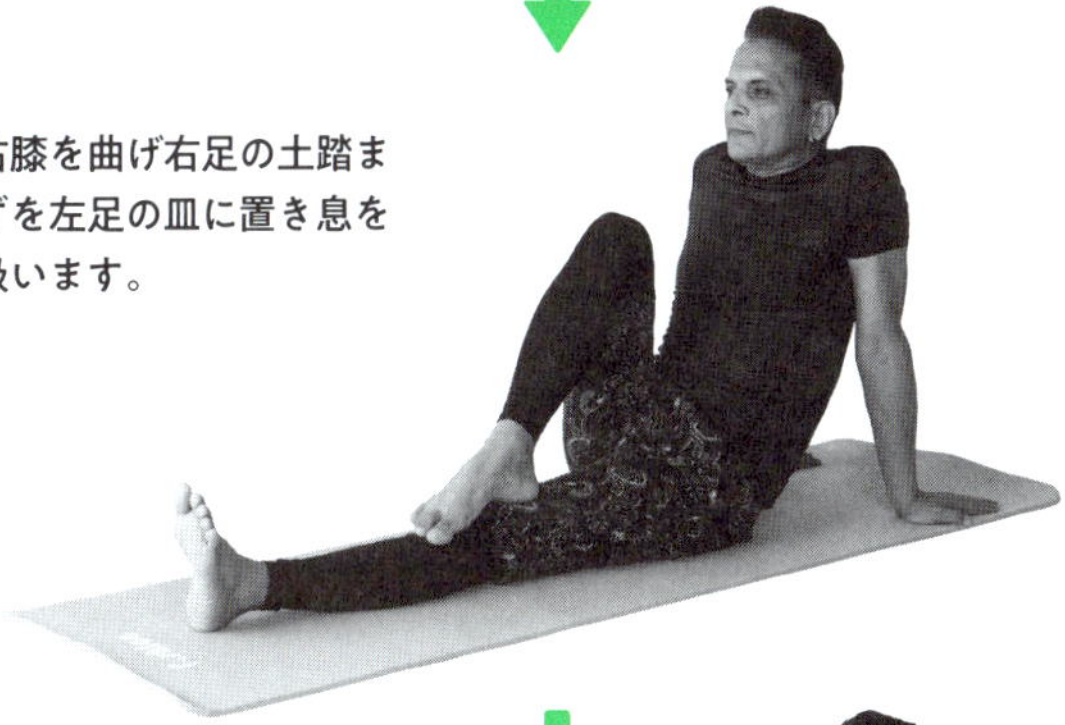

息を吐きながら右足を左床に倒します。顔は反対を向きます。5秒数え元に戻し、反対側も同じように。

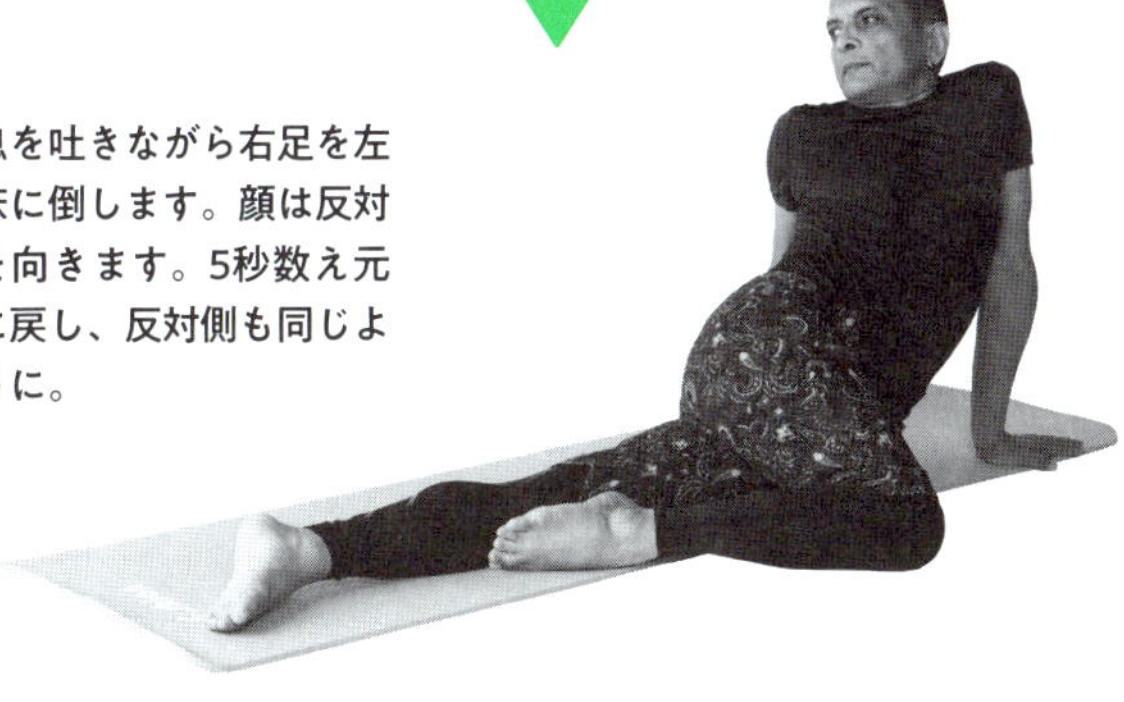

words
43

朝の始まりはコップ一杯の水

長い睡眠の後の体はスッキリしてはいるが、砂漠のように乾いています。その砂漠には水を与えましょう。

とにかく、朝起きたら一口の常温の水を口に含み、軽くうがいをし、その後ゆっくり時間をかけてゴクゴクとコップ一杯の水を飲みます。

来る日も来る日も、この繰り返しで一日を始めることです。

体の大半は水です。その水のバランスがくずれると体に悪影響が生じますので、朝は勿論ですが、一日に何回かゆっくり水を飲みましょう。

世界にはさまざまな飲み物がありますが、水に勝る美味しいものはないと思っています。

仰向けのガス抜きのポーズ

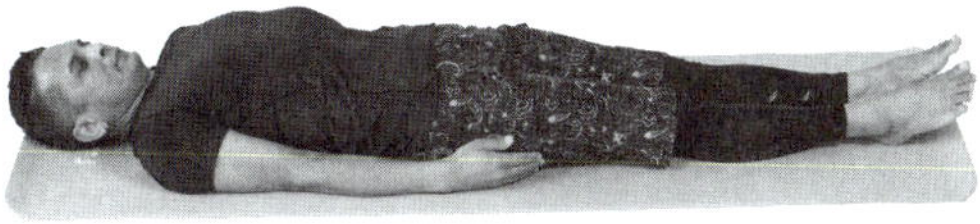

仰向けに横になります。

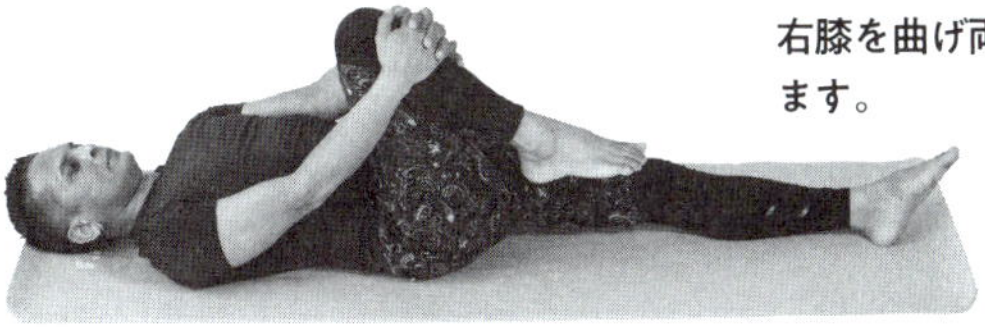

右膝を曲げ両手でかかえます。

片足バージョン

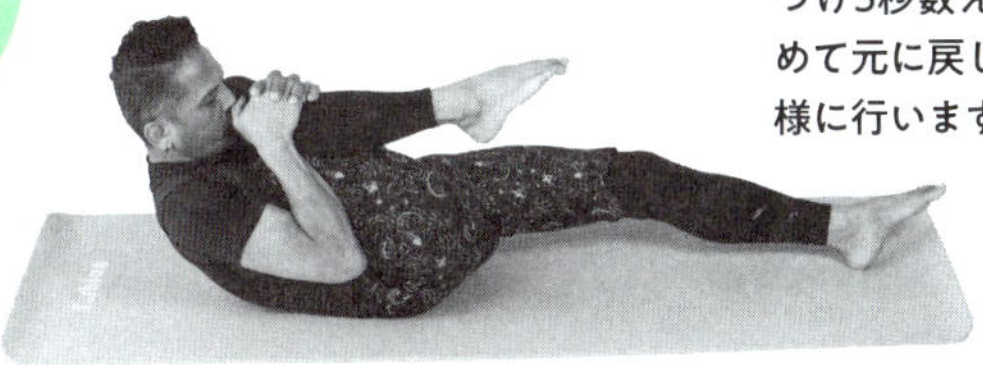

息を吸って吐きながら膝を引き寄せ、顔を膝に近づけ5秒数えます。ゆるめて元に戻し、反対も同様に行います。

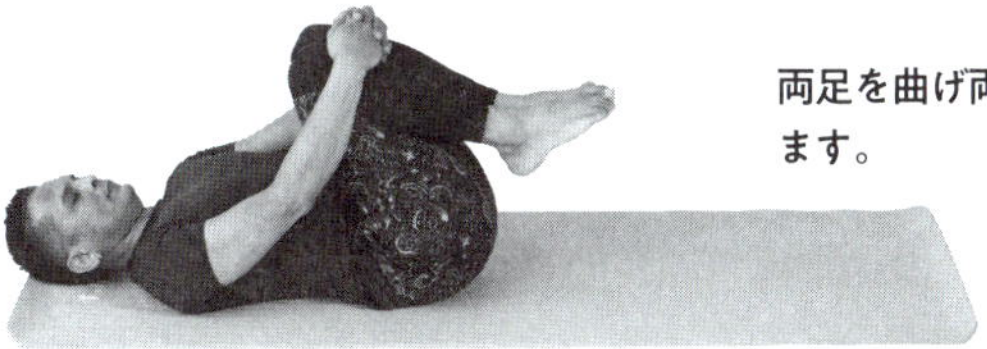

両足を曲げ両手でかかえます。

両足バージョン

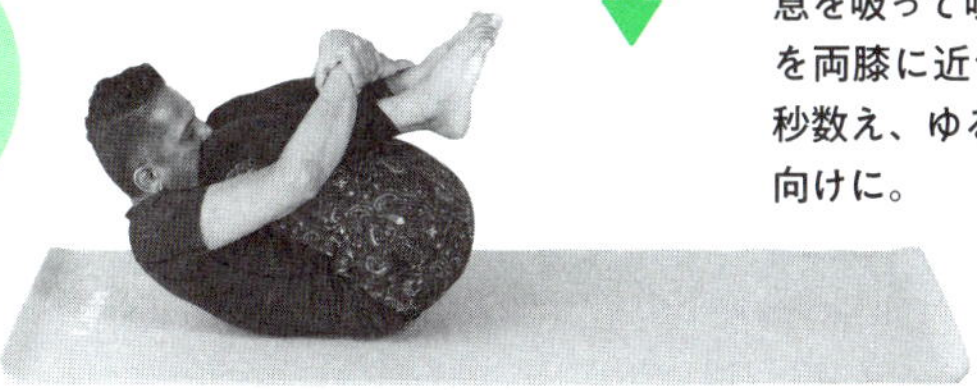

息を吸って吐きながら顔を両膝に近づけます。5秒数え、ゆるめて元の仰向けに。

words 44

疲れたからやめよう――ではなく、少し休もう！

還暦を過ぎて、以前と違う衰えを感じます。
遅くまで起きていられないし、以前よりも早く疲れる、
眠くなる。
60年とは、決して短くない人生です――。
みんな人生100歳というけど、それは最近の考えで、
戦後すぐの平均寿命は男女とも50歳くらいです。
で、あり方を変えました。
ぼちぼち――休み休みやる。

仰向けになり、両膝を合わせて立て、膝下は肩幅に広げます。両手は楽な位置に。腰痛の人に楽なポーズです。

ヨガは、ポーズとポーズの合間に必ず休みます。

やり続けるのではなく、休み休みやることで疲れることが少なく、このペースなら永遠にできるような気がしてきます。

力を抜く、顔の筋肉をゆるめる――体が脱力したら口からよだれが垂れることもあります。ふっと眠ってしまうこともあります。

体がゆるんでいくその気持ちよさといったら！

仰向けで休む
ポーズ

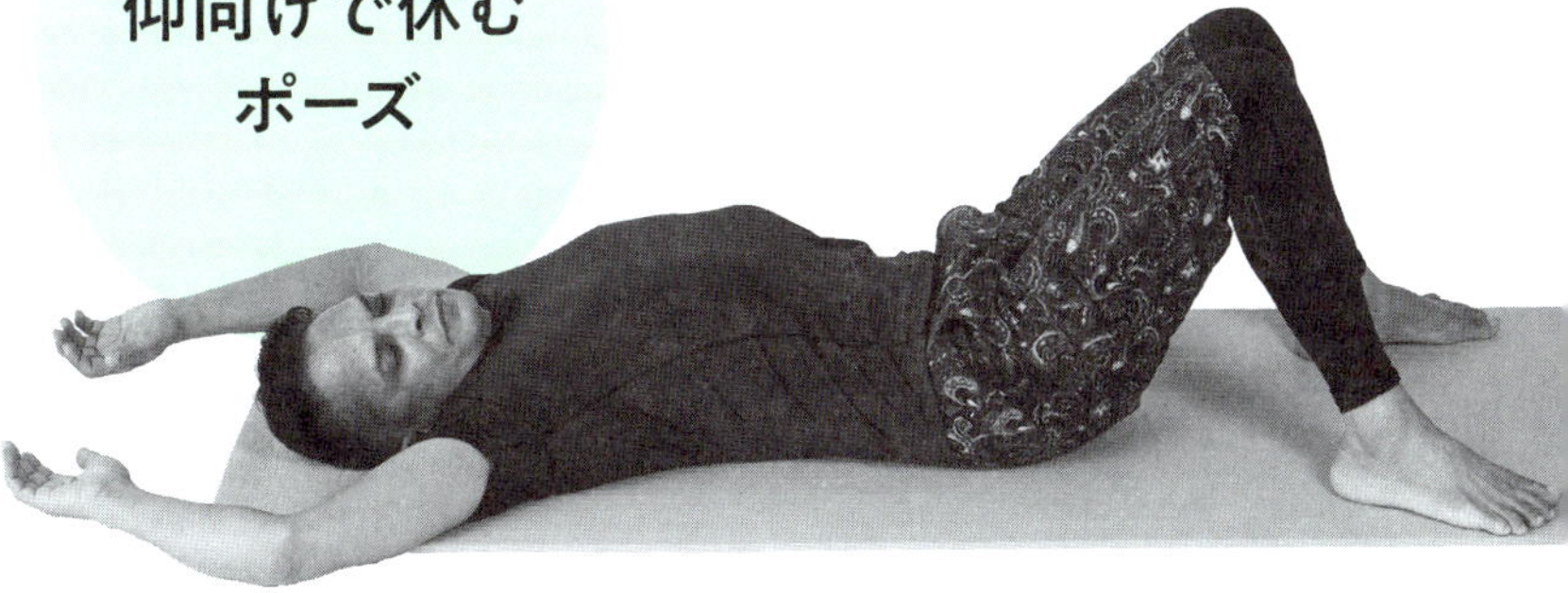

ヨガの休むポーズいろいろ

仰向けで休む屍のポーズ

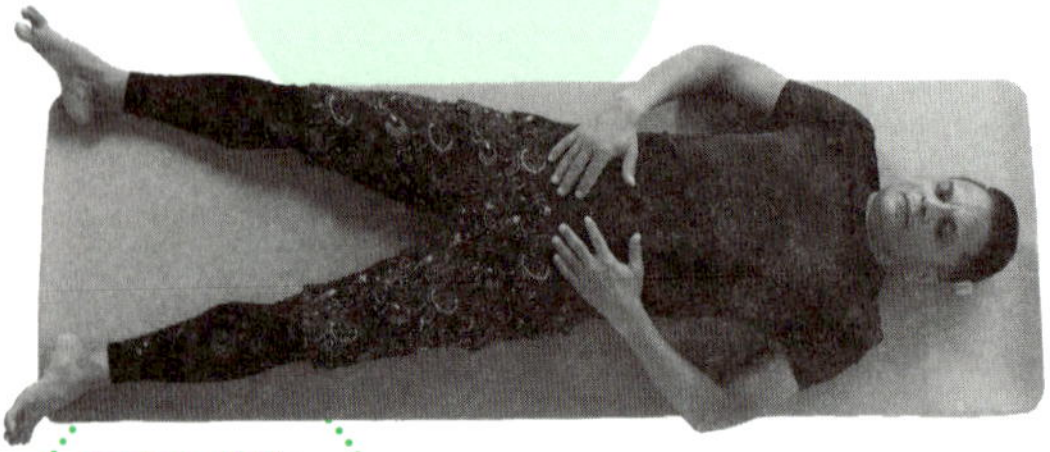

両足を肩幅くらいに開き、両手はおなかの上にふわりと乗せます。屍のように体全体から力を抜いて休みます。

両足を外側に向けてかかとのつく位置を肩幅に。

座ったまま休むポーズ

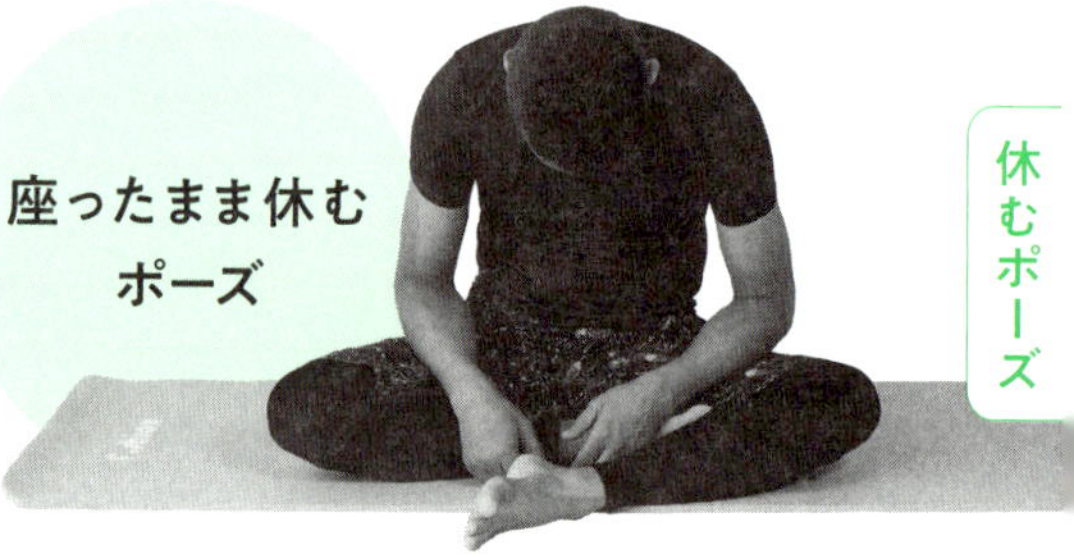

両膝をゆるめ、楽な座り方で座ります。両手の力を抜き、背中も丸くして頭も前にぶら下がっているようにだらんと力を抜きます。

うつぶせで休む赤ちゃんのポーズ

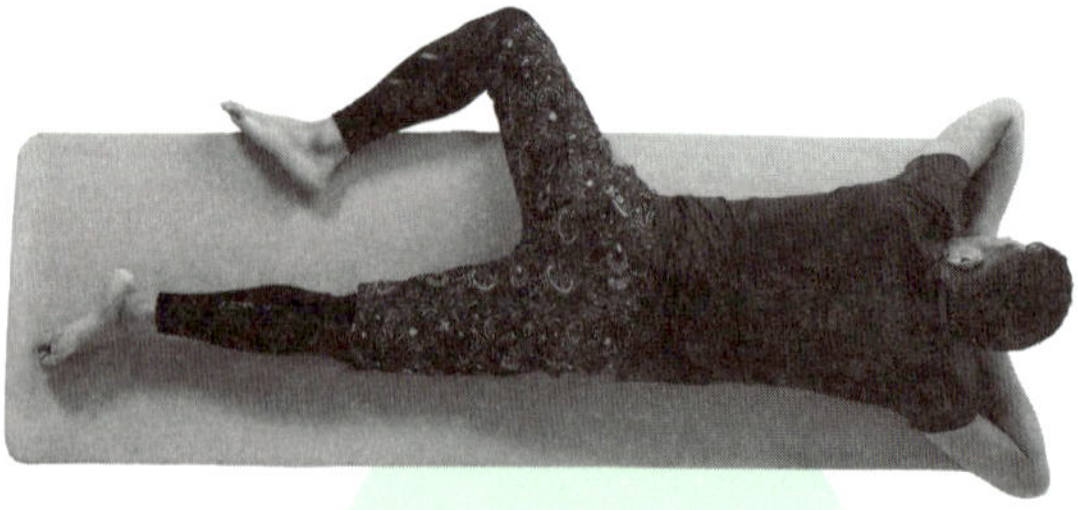

うつ伏せになります。膝を曲げたほうに顔を向け、赤ちゃんが寝ているときのイメージで、ひじや膝をゆるめます。左右を同じように行うことで腰やお尻、首回りがやわらぎます。

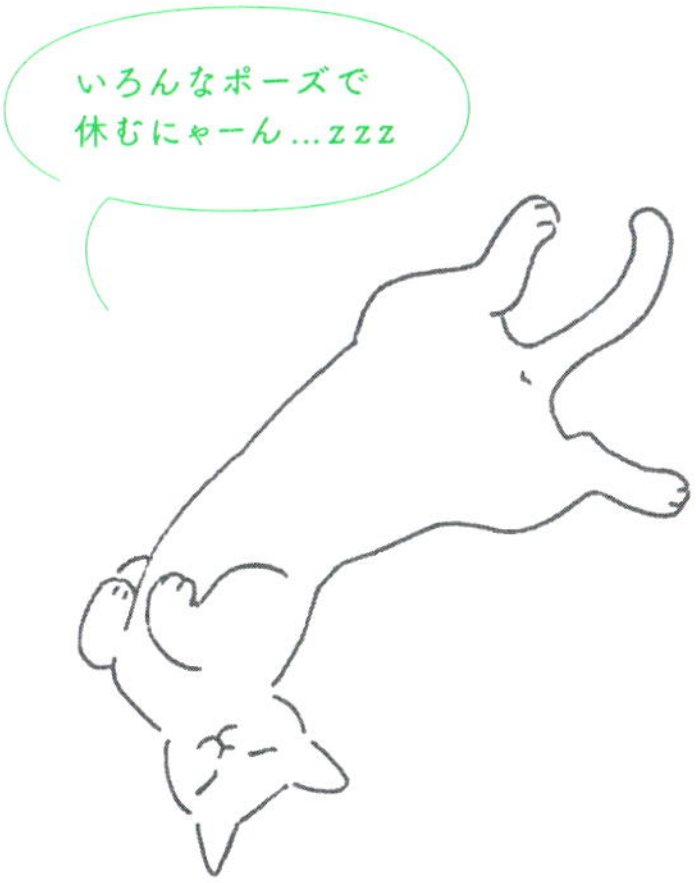
いろんなポーズで
休むにゃーん…zzz

column

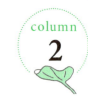

2

日本とインドの諺《ことわざ》

母校デリー大学での日本語の授業はたまらないくらい面白く、私は根気よく先生がおっしゃった一言一句を脳に丁寧に刻み込んでいました。

母国語以外の言葉の勉強は、もしかして脳トレに最適な運動かもしれません。誰でも何歳からでも始められる語学学習は、最高の習いごとですね。

新しい言葉、発音は勿論ですが――そこには、由来、文化、哲学等が自然にくっついてきます。

私の場合、日本の諺や語彙、昔から伝わる日本的なさまざまな言葉を夢中で覚えていきました。似た諺や言い伝えがインドにもあるからか、面白くて覚えやすかったです。ほんの少し、言い回しや登場人物、動物が変わっているのです。

例えば、

日本：井の中の蛙（イ、カワズ）

インド：井戸の蛙（イド、カエル）

これはほとんど同じですね。
あるいは、
日本：馬の耳に念仏、豚に真珠
インド：牛の前に笛を吹く

ほかにも似た言葉があります。意味は近くても、それぞれの国の忍耐や物事に取り組む姿勢が分かります。

日本：石の上にも３年
インド：石の上にも10年（！）

日本だろうとインドだろうと物事を理解するには一定の時間がかかる――意味合いはほぼ一緒ですが、根気良さには7年の差があります。まあ、現代のインドでは、このように考える人が少なくなっているのも事実ですが。

この諺は、習いごとや技術取得だけではなくて、夫婦関係、人間関係にもあてはまりますね。無理だと思い込んでいることも、せめて石の上にまずは登り3年か10年――、一生かもしれないが、好きで始めたことなら、根気よく続けるということでしょうね。

第3章

気になる老化をくい止める

words 45

ヨガのポーズで体のバランスが測れます

私たちの体は、その人が動きやすいようにちょうどいい比率で作られています。

ヨガのポーズは、今、自分の体がちょうどいいサイズかどうか教えてくれます。

なので、ヨガのポーズがきれいにできる、あれ、このポーズ気持ちいい、と思う体は、その方の理想のバランスに近づいているのかもしれません。

例えば、
・腰に両手をあて、親指同士が背骨のところでくっつくとちょうどよいウエストサイズ。
・正座をしたときの太ももの高さは、握りこぶしを縦に二つ重ねた高さと同じ。
・両腕を頭の上で組むと、頭がちょうど納まる。
体重管理も大事ですが、自分にちょうどいいサイズを維持することも大事です。

座ったガス抜きのポーズ

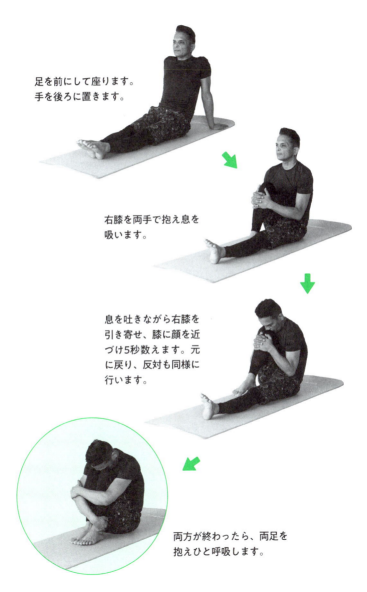

足を前にして座ります。
手を後ろに置きます。

右膝を両手で抱え息を
吸います。

息を吐きながら右膝を
引き寄せ、膝に顔を近
づけ5秒数えます。元
に戻り、反対も同様に
行います。

両方が終わったら、両足を
抱えひと呼吸します。

words
46

食べるために生きるのではなく、生きるために食べる

私は偏食と言われることが多いです。朝食は食べたことがないというくらい食べない。お腹が空けばお店をハシゴしてでも食べますが、空かないと何食も食べない。どちらかというと、食べなくて済むなら食べたくないです。

しかしそうはいかないですね。バランスはあまり考えませんが、やはり食べないといけませんので、食べます。魚もそこそこ好きだが、野菜が一番好き。

食べたら健康になる、食べなければ骨が弱くなる、食べたら目に良いなどと、考えて食べるのは、あまり好きではないのです。

生きるために好きで必要なものを、必要な量だけ食べるのが私には一番いいみたいです。

座ってねじるポーズ

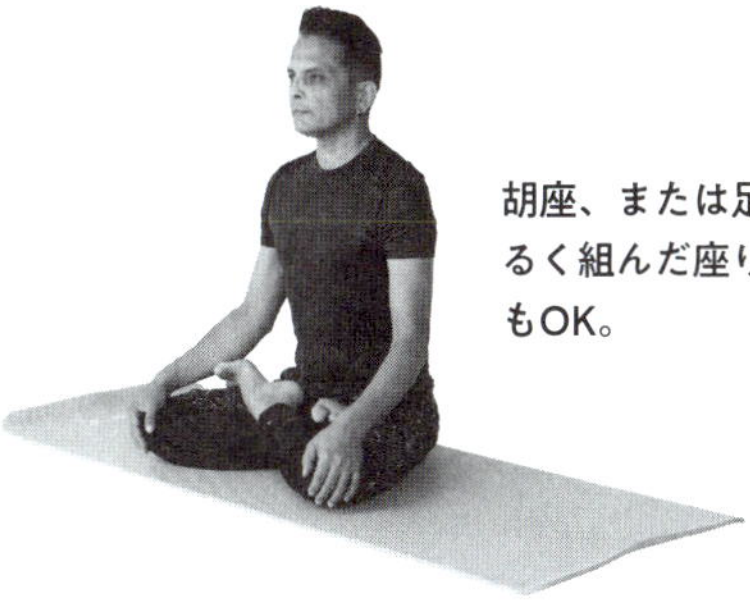

胡座、または足をゆるく組んだ座り方でもOK。

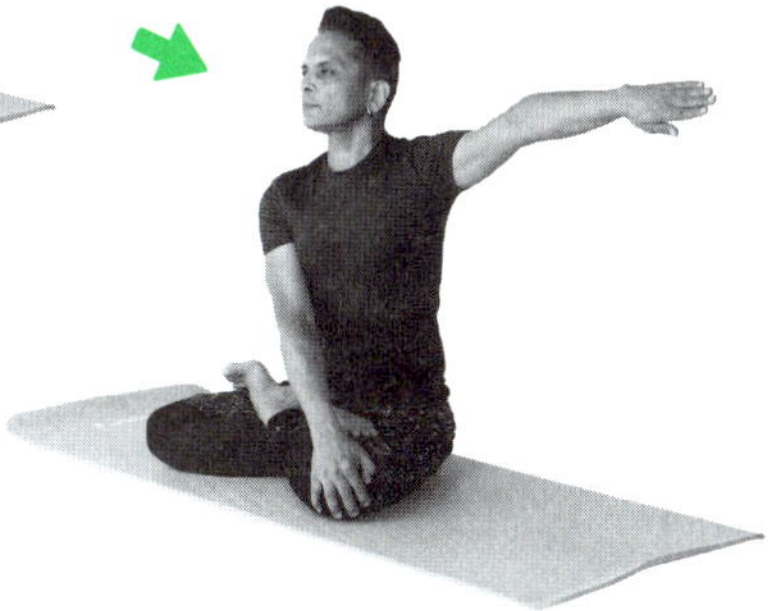

右手を左膝に置き、左手は背中の後ろに回し、組んだ左足のつま先に触れるようにとイメージして、左側にねじります。10秒数えます。

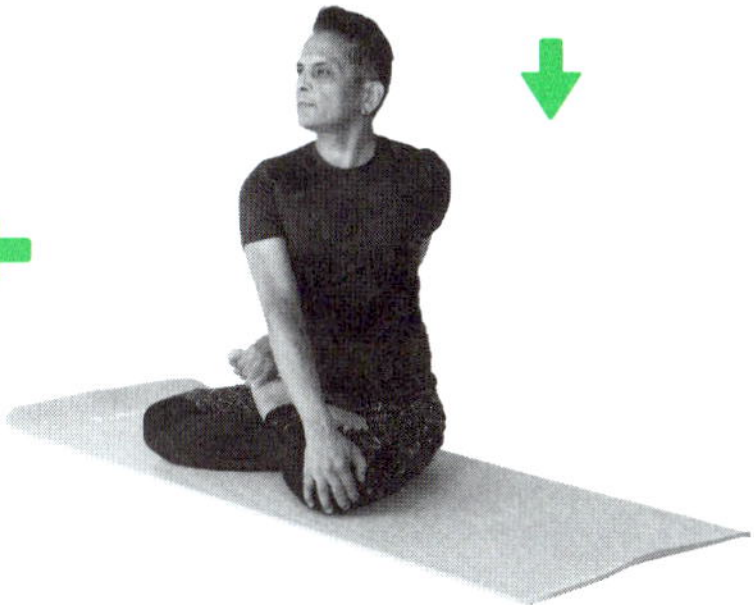

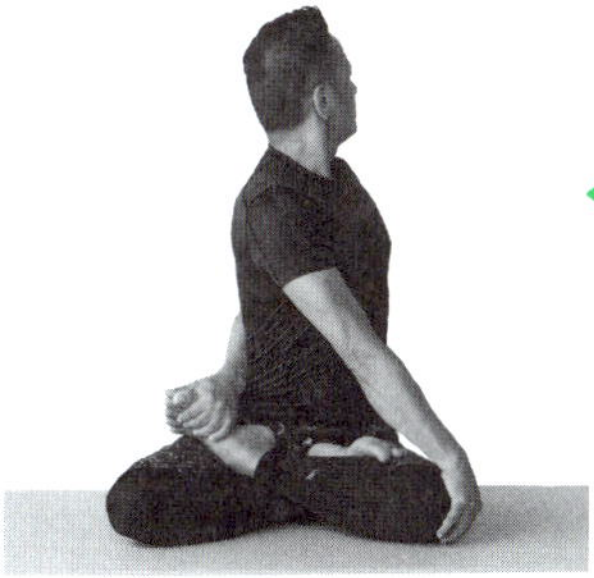

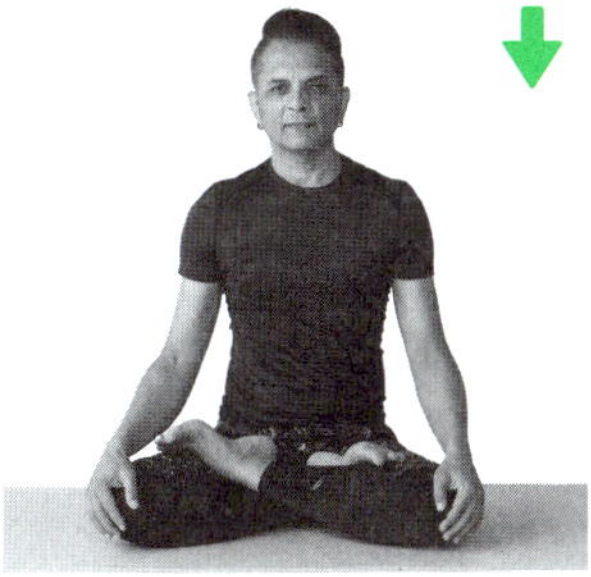

ゆっくり正面に戻り、反対側も同様に行います。

words 47

無言でいる時間を設ける

ご老人が独り言を言っているのをよく目にします。

脳の中の考えごとがたれ流しという状態です。

ものは言うべきか、それとも言わないべきなのか？　この区別は成長するにつれ自然にできるようになりますが、長く生きているとたくさんの経験、思い出、心残り等々が頭の中にあり、場合によっては処理しきれていないことがあります。決着がついていない状態です。これはやがてコントロールできずに、独り言として現れます。特に筋力の低下が進行する晩年時にはどなたにでもあり得ます。

そこで口を休ませる。

川の流れをせき止めるように、口から脳を逆のぼって休ませて、頭の中を整理し、納得いくまで無言でいることを訓練してみましょう。

四つん這いで、体の中の川をせき止めるポーズ

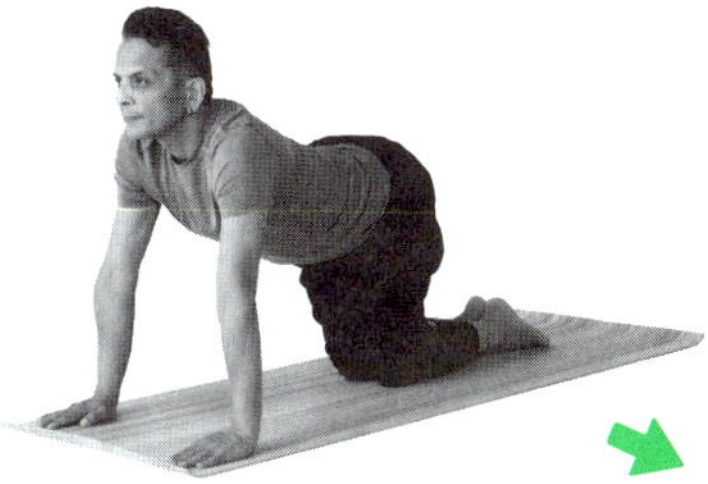

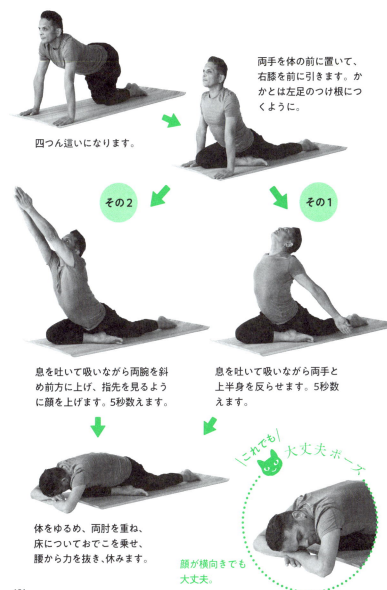

四つん這いになります。

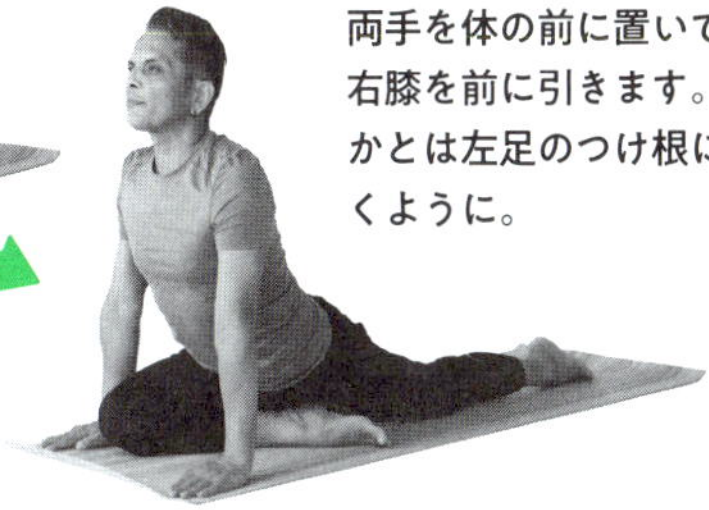

両手を体の前に置いて、右膝を前に引きます。かかとは左足のつけ根につくように。

その1

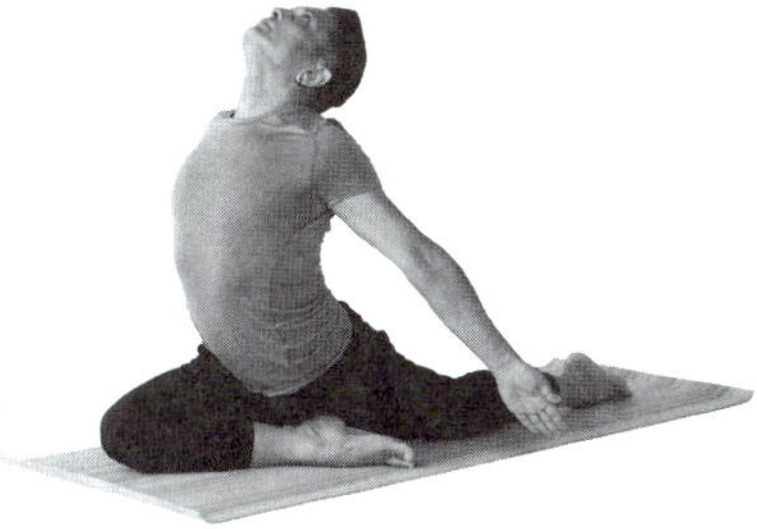

息を吐いて吸いながら両手と上半身を反らせます。5秒数えます。

その2

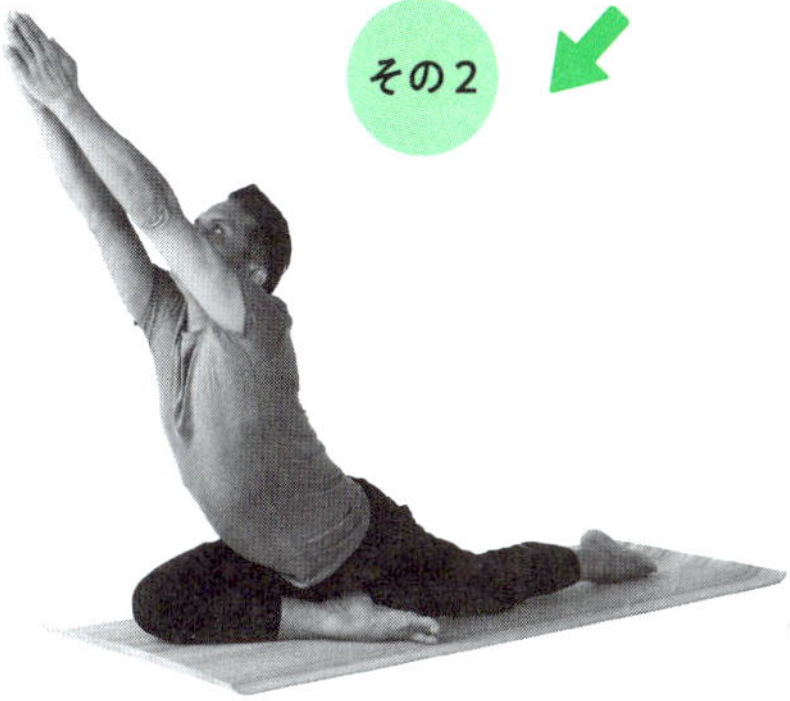

息を吐いて吸いながら両腕を斜め前方に上げ、指先を見るように顔を上げます。5秒数えます。

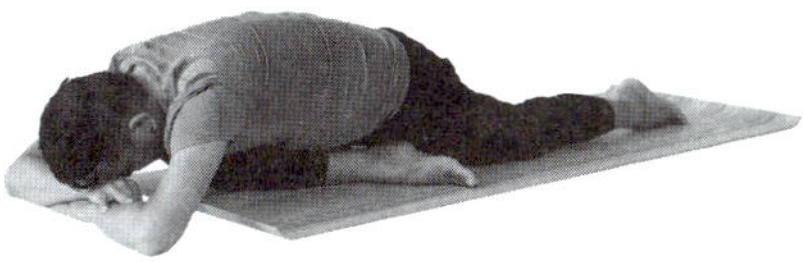

体をゆるめ、両肘を重ね、床についておでこを乗せ、腰から力を抜き、休みます。

＼これでも／大丈夫ポーズ

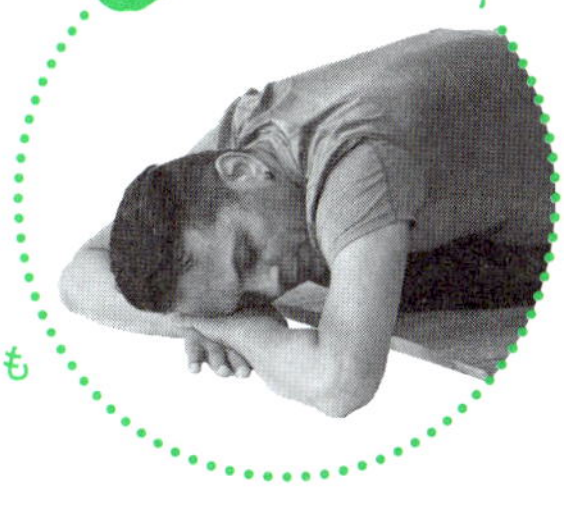

顔が横向きでも大丈夫。

words 48

10分早く起きる

たった10分早く起きるだけで全てが順調にいき、一日をあわてず気持ちよく過ごすことができます。一日の始まりをあわただしくアタフタとスタートするのはきっと効率が悪いですね。

とにかく、いつもより10分早く起きる。ゆっくりとした動きで目を覚ますことができます。日常の献立を考え、準備し、少しゆとりをもって家を出ます。

そうすれば、まずは気持ちいい。小さなことで腹が立たないし、仕事も人間関係もうまくいきます。

朝、駅まで走っていく生活をまずはやめましょう。

うつ伏せで、体の中の川をせき止めるポーズ

その1

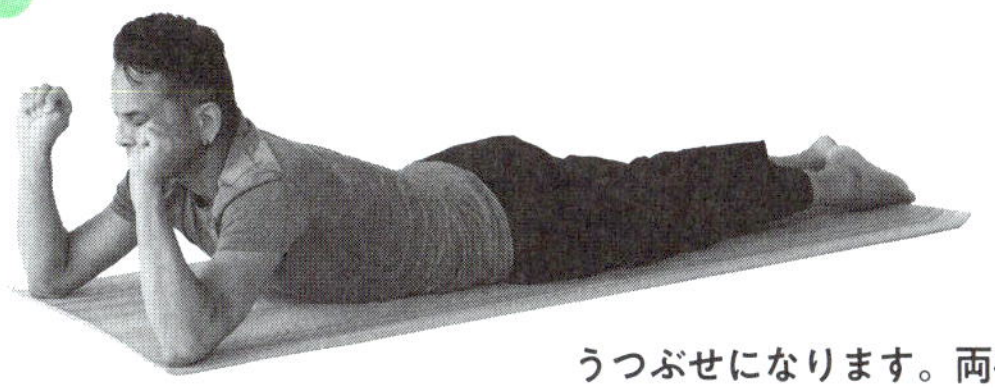

うつぶせになります。両手は握りこぶしに。

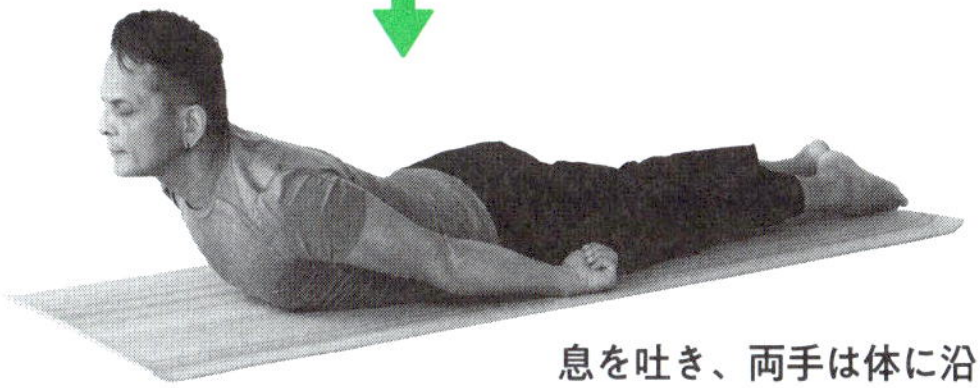

息を吐き、両手は体に沿って後ろに。息を吸いながら上半身を無理なく反らせます。5秒数え、元のうつ伏せに。

その2

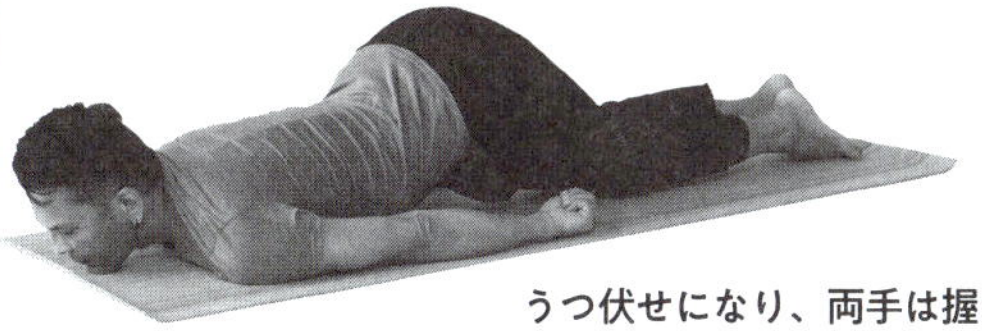

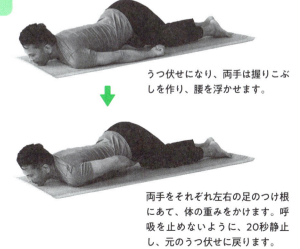

うつ伏せになり、両手は握りこぶしを作り、腰を浮かせます。

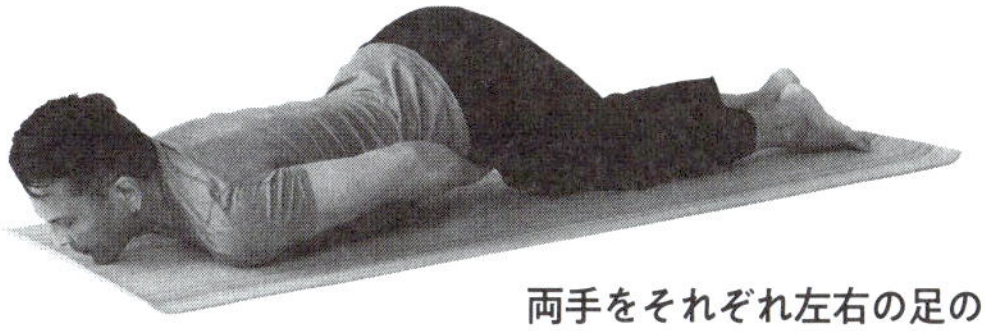

両手をそれぞれ左右の足のつけ根にあて、体の重みをかけます。呼吸を止めないように、20秒静止し、元のうつ伏せに戻ります。

words 49

日頃から祈る

祈るということは願うということ、希望をするということです。

あなたは何処の国の人か、ナニビトであるかは関係ないと思います。

だから、日頃から祈る。

願うことは心の平安、平和につながり、心配ごとは消えます。

インドでは、石を寿像や仏像として彫り、祀ることで神になります。また、石そのものを神とし、祈る民は大勢います。日本にも、山の神、海の神がいますね。

とにかく祈る。自分の好きなように祈ります。

うつ伏せで、落下傘のポーズ

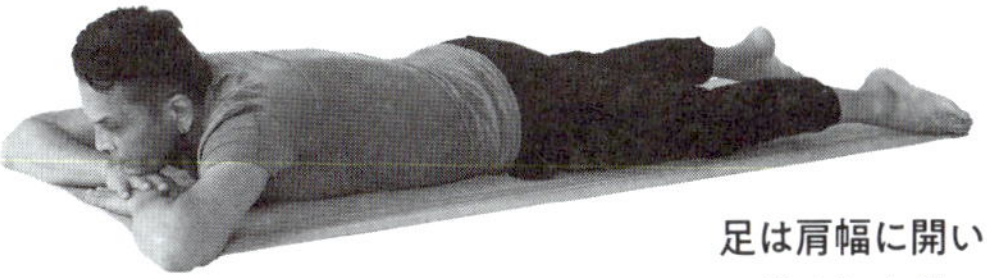

足は肩幅に開いて、うつ伏せになり、両手を重ね、顔を乗せます。

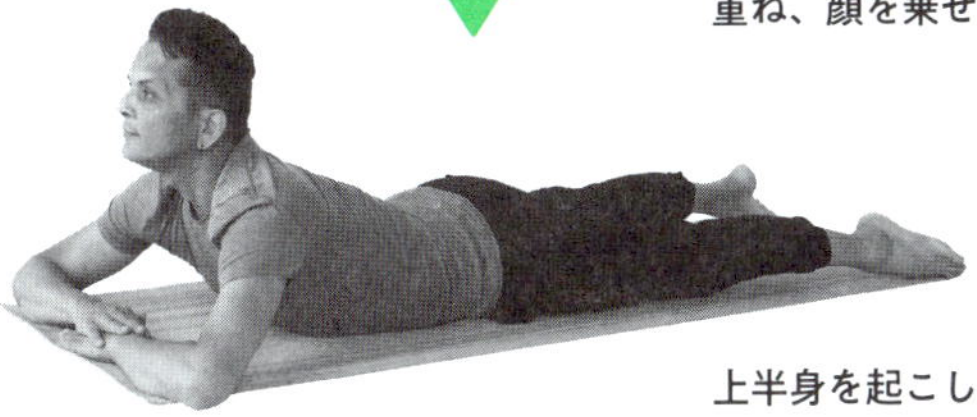

上半身を起こします。

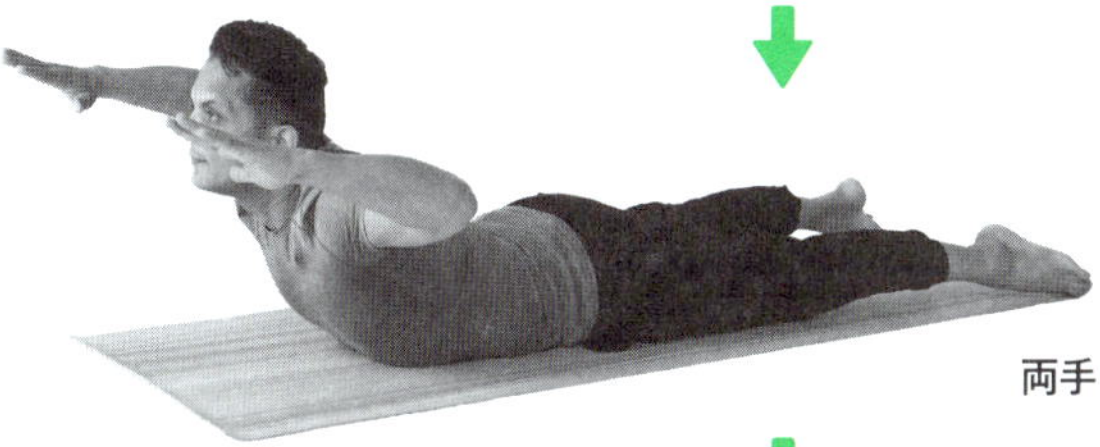

両手を上げます。

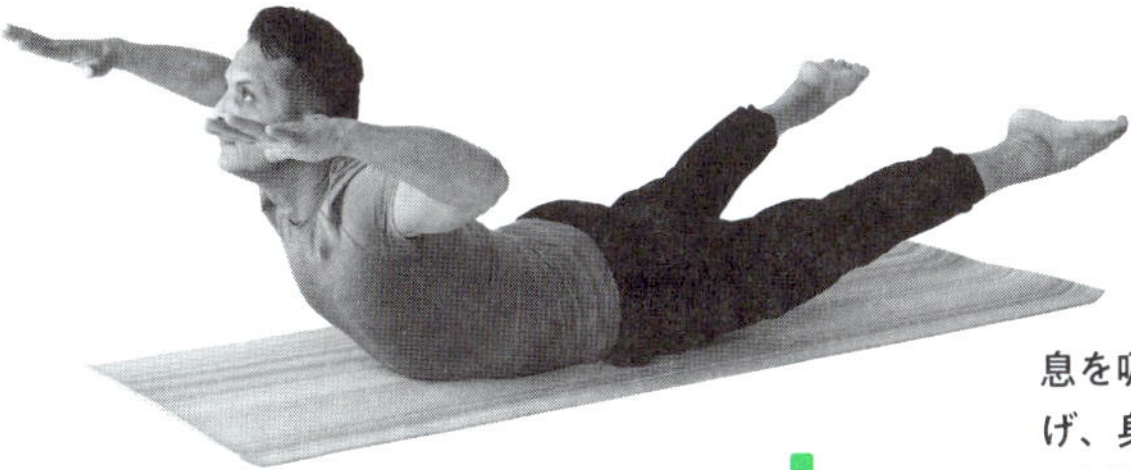

息を吸いながら足も上げ、身体を反ったまま5秒数えます。

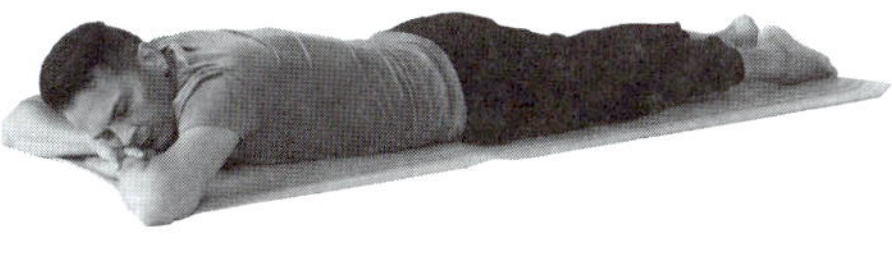

ポーズの後は、重ねた手の上に頬を乗せ体をゆるめます。

words 50

あなたなりにできることを精一杯楽しくする

ヨガのアサナ（ポーズ）という言葉は、楽に座るという意味です。楽に座って自分と向き合う。自分に合った生き方をするために、日頃から自分の体と心に向き合い、自分の体の可能性を探りながら、少しずつ楽に身動きが取れるようにするための訓練です。

今、あなたなりに〝できること〟を精一杯楽しくするだけです。

30代の後半からヨガ教室に通ってくれている女性がいます。もうすぐ80歳になり、家族のみんなが「お母さんは今日ヨガの日だ」と応援してくれていて、一家団欒のきっかけにも！　今も休まずレッスンに参加しています。

ほかにも40代の頃に通っていた女性たちが、80代になってまた来てくれるようになることもあります。ブランクがあっても体は忘れていないのがわかります。どなたも、今、〝できること〟を楽しんで通って来てくれているのだと感じます。

うつ伏せで、棒のポーズ

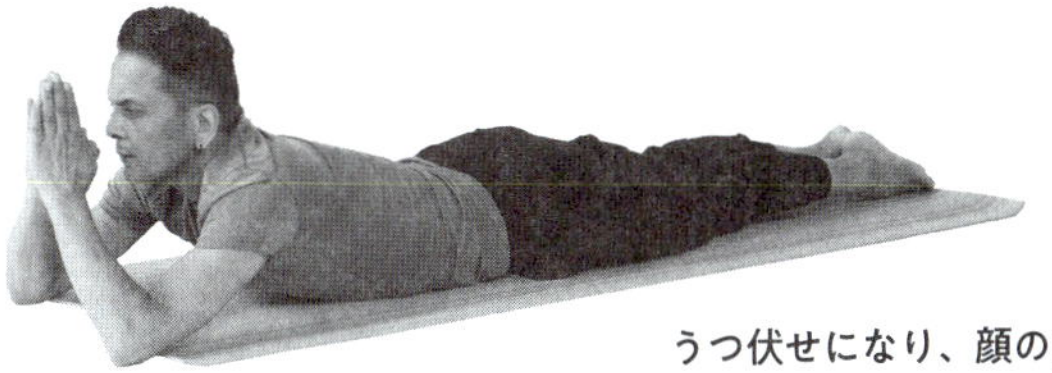

うつ伏せになり、顔の前で合掌します。

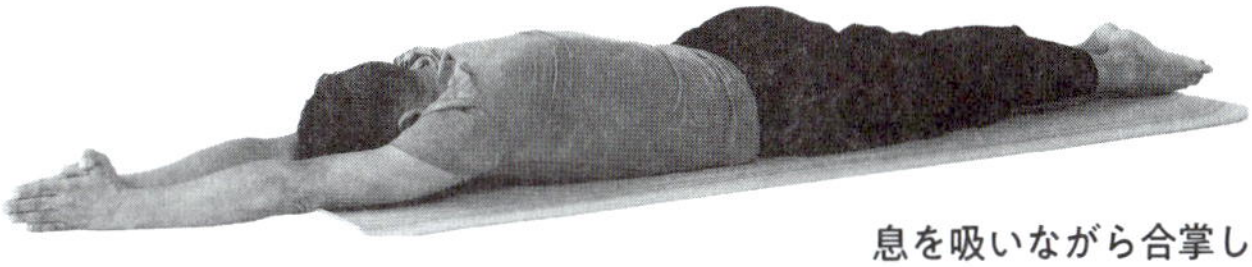

息を吸いながら合掌した手を伸ばします。息を吐きながら額を床につけ、わきやつま先を伸ばし、10秒数えます。

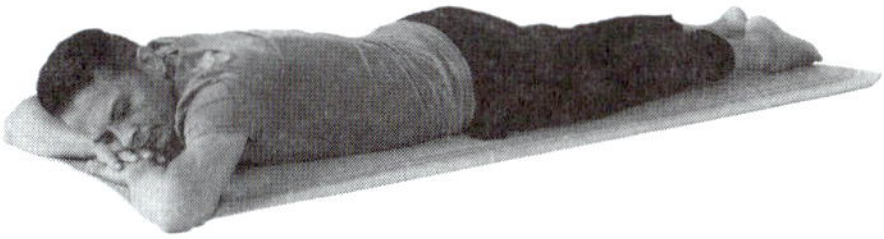

ポーズの後は、重ねた両手の甲に頬を乗せ休むポーズを。

＼これでも／

大丈夫ポーズ

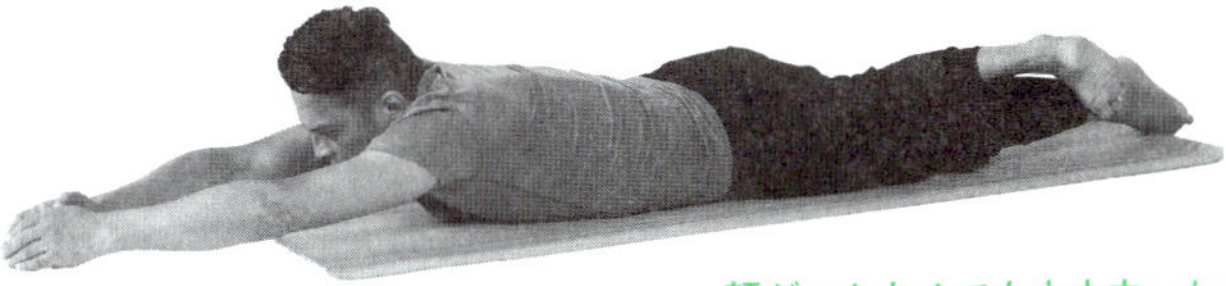

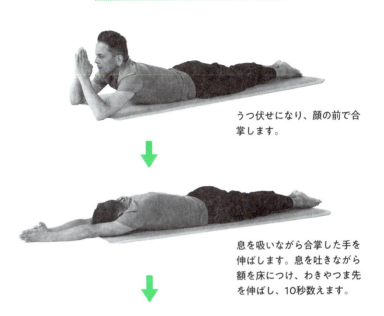

額がつかなくても大丈夫。わきや足先は動かせる範囲で大丈夫。

words
51

喧嘩したまま寝ない

他者との意見の違いや認識の相違は仕方ない……一日の終わりには納得いかなくてもいいが、仲違いしたままでは寝ないことです。

一旦は休戦というのではなく、エゴやプライド、相手に対しての許さぬ気持ちをもったままでは寝床に入らないこと。

「はい、わかりました」もしくは「意見が違うのは仕方ないですね」。でもそれはそれで、と話し合い、おやすみなさい。

翌日は、気持ちよく「おはようございます」と言いたい。そのためにも、喧嘩したままでは寝ない。

自分にも原因（非）があると認め、可能な限り早いうちに仲直りをすると後味が良いですね。

うつ伏せで、体の裏側をのぞくポーズ

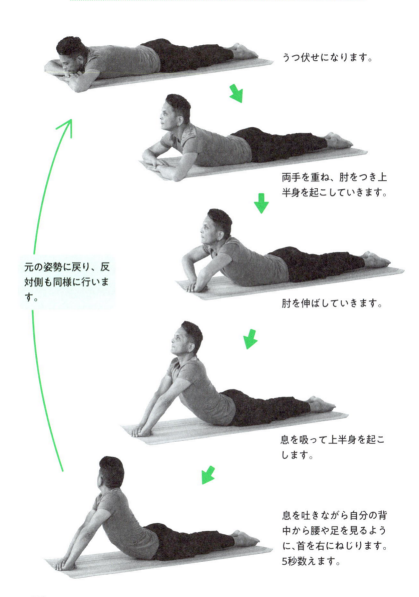

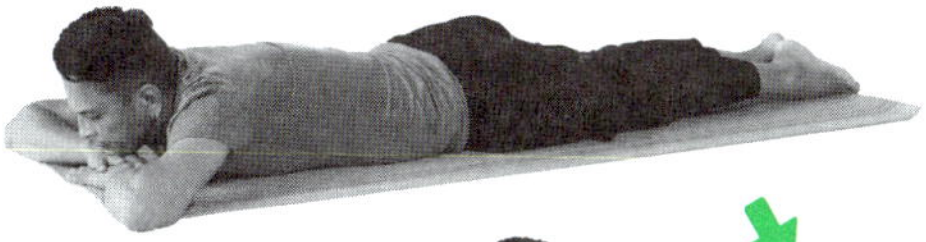

うつ伏せになります。

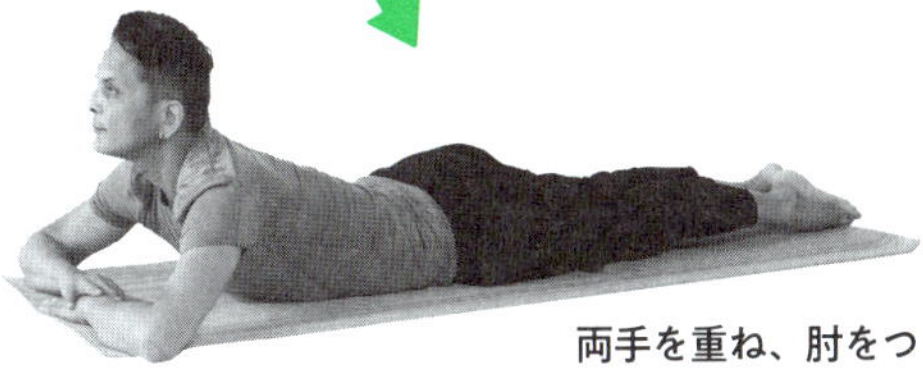

両手を重ね、肘をつき上半身を起こしていきます。

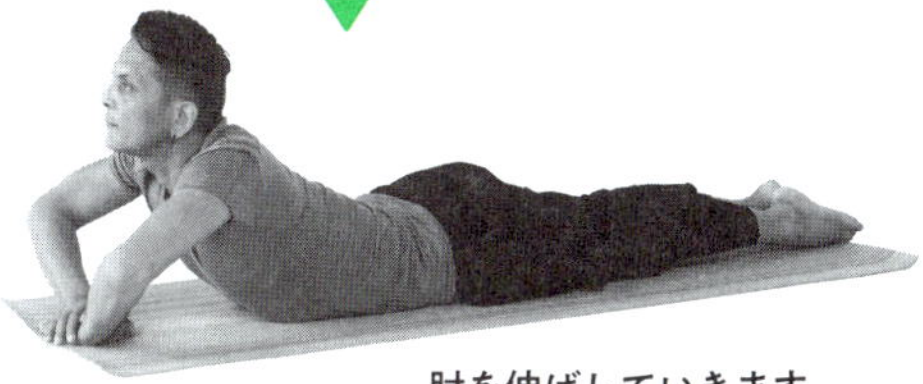

肘を伸ばしていきます。

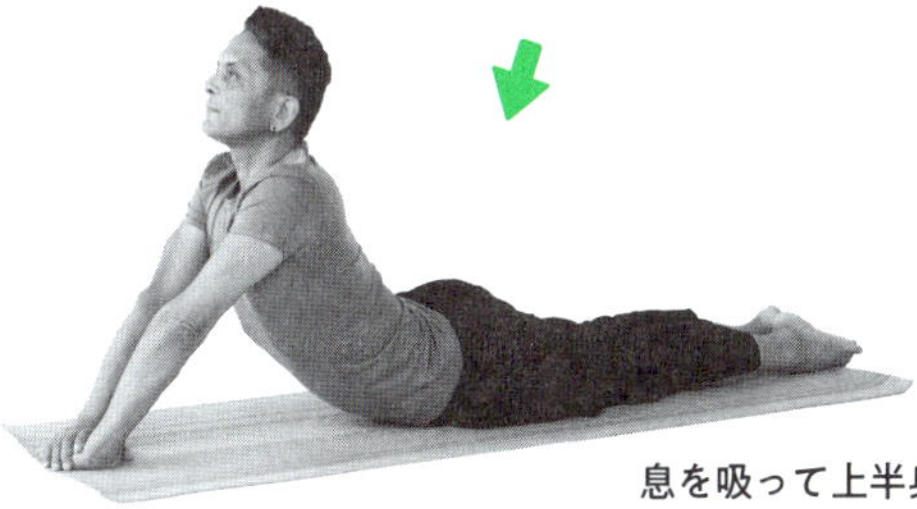

息を吸って上半身を起こします。

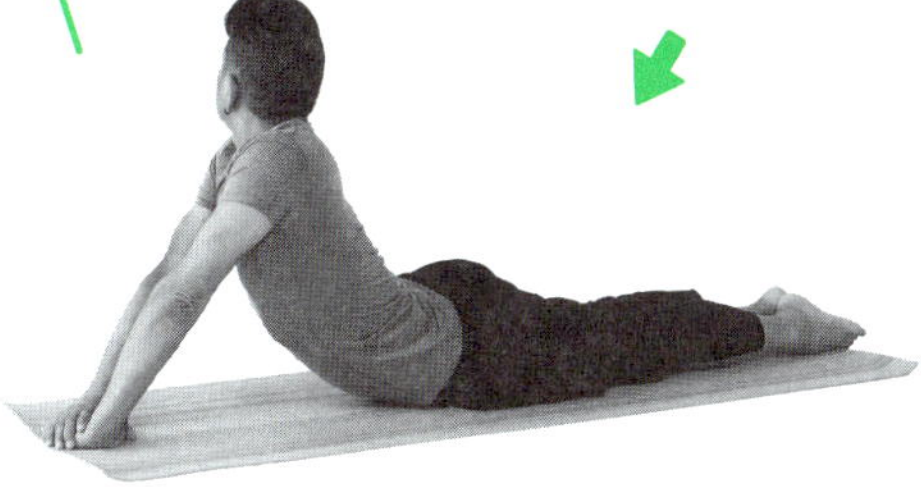

息を吐きながら自分の背中から腰や足を見るように、首を右にねじります。5秒数えます。

元の姿勢に戻り、反対側も同様に行います。

words 52

死について考えます

私たち生まれてきたものは、必ずいつかこの世を去ります。この事実を受け入れなければ苦しみが来ます。

ヨガでは、生まれてきた体は死ぬが、この中にある形のない魂は消える、消滅することはないと言われています。

なぜなら形のある体と違って魂には、形、物体はないから。もともと形のないものには消滅、滅びることはあり得ないのです。

これを信じるか納得いくかどうかは個人の考え方によりますが……。

ヨガにも屍のポーズ（㊹休むポーズをご参照下さい！）があり、私は時々目をつむって屍の真似をすることがあります。目をつむり五感の力を抜き、死んだ真似をします（笑）。やがてこのように自分が横たわり、体が消えるということを訓練することは、死の怖さを軽減することにつながっている、と思います。

うつ伏せで、体の裏側をのぞくポーズ
（大丈夫バージョン）

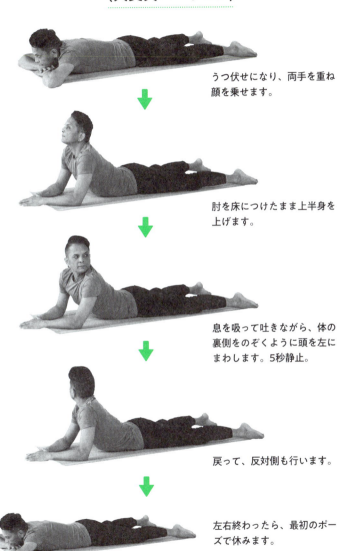

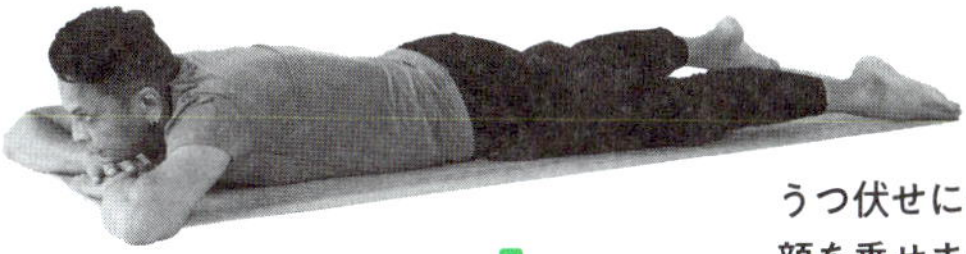

うつ伏せになり、両手を重ね顔を乗せます。

肘を床につけたまま上半身を上げます。

息を吸って吐きながら、体の裏側をのぞくように頭を左にまわします。5秒静止。

戻って、反対側も行います。

左右終わったら、最初のポーズで休みます。

words 53

日頃から己の声に耳を澄ませる

私が最愛の父と最後に交わした言葉は、サヨナラではなく「あなたが日本に帰り着く頃、私はあの世だ」です。それを聞いた私はとても寂しく、あえてサヨナラを言わず、また会いたい、と思いながら別れたのですが、父は己をよく知っており、もう長くはないと感じていたように思います。私はヨガの先生が言ったことを思い出しました。

「人間はその時期が来たら、自ら自分の中の灯火を消すのです」

私という命は、この体に宿るので、それを元気で逞しく保つ訓練と共に、終わりが来た時には私自身が分かるように、日頃から〝己の声〟に耳を澄ませる訓練も必要です。

基本は、良き人間、健康体でいるために、日々心がけを忘れず、最後まで人生を全うすることです。

うつ伏せで片足の弓のポーズ

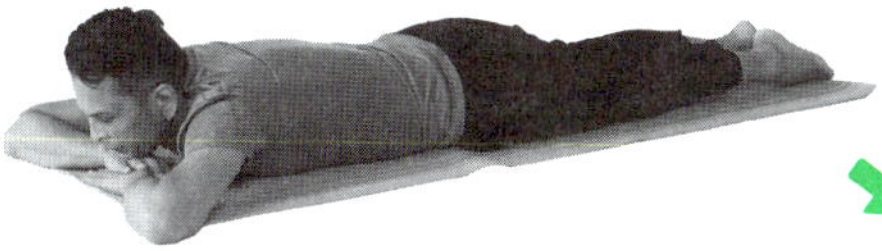

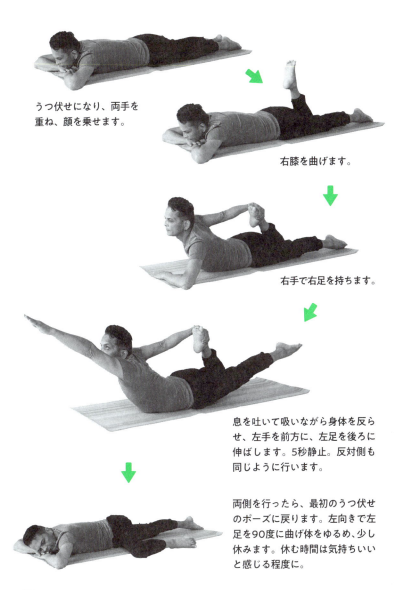

うつ伏せになり、両手を重ね、顔を乗せます。

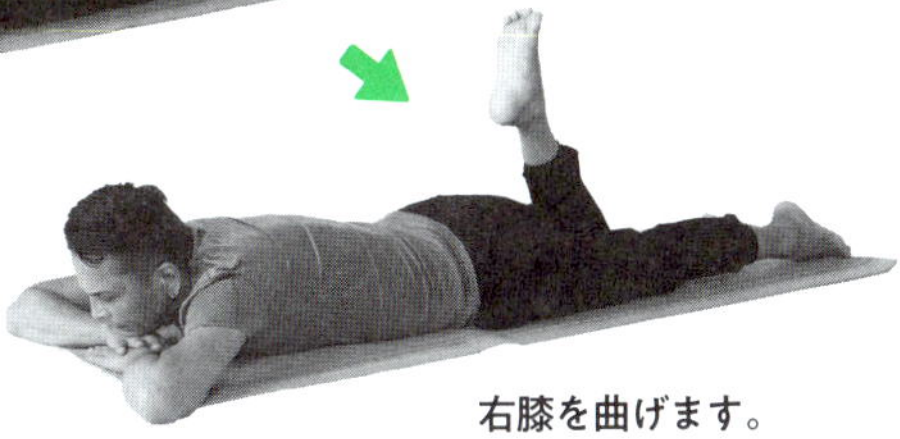

右膝を曲げます。

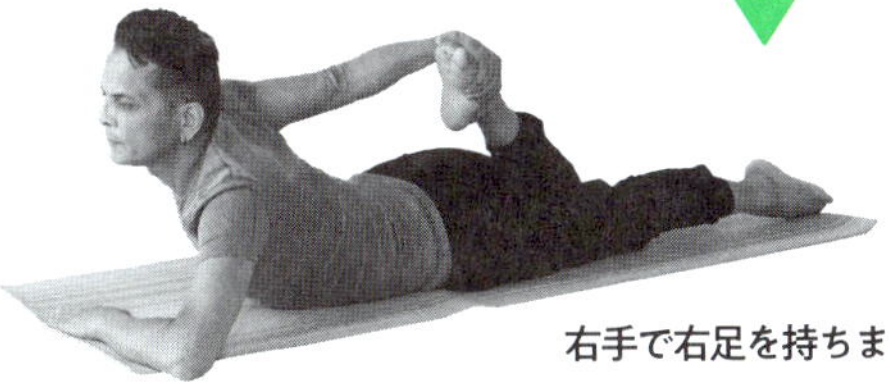

右手で右足を持ちます。

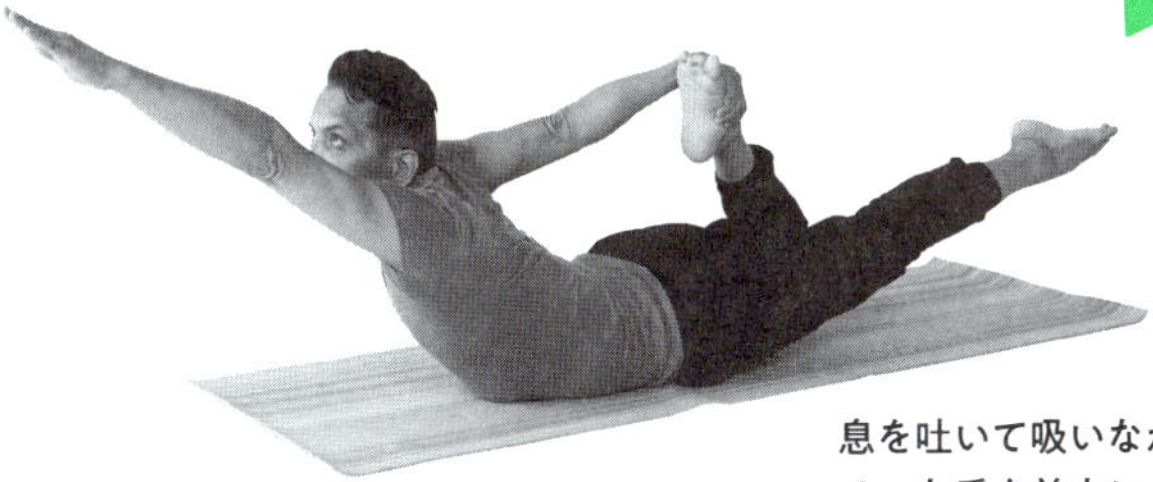

息を吐いて吸いながら身体を反らせ、左手を前方に、左足を後ろに伸ばします。5秒静止。反対側も同じように行います。

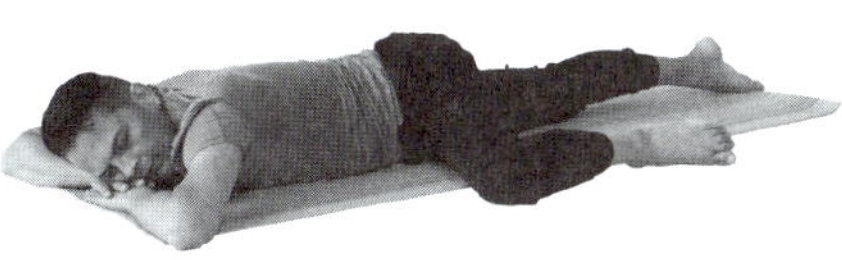

両側を行ったら、最初のうつ伏せのポーズに戻ります。左向きで左足を90度に曲げ体をゆるめ、少し休みます。休む時間は気持ちいいと感じる程度に。

words
54

小さな頃の生活習慣は大切に

暑い国インド生まれの私と雪国生まれの妻とは、生活習慣、食事、宗教など、さまざまに違います。

最初はやはり戸惑いもありましたが、夫婦ですから、お互いの習慣をそれぞれ尊重し、暮らしてきました。38年が経ちますが、夫婦の間の温度差（笑）も今は大分縮まってきて、快適です♪

具体的には、インド人は朝シャワーが好きで、妻は夜お風呂を使うので、わが家は光熱費が高いですが、小さな頃の生活習慣は大切にすべきと思います。

うつむいた犬のポーズ

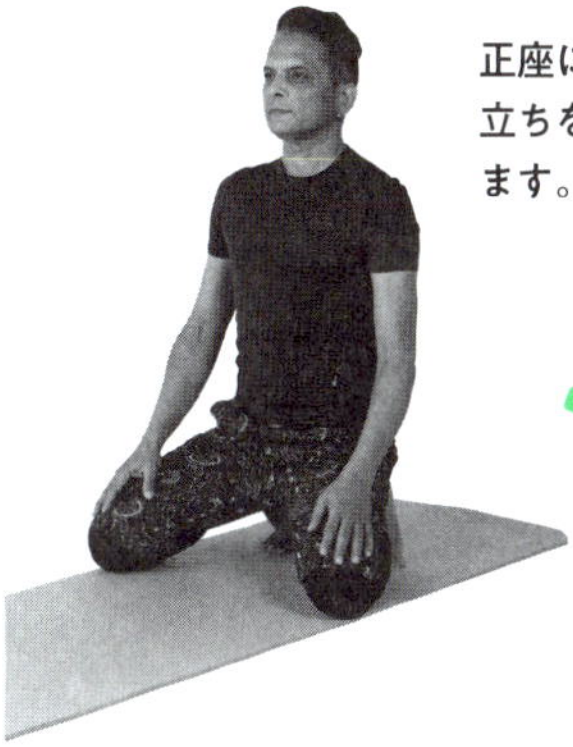

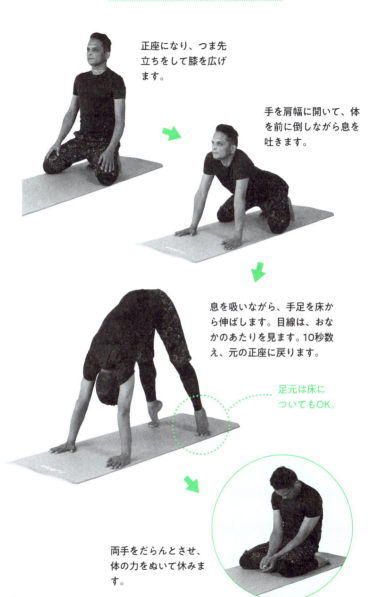

正座になり、つま先立ちをして膝を広げます。

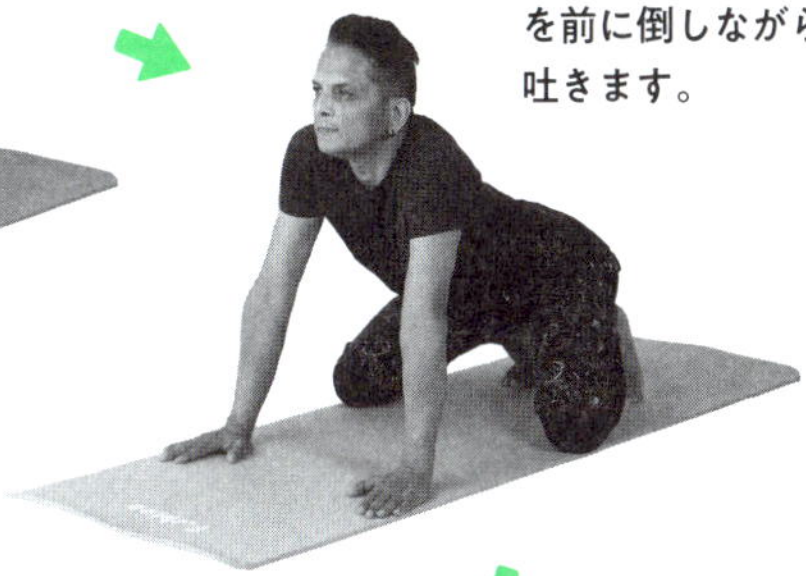

手を肩幅に開いて、体を前に倒しながら息を吐きます。

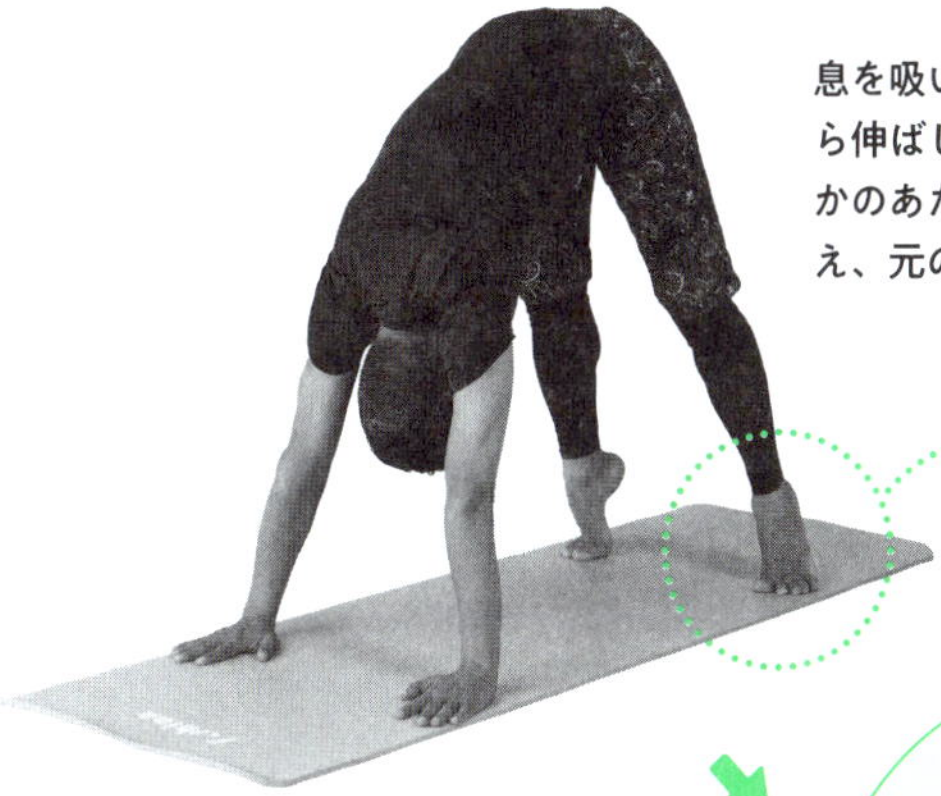

息を吸いながら、手足を床から伸ばします。目線は、おなかのあたりを見ます。10秒数え、元の正座に戻ります。

足元は床についてもOK。

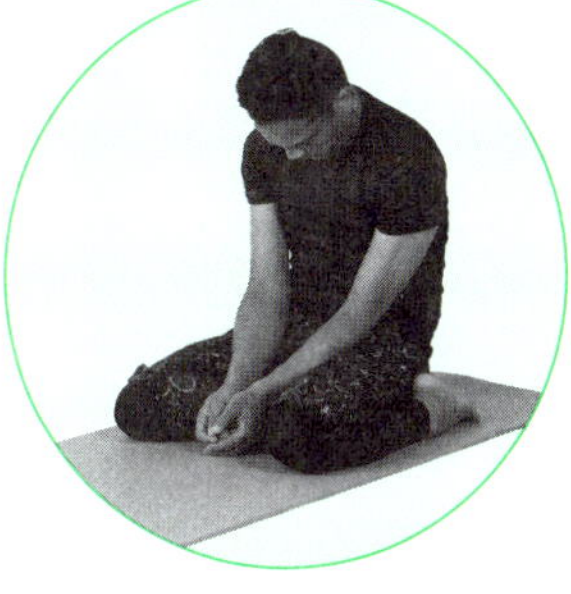

両手をだらんとさせ、体の力をぬいて休みます。

words 55

目を瞑る

私たちの心身が五頭の馬に引かれている馬車のようだとしたら、その手綱は己が持っています。五頭の馬のコントロールをし、自ら望む方向へ走るのです。五頭とは五感のことです。中でも目は我々にとっては大きな情報源であるが故に大事です。勿論、その他も大事ですが、目は役割が多いだけに、余計な情報をも取り込み、疲れやすい。だからたまに、あえて目を瞑ることで目を休め、他の感覚を活発にさせるのです。

自分の心身の状態により素早く気がつく。じっくり瞑想や座禅を行うのもいいが、まずはとにかく、一日に一回でも目を瞑る時間を持ちます。

目のポーズ

正面を向いて大きく目を見開きます。

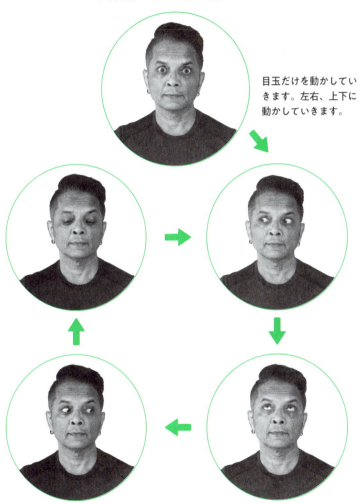

目玉だけを動かしていきます。左右、上下に動かしていきます。

目だけ動かし右➡上➡左➡下➡右の動きを5回繰り返します。
同じように左➡上➡右➡下➡左の動きを5回繰り返します。

words 56

人間として正しい方向に導く努力をする

体は必ず滅びることを受け入れ、己に向き合い、チェックし、正し、維持する作業がヨガです。

私の心の師であるチダナンダ先生に最後に会ったとき、「ヨガはインド人だけの所有物ではなく、世界全体、人類のものです」とおっしゃっていたのを覚えています。

ヨガの訓練をすることで、柔軟な体だけではなく、心（考え）も手に入れることこそが心身の健康であり、それが人間として正しい方向に導く努力につながります。

そのおまけとして、病気にかからず、長生きができ、見た目の美しさ、若さもついて来る……ヨガが現代で注目されている理由だと思います。

車輪のポーズ

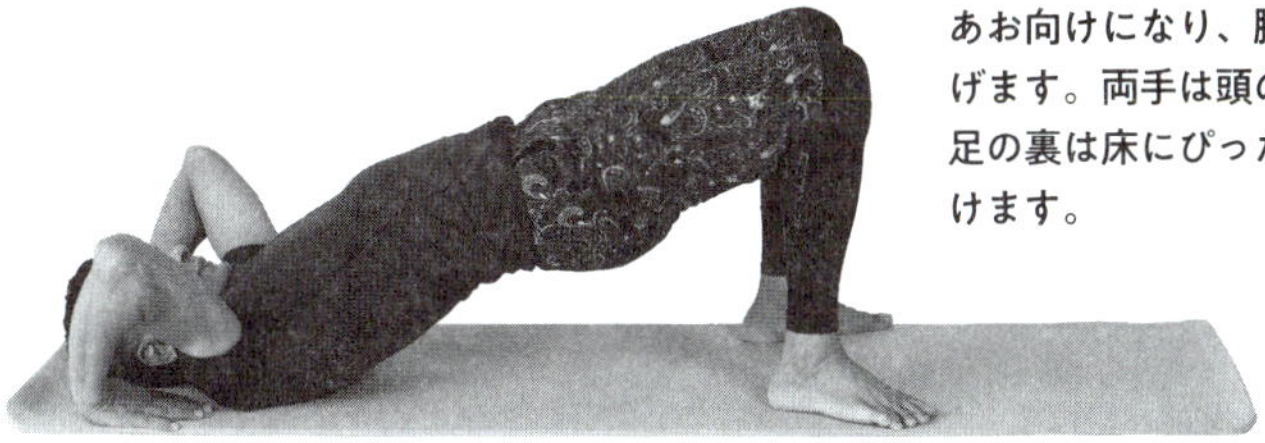

あお向けになり、膝を曲げます。両手は頭の横、足の裏は床にぴったりつけます。

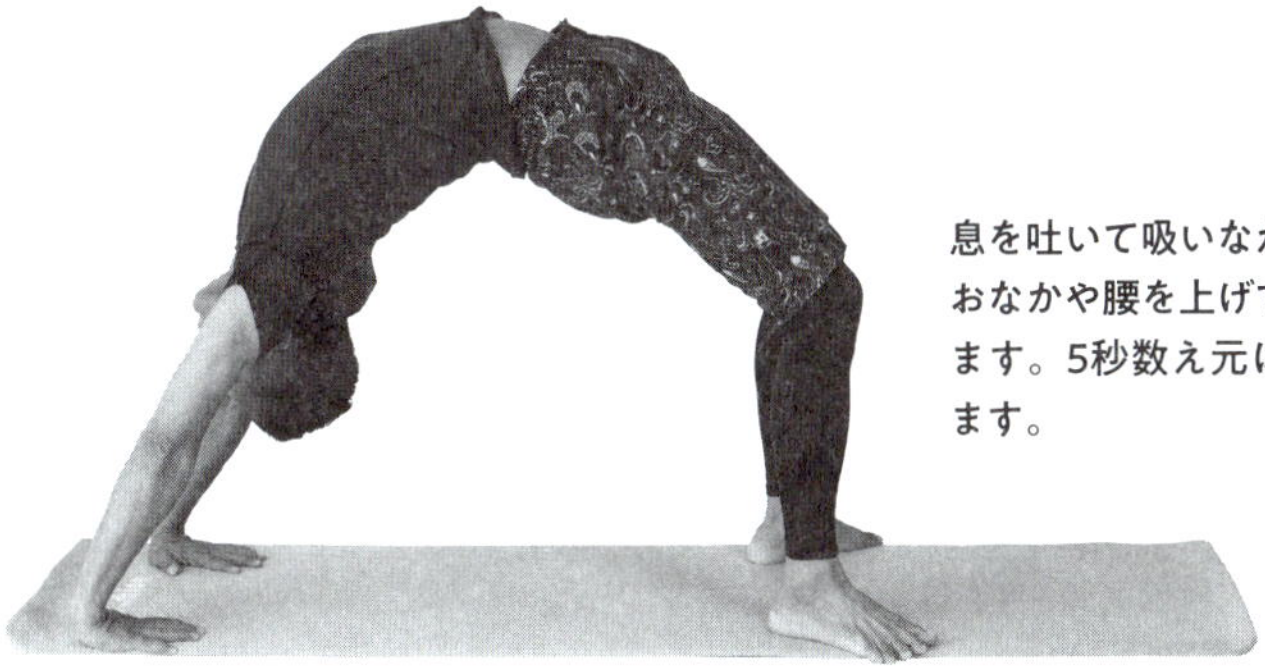

息を吐いて吸いながら、おなかや腰を上げていきます。5秒数え元に戻ります。

\これでも/

大丈夫ポーズ

腕を伸ばさないで頭と足でバランスをとるのでも大丈夫。

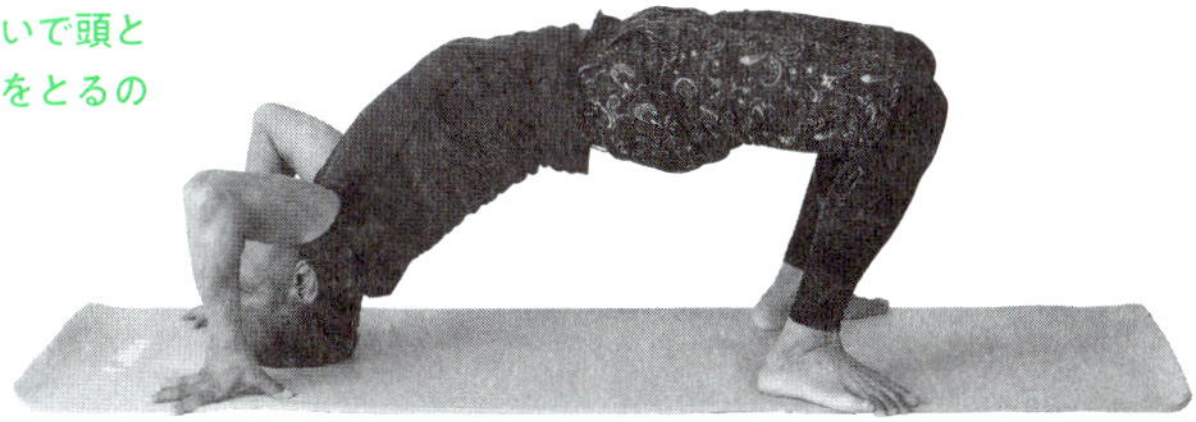

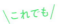

words
57

還暦過ぎたら腹六分目

現代社会では、運動の量が減って食事量は増えています。
食べたら嫌でも胃、腸、内臓は働く。必要な分食べれば、栄養は吸収され、要らないカス（？）は体から捨てられます（排泄）。

必要以上に食べることは内臓への負担、老化を加速させます。
還暦過ぎの今、私は腹六分目、多くても七分目で十分です。

自分の日常生活に合う食生活、食べる時間、量、回数を見極め、決めます。

座る三角のポーズ

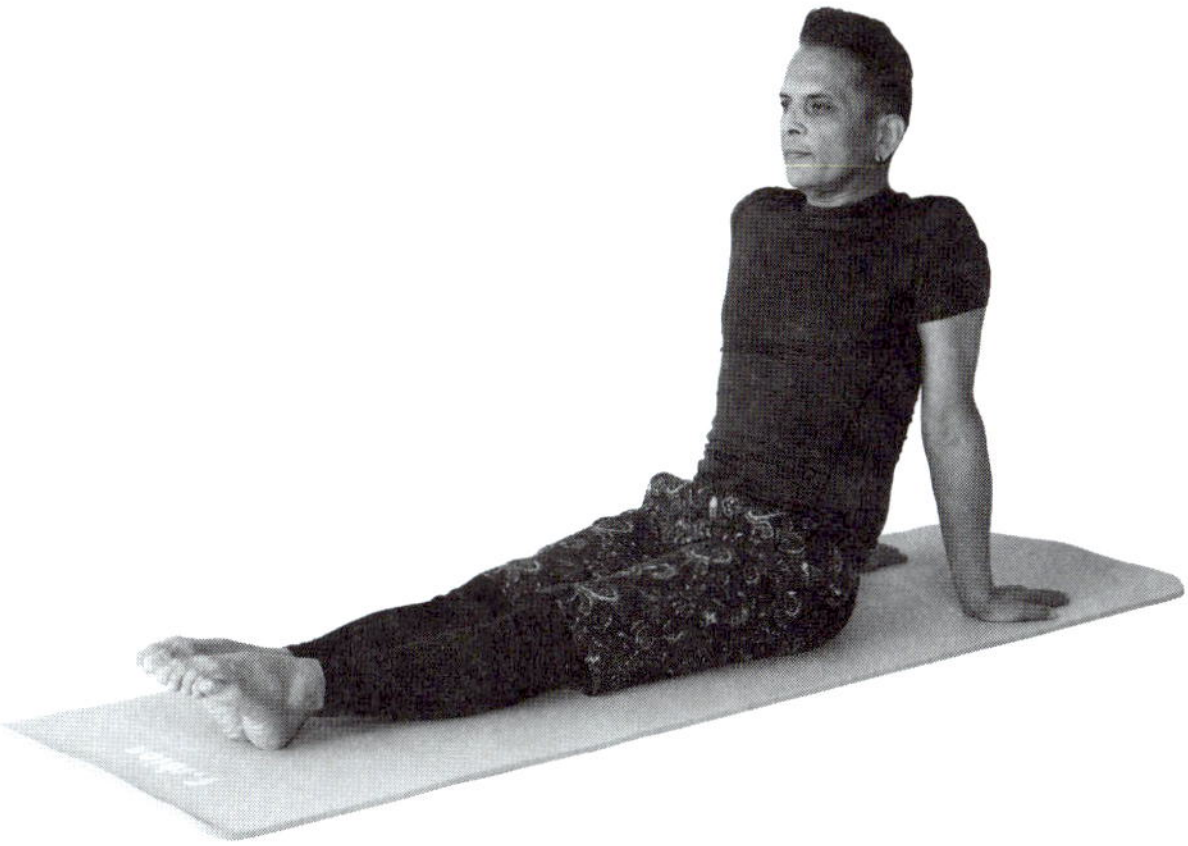

楽に座り両手を後ろに置き、息を吐きます。

↓

気が向いたら２回
行いましょう。

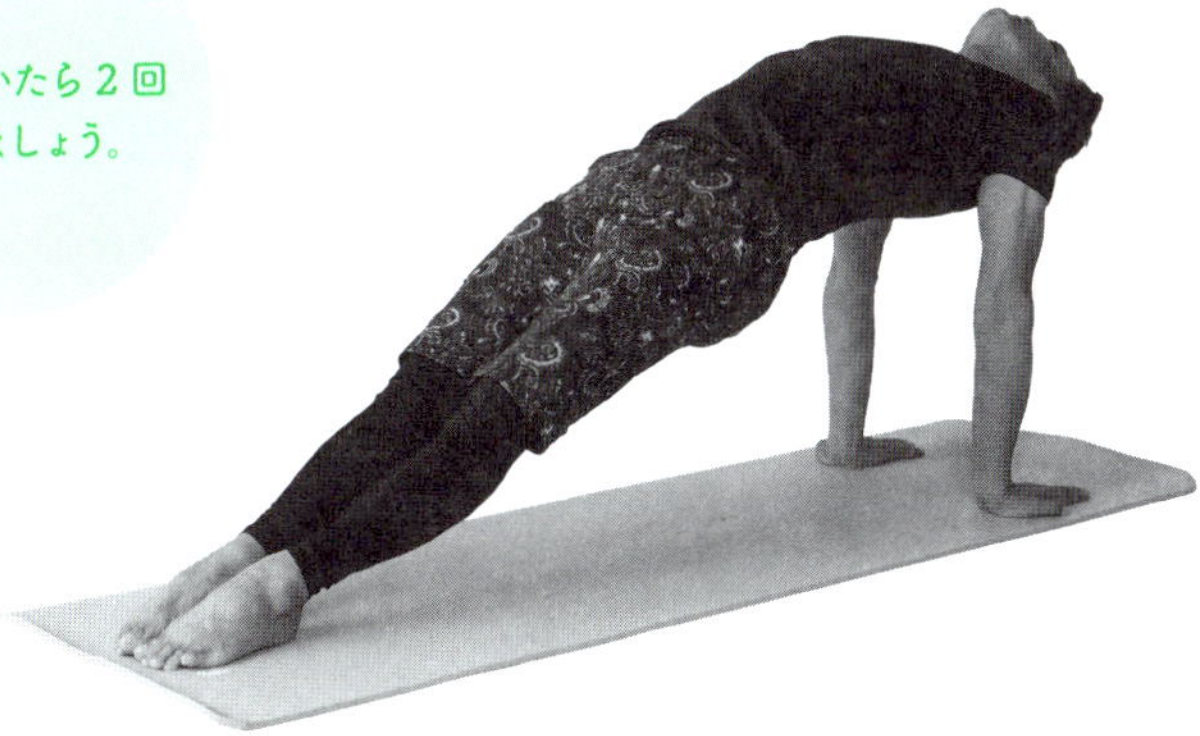

息を吸いながら床から体をやさしく持ち上げます。つま先は床に伸ばし、無理なく頭を後ろにそらせます。5秒数えてゆっくり元に戻ります。

words
58

自分は何のために生まれたのだろう――と考える

自分は何のためにこの世に生まれてきたのだろう……と何度も考えたことがあります。答えはまだ出ませんが、やはり、また考える。

考えること、そしてそれにそった行動を取れるのは、人間の定め、機能です。

自分がこの親の下に、この社会、この時代に生まれてきた意味って何だろう？

何をして生きればいいのだろう。

そしてまた、今のままで良いのか？　とさまざまな視点から考えます。

答えが見つからなくても楽しい考えごとですので、私は今日もこれについて考えています。

ヨガには動物になぞらえたちょっと恥ずかしいポーズもありますが、思いっきりやってみると、自分の中のエネルギーの流れが変わる気がします。

ライオンのポーズ

（顔と喉の筋力を鍛える）

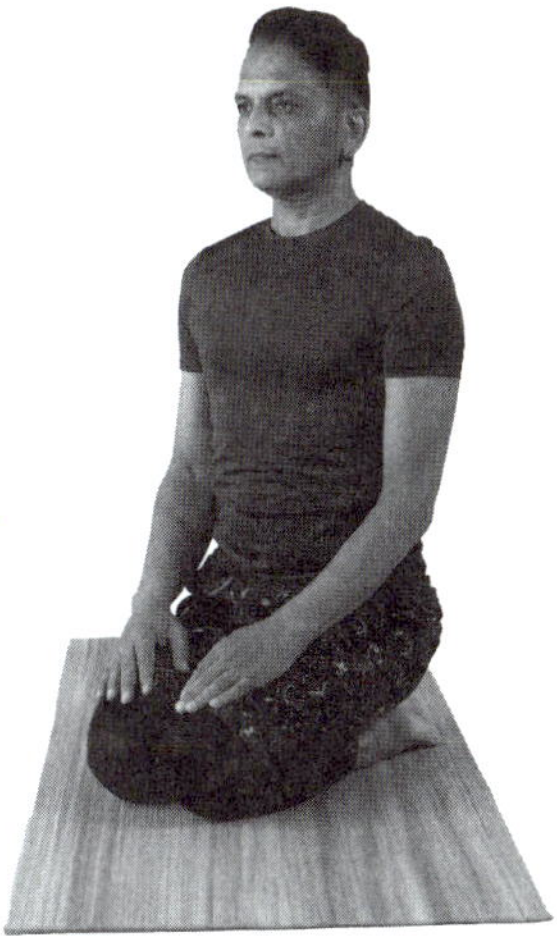

正座します。

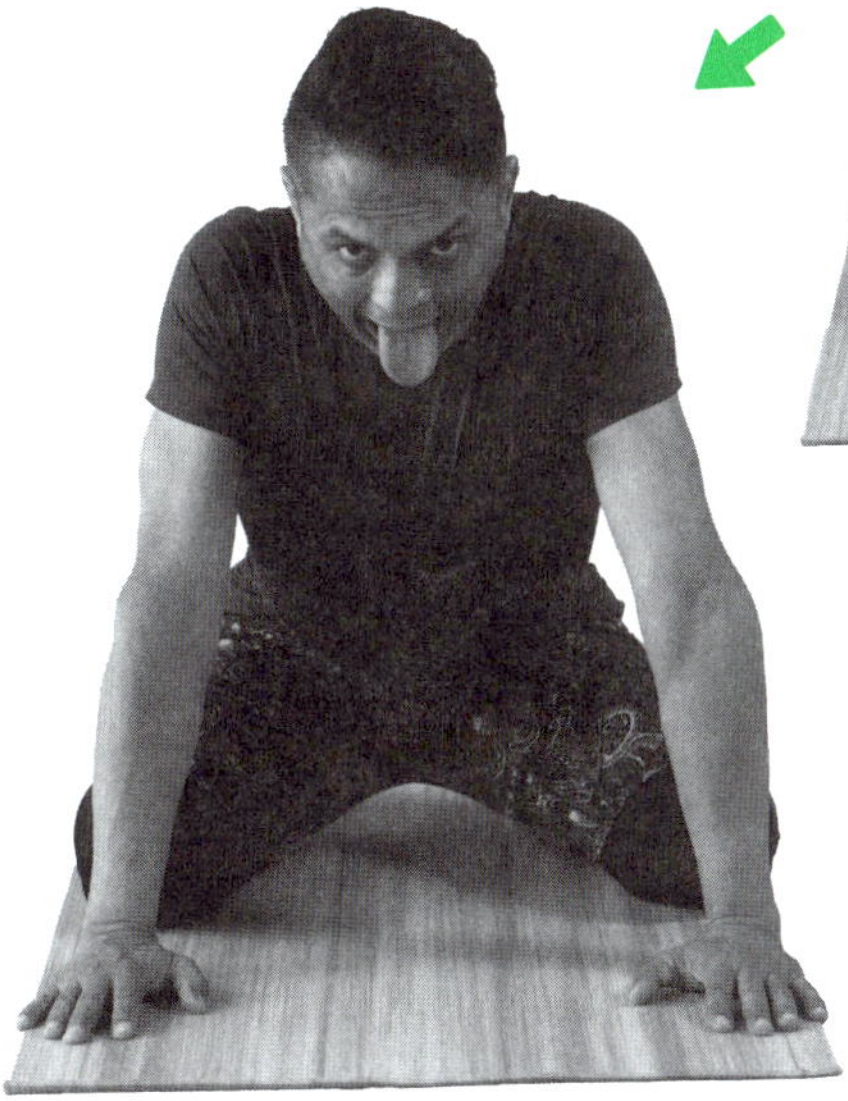

両手の指先を開いて床につき、息を吸って吐きながら舌を思いっきり出し、ライオンのように喉の奥から吠えるように息を吐きだします。吐ききったら元に戻ります。2回行います。

仰向けで行っても大丈夫。

words 59

無理しない、でも諦めない

私が日本に来ていちばんびっくりしたことは、ヨガに興味はあるけど、体が固いからできない、遠慮するという人が多いことです。

そもそもインドではヨガはできるとかできないとかいう表現はしません。「私はヨガ訓練をします／しません」と言います。

座る。立つ。仰向けやうつ伏せになる。訓練しているうちに様々なヨガのポーズが少しずつ楽になっていきますが、一生かけての卒業のない訓練ですから、身体が固いからできない、柔らかいからできるということにはなりません。

心身の健康を維持するため、平常心でいるための訓練ですので、無理しない、他人と比べない……でも諦めない気持ちで最善をつくし、自分の得意と不得意とすることを知り、認め、改善に繋げることこそが本当のヨガです。ポーズができる、できないは関係ありません。

仰向けの魚のポーズ

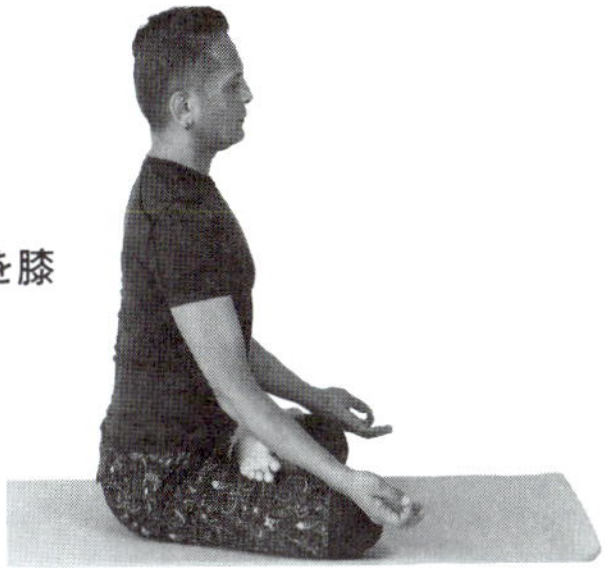

胡坐を組み、両手を膝
にあてます。

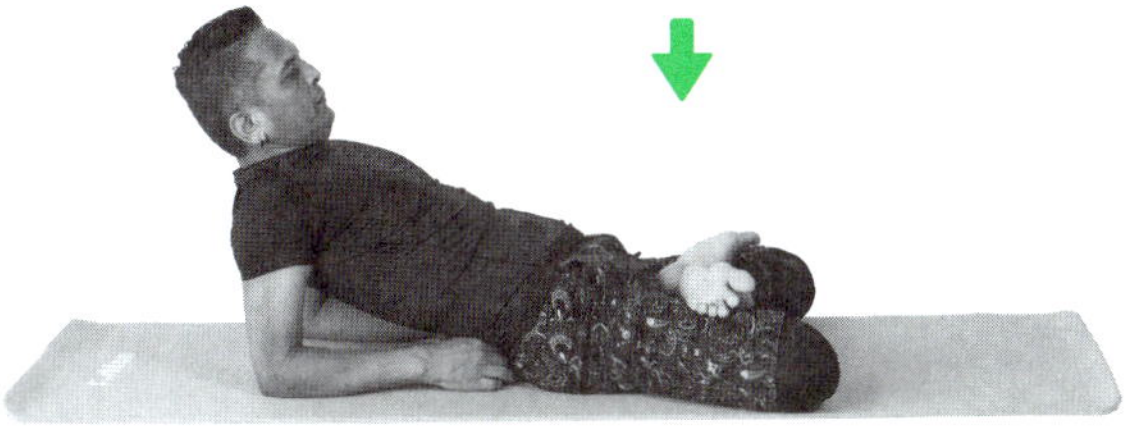

両肘を支えに、上半身を後ろに
倒していきます。

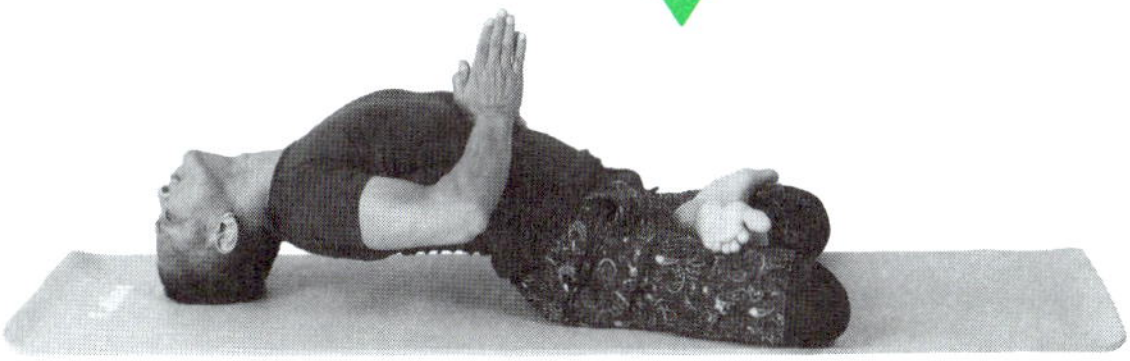

口を閉じて呼吸しながら背中を浮かせ、頭
のてっぺんは床につけ胸の上で合掌しま
す。口は閉じて行います。5秒数えます。

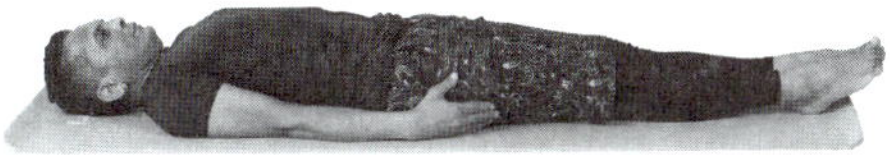

ゆっくり背中や頭の後ろを
床に下ろし、足を伸ばして
ひと呼吸して休みます。

words 60

たまには自分の体を眺める

鏡の前に生まれたままの姿で立ってみると、自分の意外なところに気がつきます。毎回毎回見るたびにそう思う。

ただ太ったとか痩せたとかではなくて……まだまだ若いとか、年をとったとかでもなくて、人間として生まれた自分、男性として生まれた自分、女性として生まれた自分、それぞれ感じること、考えることはあると思いますが、とにかく今の自分を見る、眺める。

そしていかにして今後、体の形や機能を維持するかを考えます。

たまに、でいいです——。

仰向けの魚のポーズ
（大丈夫バージョン）

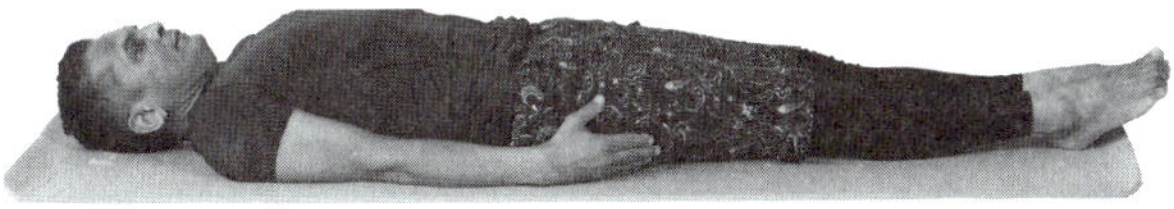

仰向けになります。

↓

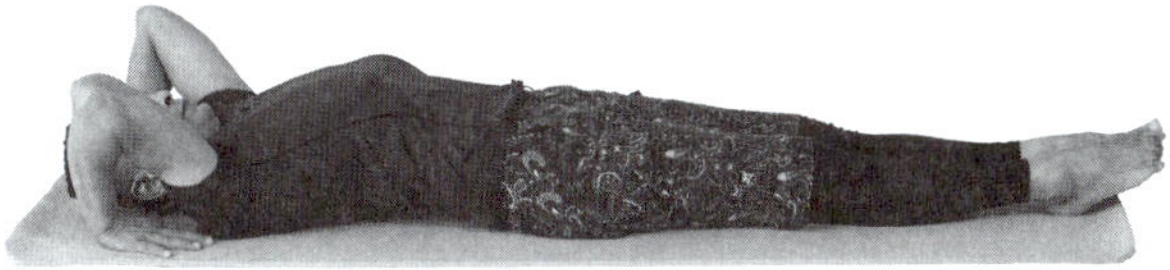

両肘を支えに背中を
浮かせていきます。

↓

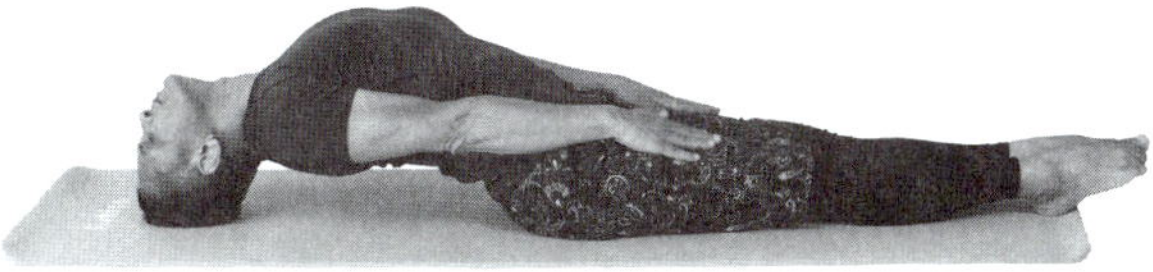

口を閉じて呼吸しながら頭のて
っぺんを床につけます。5秒数
え、元の仰向けに戻ります。

words 61

〝合掌〟は怒りのコントロールにも効く魔法のポーズ

インドでは「合掌をしている相手には、怒る気にはならない」と言われます。

両手を合わせるだけで心身の全てが合掌の一点に集中します。

心と体のバランスをいい塩梅に保つために、最も優れた方法である合掌は、左右の手を胸元に合わせることで手の届かない体の裏側を整えられ、心の平安にも繋がります。

生きる妨げになる怒りのコントロールにも効く魔法のポーズ〝合掌〟を日常的に行うことで、人生をよい方向へ進めることができます。

合掌は、体のさまざまな位置で行えます。

合掌の7つのポーズ

口を閉じて息を吸って吐き、呼吸を整えたら、

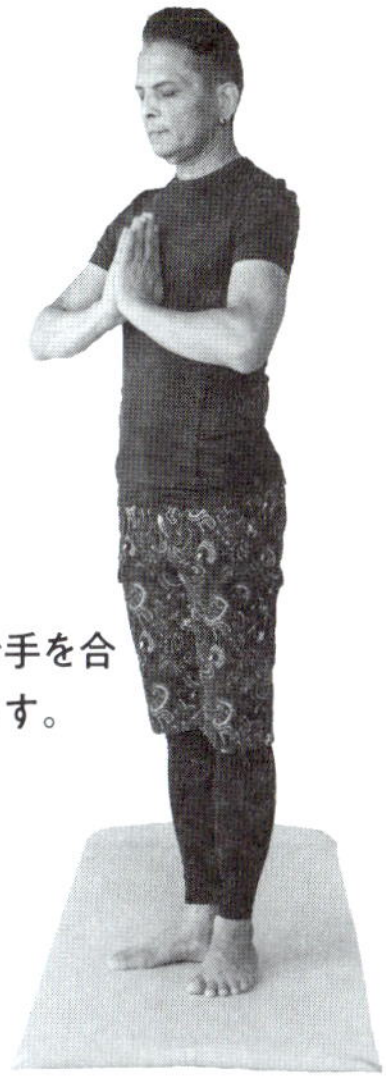

胸元で手を合わせます。

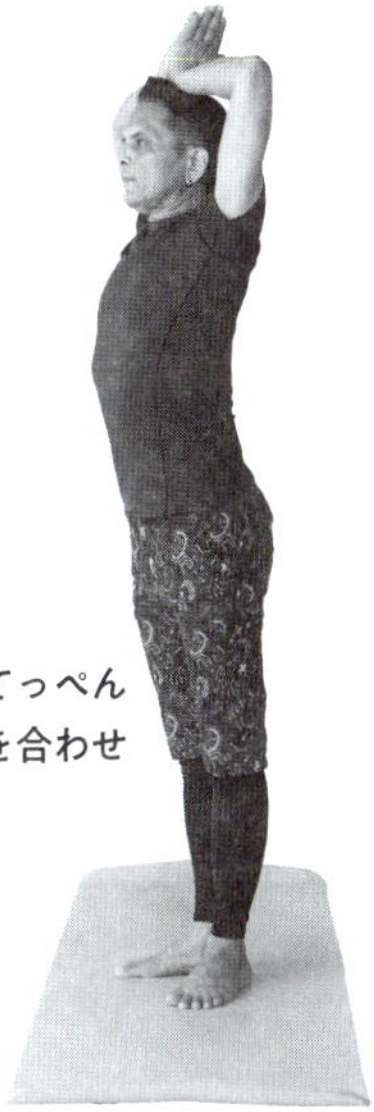

頭のてっぺんで手を合わせます。

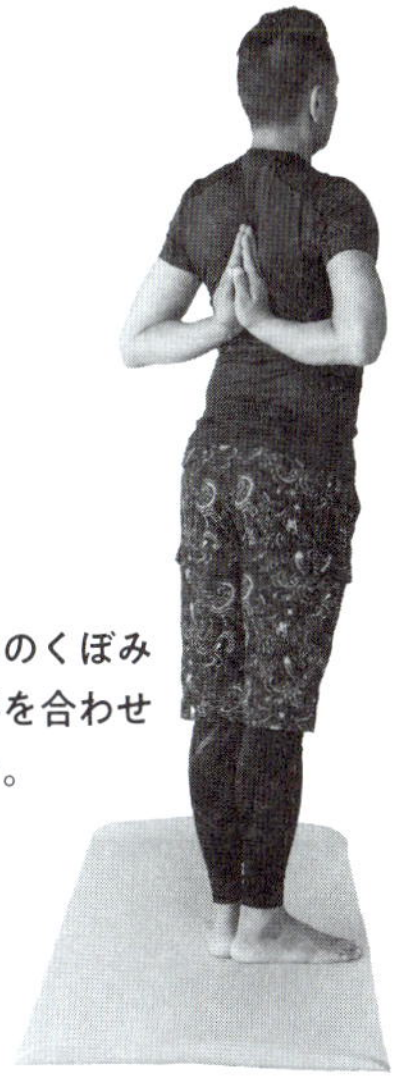

背中のくぼみに手を合わせます。

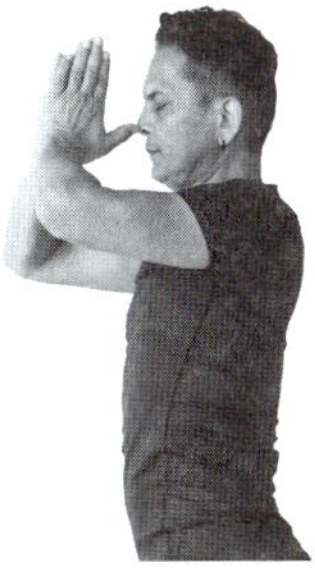

鼻の前で手を合わせます。

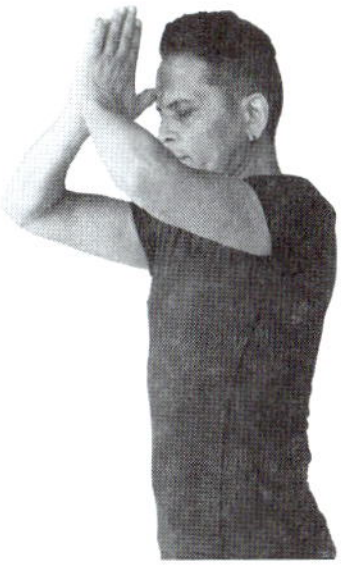

眉間で手を合わせます。

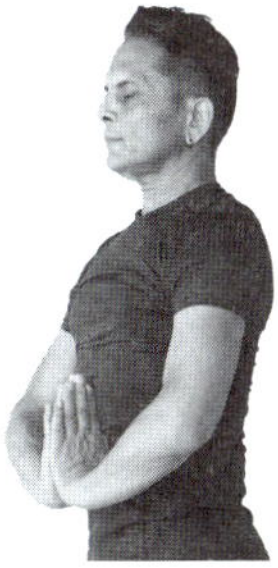

おへその前で手を合わせます。

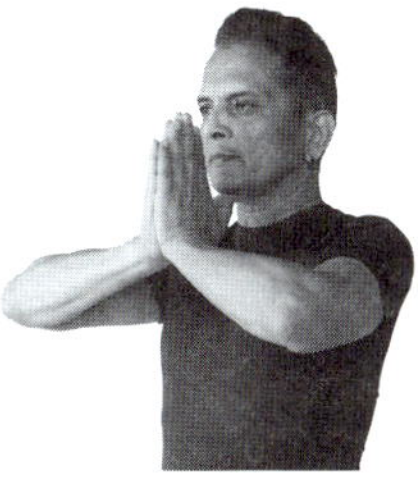

喉元で手を合わせます。

それぞれ手を合わせたら10秒静止します。

どの合掌も指先はまっすぐに上に向けるように。

words 62

鼻呼吸を意識しましょう

イライラ防止には、まずは心を落ち着かせることです。ヨガの基本呼吸は鼻呼吸。どんなポーズにおいても、鼻腔を使い全身が新しい空気でいっぱいになるよう、ゆっくり息を吸います。そして、ここで一瞬息を止めてから、下腹までもが空っぽになるよう、ゆっくりと時間をかけて吐きます。目安は吸った時よりも吐く息を長い時間かける。理想は倍の時間です。

胡坐、正座などゆったりした格好で座っても、立ってもよいが、とにかく、普段意識せずにしている呼吸を、意識して行うのが大事です。

この作業は、3回から5回もすれば心が落ち着きます。慣れてきたら気持ちがすすむ程度に、少し回数を増やしていきます。そしてポーズに移りましょう。

立つ弓のポーズ

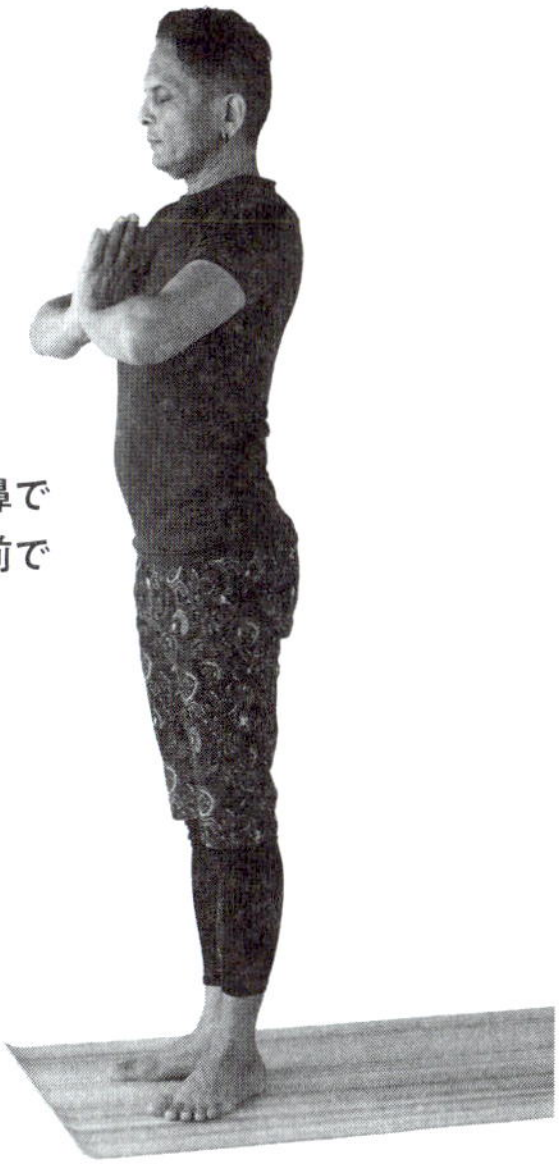

まっすぐ立ち、鼻で
息を吸って胸の前で
合掌します。

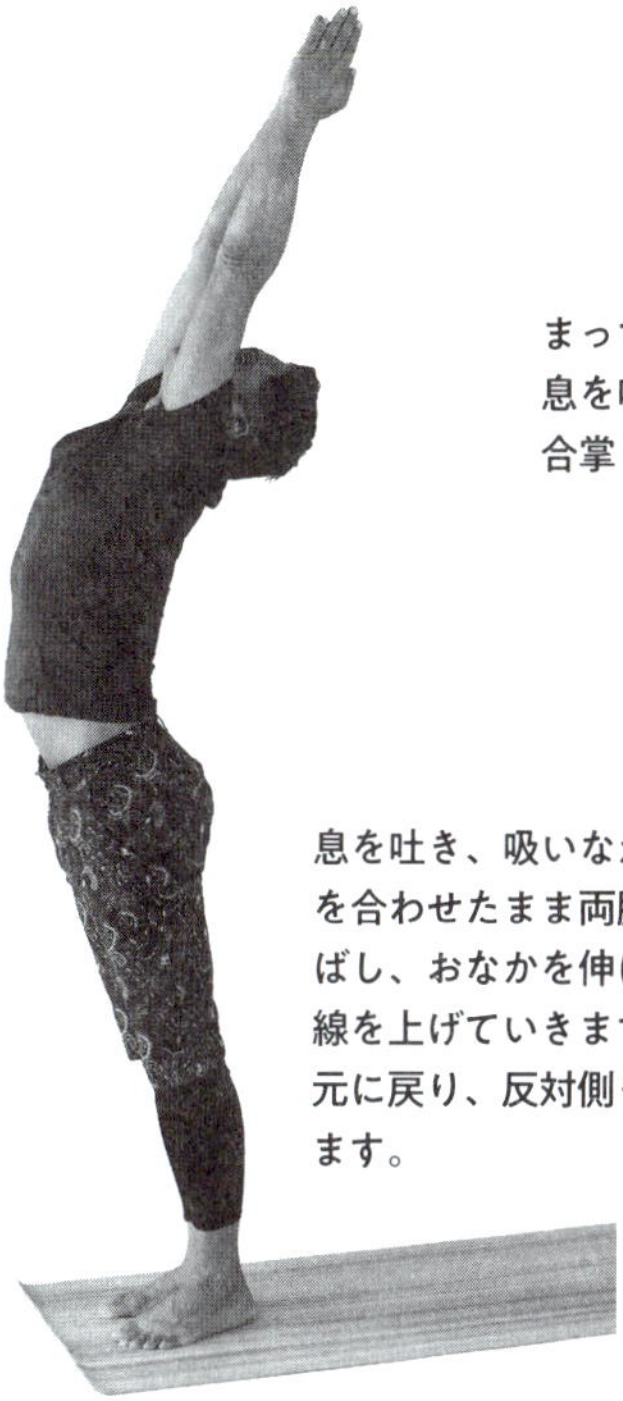

息を吐き、吸いながら手
を合わせたまま両腕を伸
ばし、おなかを伸ばし目
線を上げていきます。
元に戻り、反対側も行い
ます。

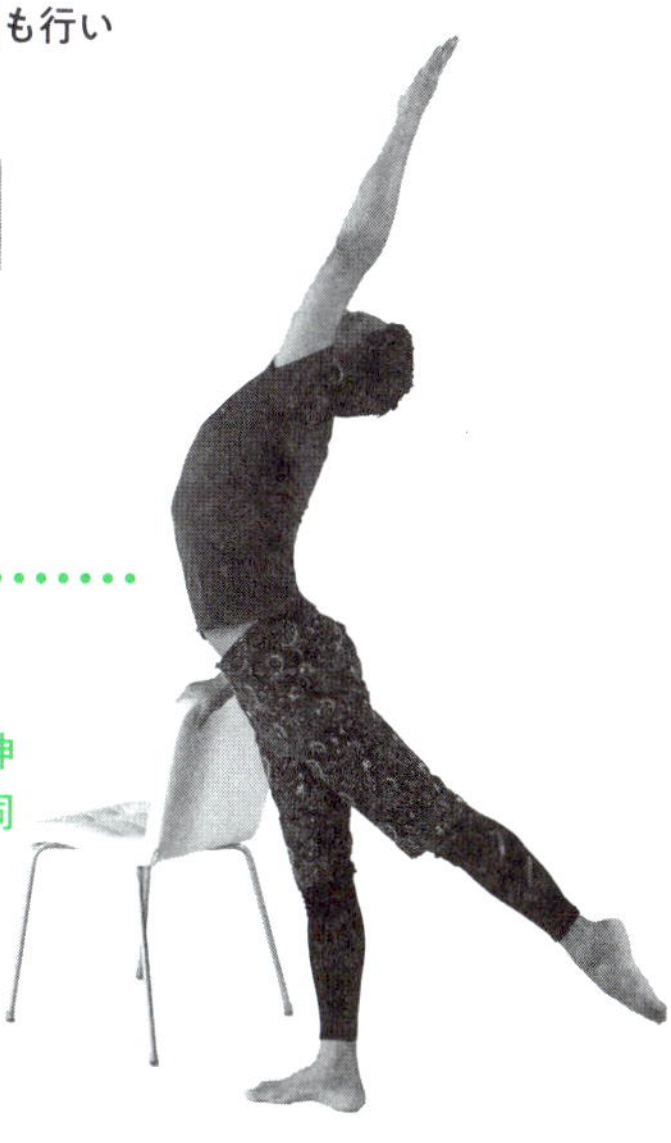

\これでも/

大丈夫ポーズ

椅子を支えに行っても大丈夫。
椅子につかまり、片方の腕を伸
ばし、おなかと足も伸ばし、同
じように行います。

words 63

怒り、怒る、は欲です

怒り、怒る、ということは、人より自分が上、自分が正しい、自分が優先されるべき、という欲です。私たちは、異なる環境、時代、国、家庭で生まれ育った、唯一無二の生き物です。

この当然の違いを無視し、あるいは忘れてしまい、相手の行動、言葉が正しくないととらえ、相手や周囲に怒ってしまうことがあります。

時には自分自身の失敗で、自分自身に、腹を立てることもあります。

この感情や気持ちのコントロールは非常に難しい。度が過ぎる場合、自分の心身や周囲に取り返しのつかない害を加えてしまうこともありえます。

たとえ片方が全面的に悪い(状況、証言等からみても)時も、怒ることはよくないので、口を閉じ、気持ちをコントロール、制御するべきなのです。

許す、許せることはとても偉大なことです。しかしとても難しく、訓練する必要があります。

孔雀のポーズ

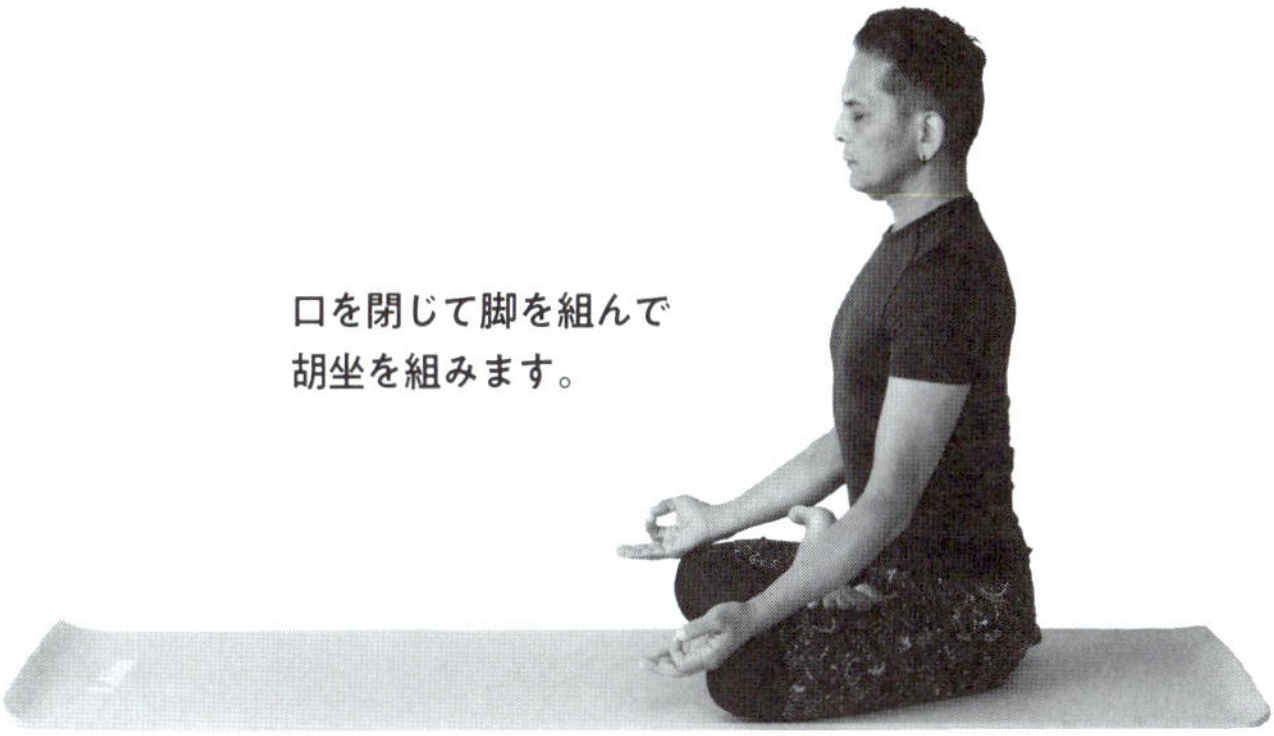

口を閉じて脚を組んで
胡坐を組みます。

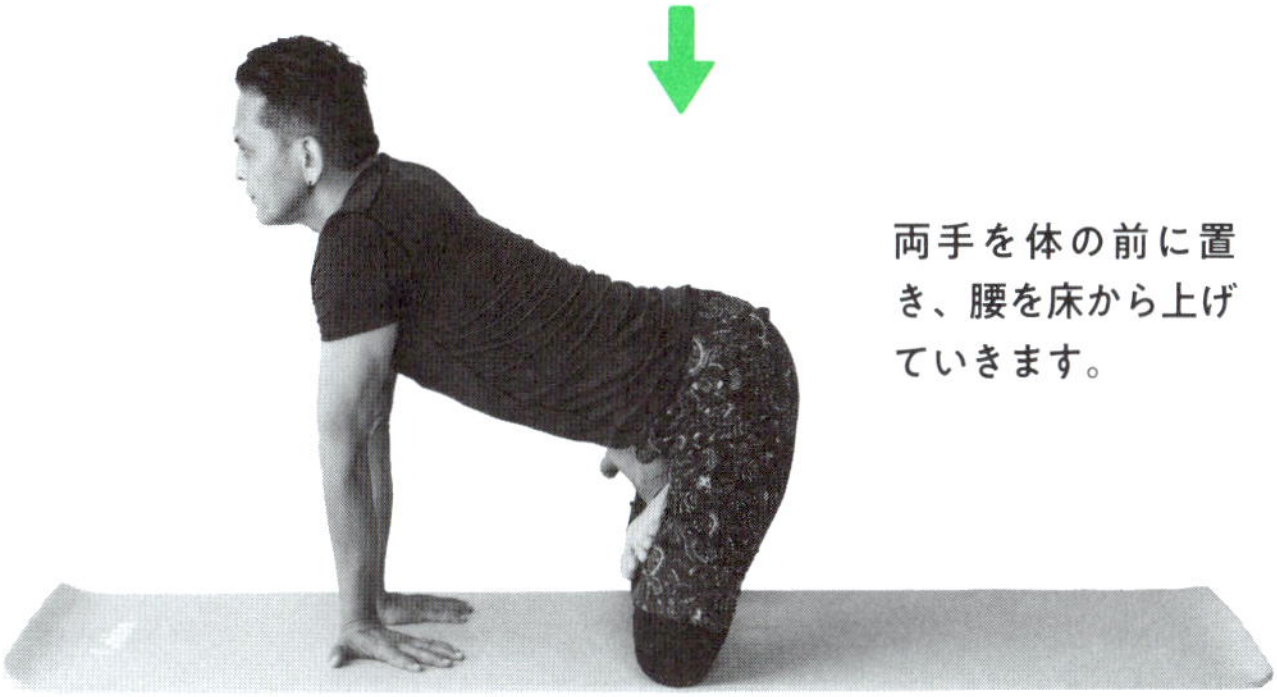

両手を体の前に置き、腰を床から上げていきます。

むずかしい！

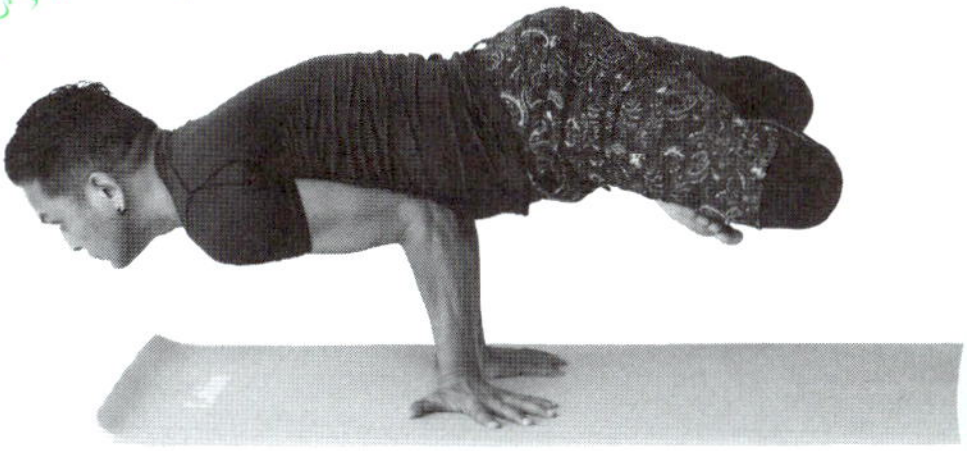

手で体を支え浮かせていきます。

両手を体の前に置いて、腰を上げるようにしたポーズでも大丈夫。

words 64

寝ても覚めても心臓も肺も動いているが、たまにはこれらの機能を癒すこと

ヨガの本来の意味は、『つなぐ』ということです。寝ていても起きていても、いつも心臓も肺も動いています。けれども、この体はいつか必ず滅びます。そのことを受け入れ、自分の〝体〟と〝心（思考）〟をつなぐのがヨガです。

私の心や考えは、この体の中に宿りますので、時々、体を点検し、癒やしてあげて、人間として、健康も心や考えも正しい方向にあるだろうかと導く努力をしましょう。

私の生徒さんで、最初は奥様だけが参加していて、やがてご主人も連れられて来たご夫婦がいました。その男性は、夜勤の警備員のお仕事のためか、レッスンの最後には、いつも一番いびきをかいて寝ています。けれども休まず参加してくれていることで、奥様も一安心しているようです。

ふいごのポーズ

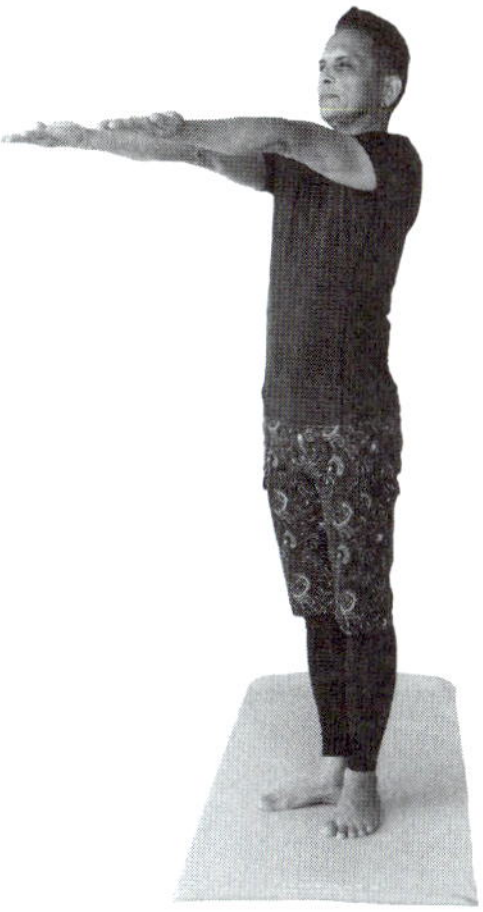

両手を肩幅に開き、肩の高さに上げます。手のひらは上向き。

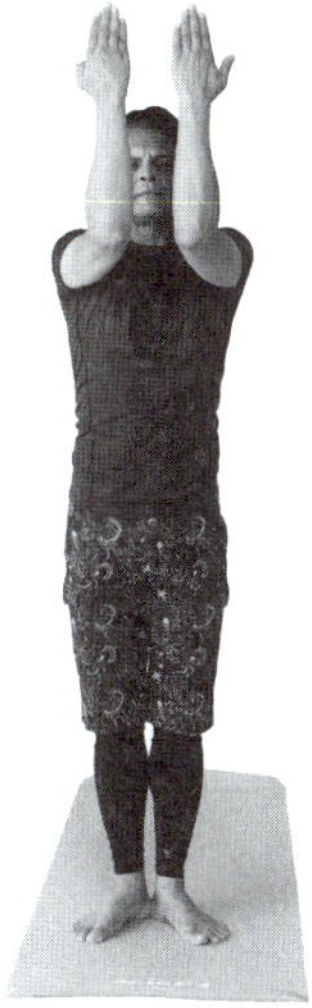

肘を90度に曲げ、息を吸います。

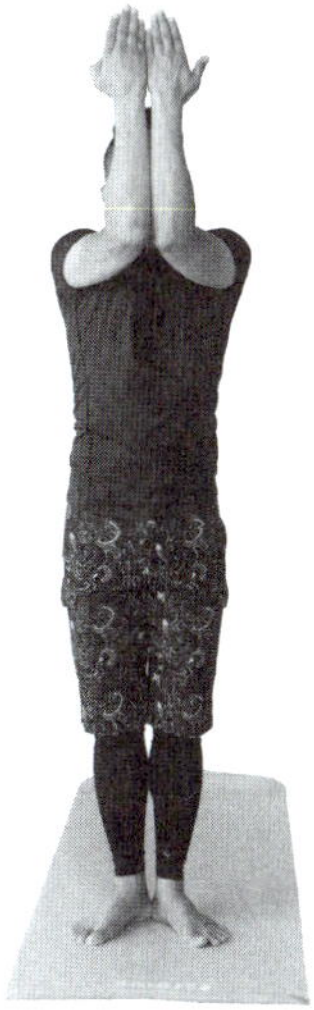

息を吐きながら両手を閉じます。

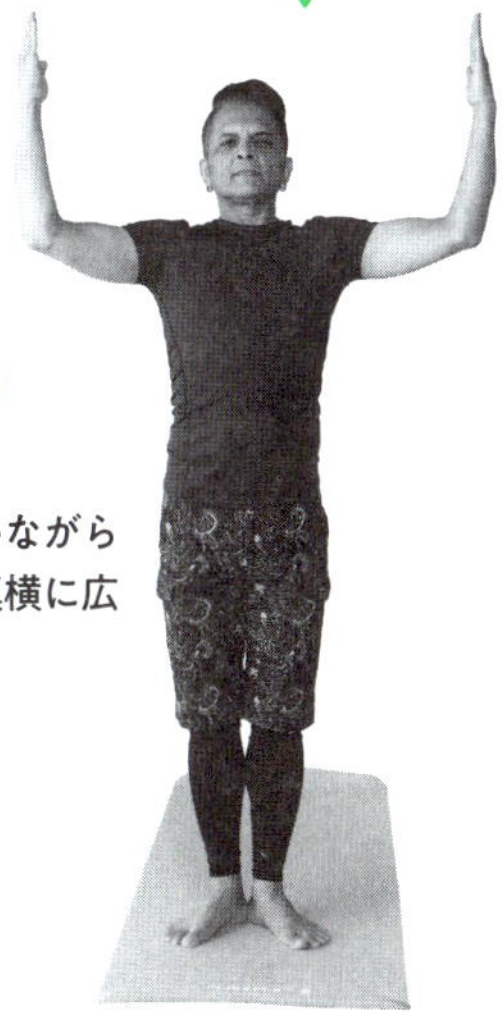

息を吸いながら両手を真横に広げます。

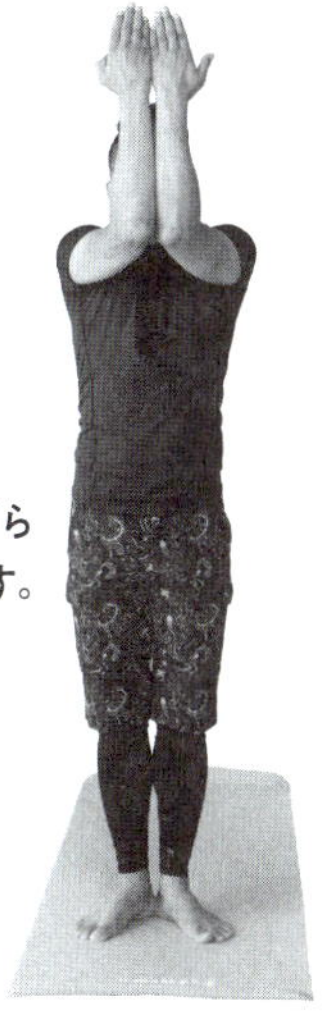

息を吐きながら両手を閉じます。

この動作を5回繰り返します。

脳の老化対策

words
65

言葉を発しない日をつくる

言葉を発しない日＝口を休ませる「ムークワラタ（ムーク＝無言、ワラタ＝断）」の日をつくりましょう。一定の時間、または決めた一日中言葉を発しない——一種のダンジキです。

ヨガの修行施設であるヨガアシュラムでよく見られる光景です。

効果：舌を静止することで、筋肉の衰え予防になります。脳と舌は直結しているから、脳を休ませることができます。

また、仏教のように同じ言葉、マントラを一定の時間繰り返し唱える訓練もあります。実践することで、集中力が増し、スッキリした気分になります。

ロレツも良くなります！

仰向け、己の橋のポーズ

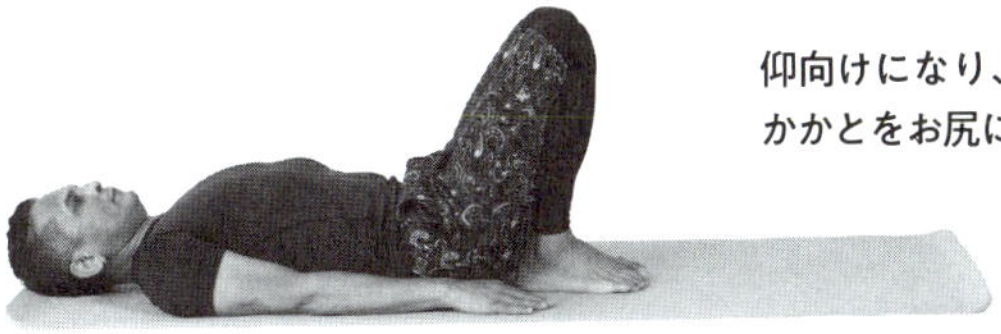

仰向けになり、両膝を曲げ、
かかとをお尻に近づけます。

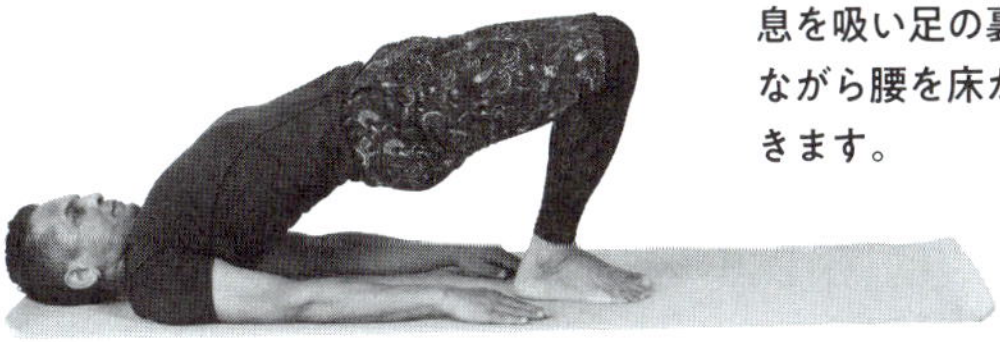

息を吸い足の裏を床に押し
ながら腰を床から上げてい
きます。

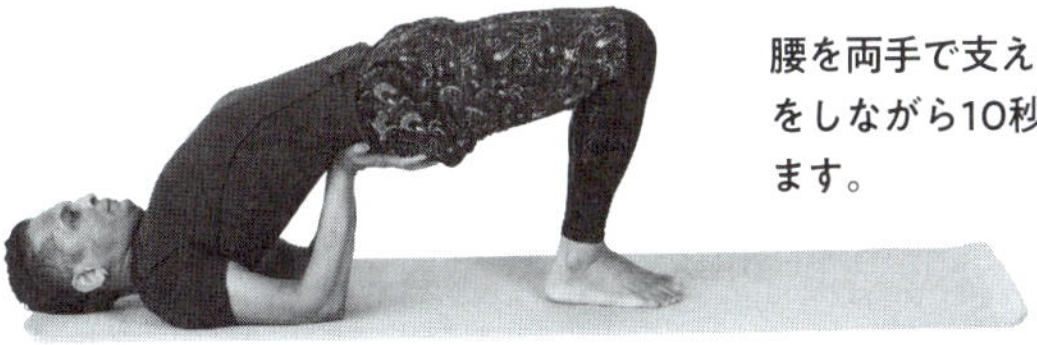

腰を両手で支えます。呼吸
をしながら10秒数え、戻り
ます。

＼これでも／

大丈夫ポーズ

かかとを浮かせ、両手を
床に置き行っても大丈夫。

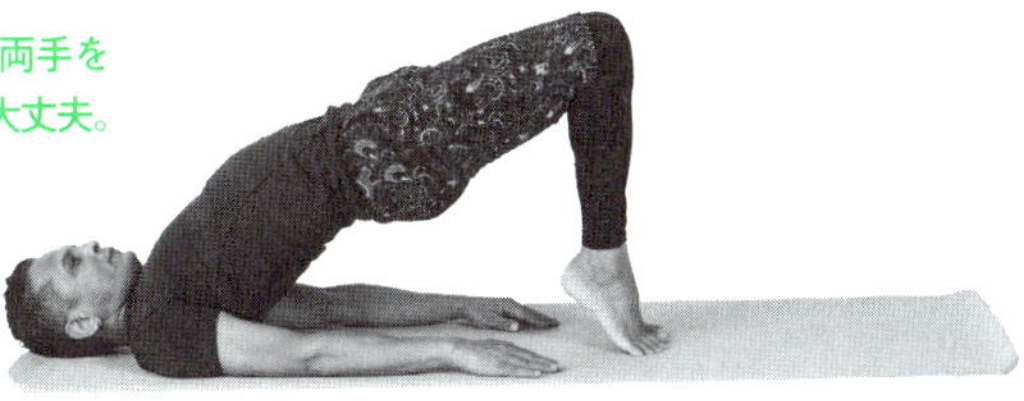

words
66
無心に書き続けてみる

書き続ける＝LIKHIT JAPA《リキトジャパ》というヨガ行事があります。

無心に同じ言葉、マントラでも、呪文でも、好きな言葉を何でもよいので長時間書き続けることで——脳、眼、指先の筋肉、集中力が増します。

ヨガでは人間は五頭の馬（眼、鼻、口、耳、皮膚）に引かれている馬車のようだといわれます。五頭の馬の訓練が必要です。実践することで自分の思うままの方向へ進むことができるといいます。

「一日、一生を楽しく平常心で」

ヨガの大事な教えです。

体を反らせるポーズ

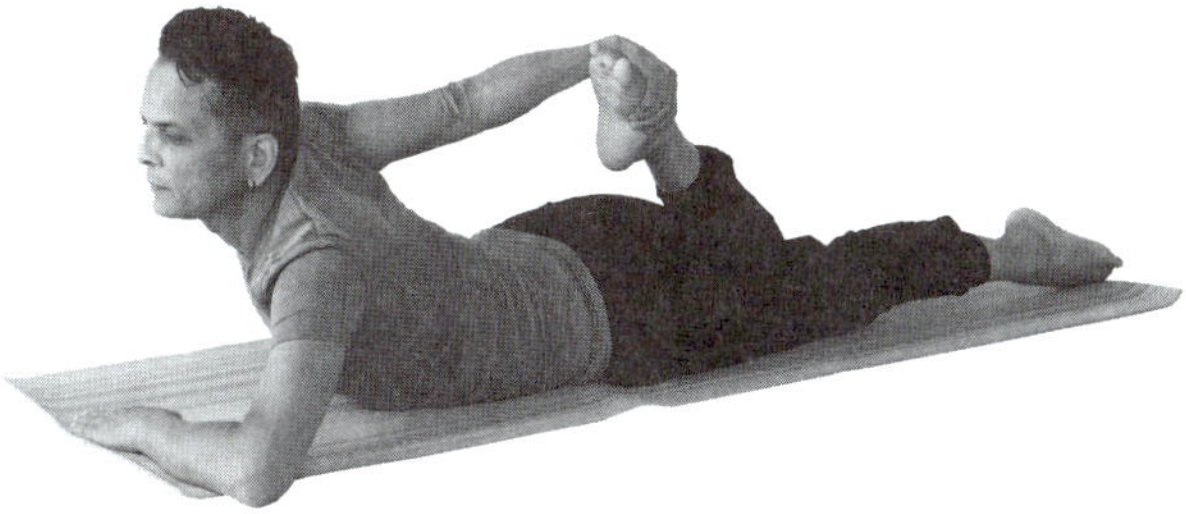

うつ伏せになり、右膝を曲げ右
手で右足を持ちます。

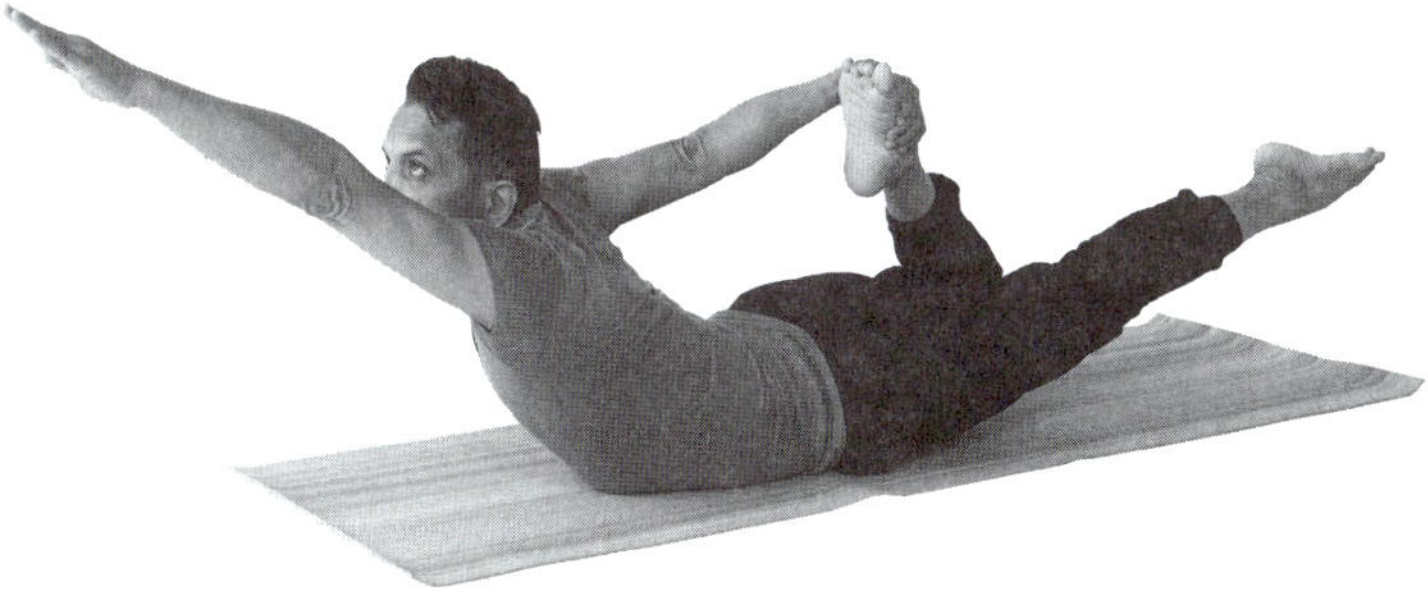

息を吸いながら左手を前に伸ばし、左足
を後ろに伸ばして5秒を数え、うつ伏せ
に戻ります。反対側の足も行います。

words

67

父・母のあり方を想い続ける

私はヒンドゥー教徒で、妻は仏教徒ですが、同じ仏壇に向かい礼を言ったり、祈ったりします。

神々はもちろんですが、やはり産んでくれて、育ててくれた親にまず祈ります。

この宇宙の小さなかけらである私は、小さ過ぎるが宇宙の一員であることに変わりなく、それを生み出してくれた親に感謝しかありません。その親を悲しませないためにも私たちは健康でないといけません。

私の父は、90歳で亡くなるまで大きい病にかからず、私が小さな頃に見ていた日課をずっとあたり前のように続け、物事に対して焦らず、怒らず、淡々とこなしていました。人間の一生の完結を肌で感じさせてくれました。

私は親に感謝しており、また生まれ変わることができるなら、今の親がよいと思っています。

美しい鳩のポーズ

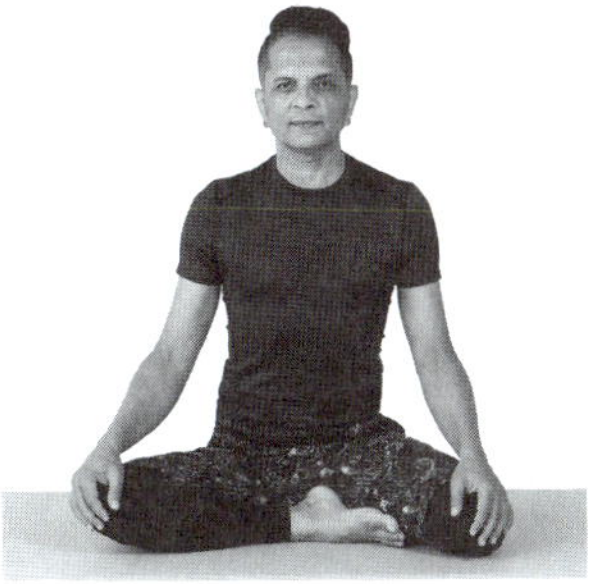

右足を前にして左足を後ろに曲げて楽に座ります。

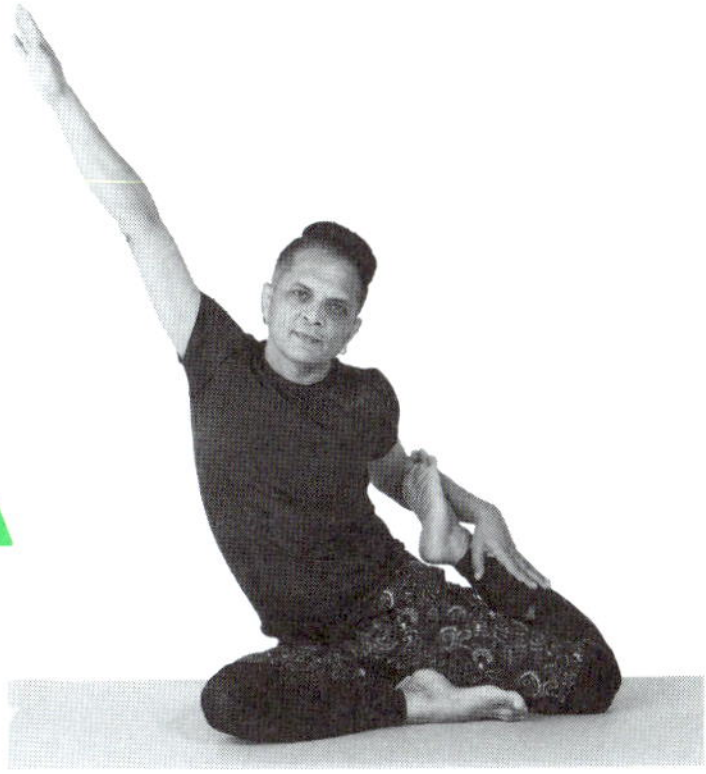

後ろの左足のつま先を左肘にひっかけ、右手を右斜め上に伸ばします。

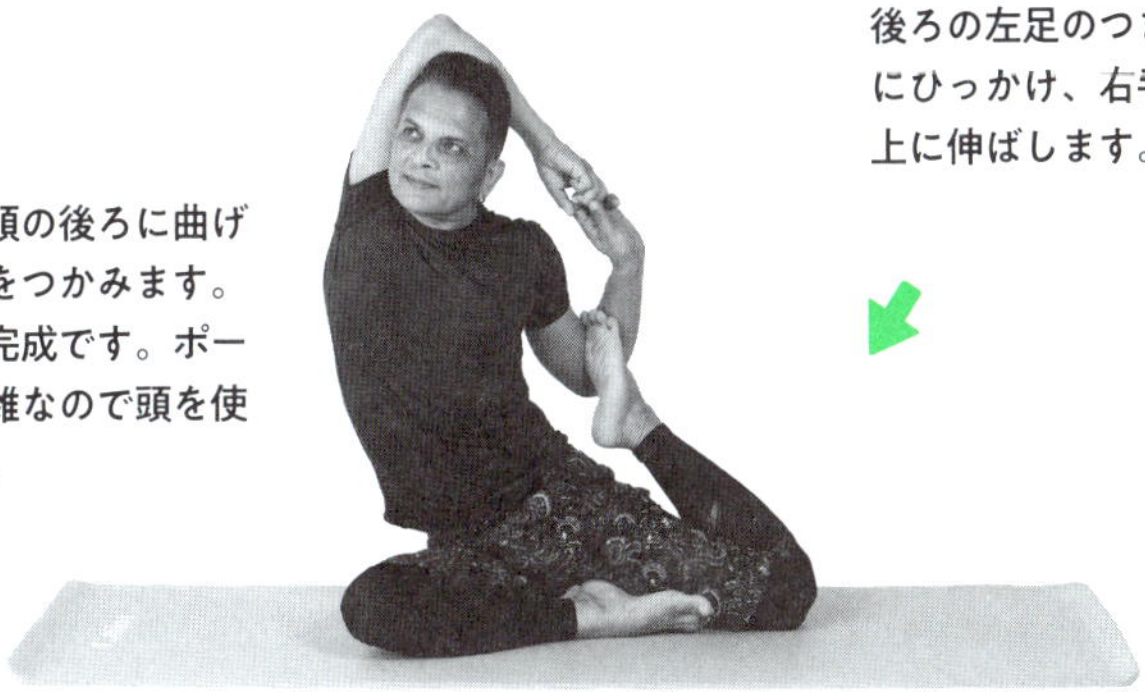

右肘を頭の後ろに曲げて左手をつかみます。これで完成です。ポーズが複雑なので頭を使います。

＼これでも／

大丈夫ポーズ

後ろに手を回せない人は、肘につま先をかけたまま右手と左手を体の前で組みます。

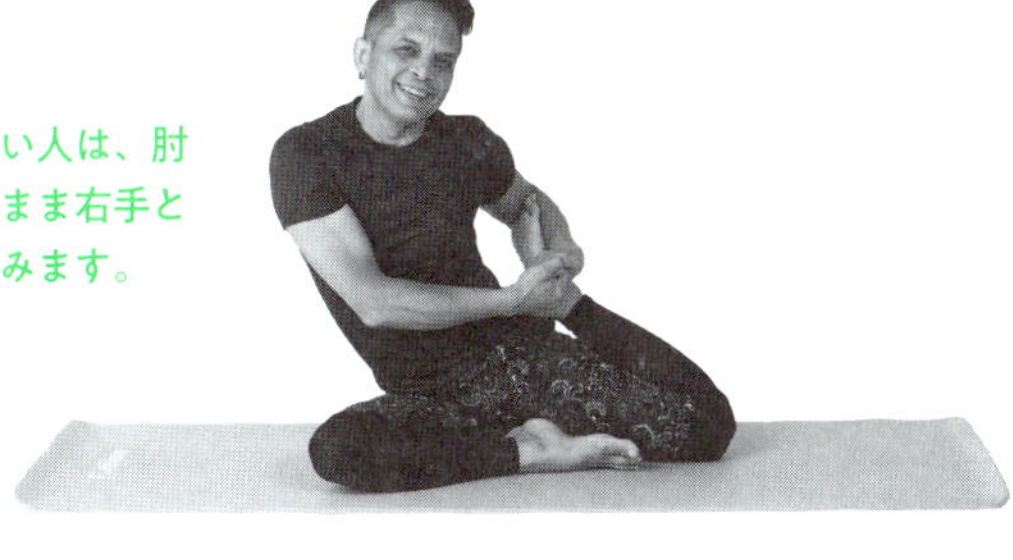

words
68
顔や体と同じように体内の手入れも必要です

生きていれば必ずやってくる老い。ヨガの考えでは、老いというのは――体力や思考の衰えであることから一種の治らない病です。みんなに平等に訪れるかどうかはまた別ですが。

日頃から手入れしている者は、やはりすこーし若々しく見える。そして外観が若々しいなら内側も若々しいということです。

勿論、未知なるこの体には、他にも遺伝的なことや、偶然や運命も関係しますが、日頃の心掛けは大きいです。

顔、体にシミやたるみが現れると同時に、体内にも同じ現象が現れると思っても過言ではありません。

ならば――顔や体と同じように体内のケアも必要です。

天秤のポーズ

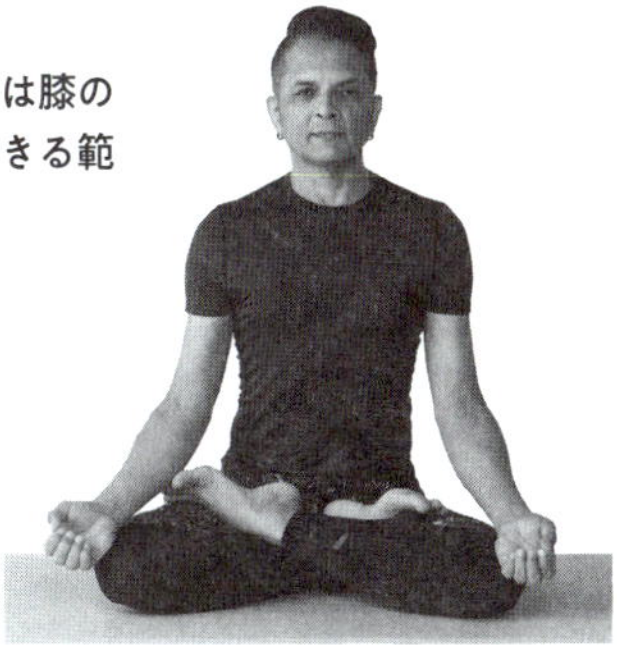

胡坐を組み、両手は膝の上に置きます（できる範囲の胡坐でOK）。

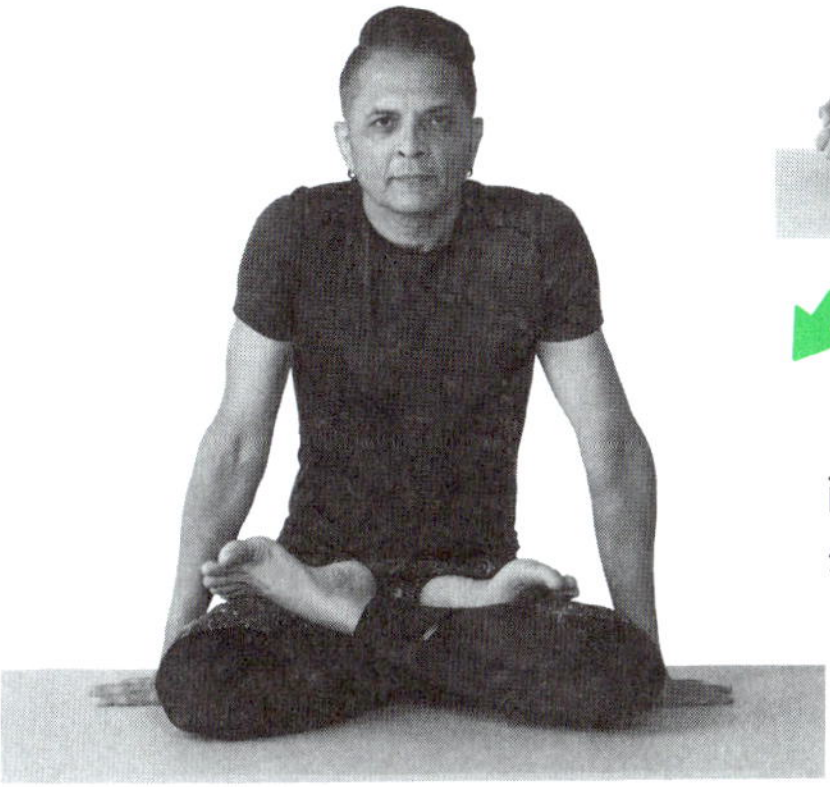

両手を体のそばに置き、少し姿勢を低くします。

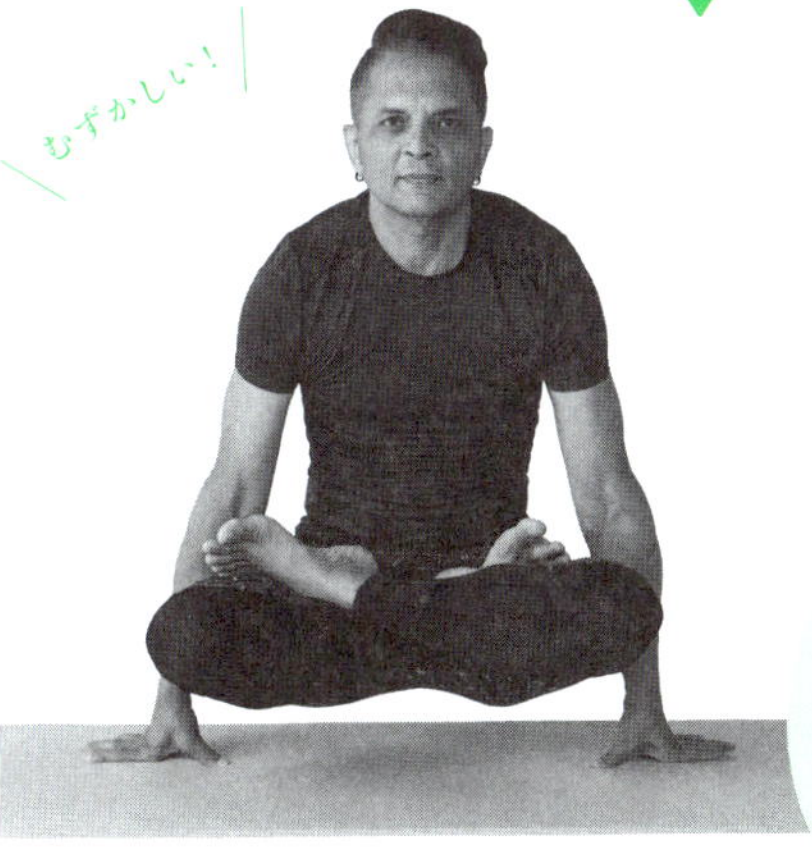

息を吸いながら両手の上で天秤のように体を浮かせるようにします。
ひと呼吸したら、ゆっくり体を下ろします。

浮かせられなくても無理をしないで、両手に同じバランスで体の重さが感じられればOK。

words
69

無理なく程よく生きる

よく働く。

よく食べる。

よく飲む。

よく寝る。

よく笑う。

このようにするべきだと言うのは簡単だが、実際は難しいと言われたことがあります。確かにそうです。自分一人で生きているわけではないため、難しいのはわかります。だが努力は必要です。そうすることで同じ老いを迎えても少しだけ若く、そして若々しく生きられるようになる。現代医学でも言われていることであり、ヨガの教えでは5000年以上前からずっと言い続けてきています。

少しでも明るく、少しでも元気よく——無理なく程よく生きることで、体の外も内も健康的に、若々しく維持できます。試す価値はありますよ！

ニワトリのポーズ

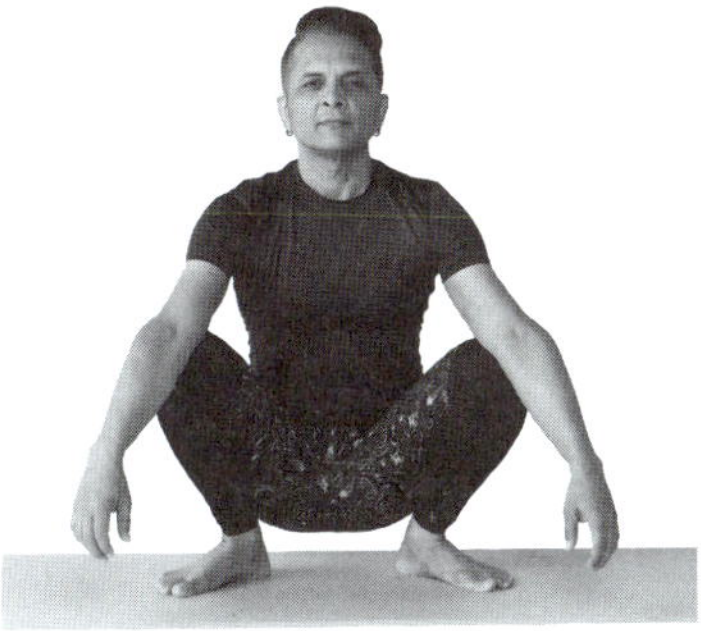

足を肩幅に開いて楽にしゃがみます。

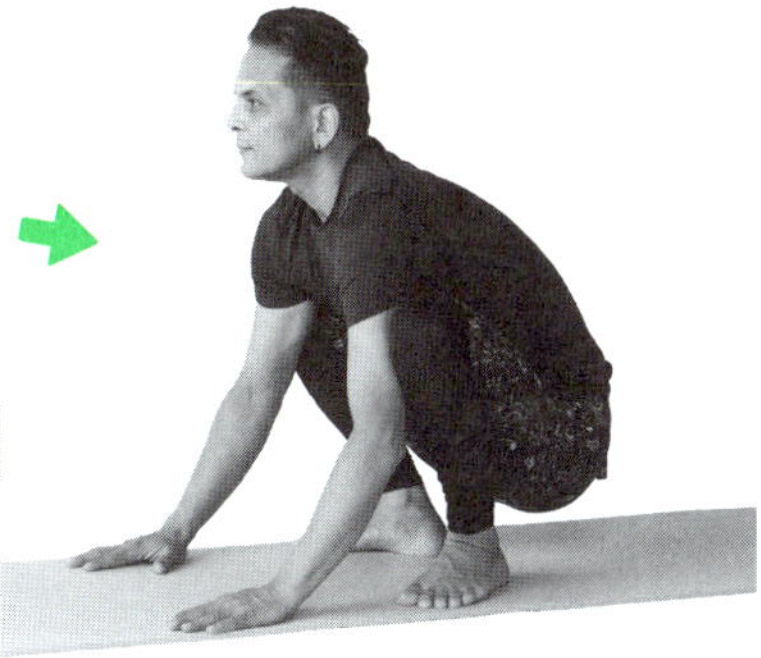

両手も肩幅に前に置きます。

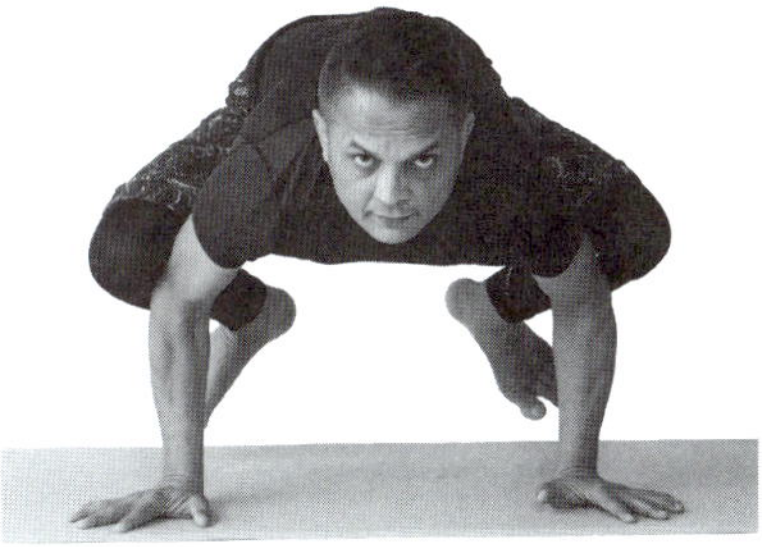

肘を曲げその上に足のすねを乗せるように床からつま先を浮かせます。（浮かせられなくてもOK）。３つ数えます。

ゆっくり足をおろし元のポーズに戻りひと呼吸。

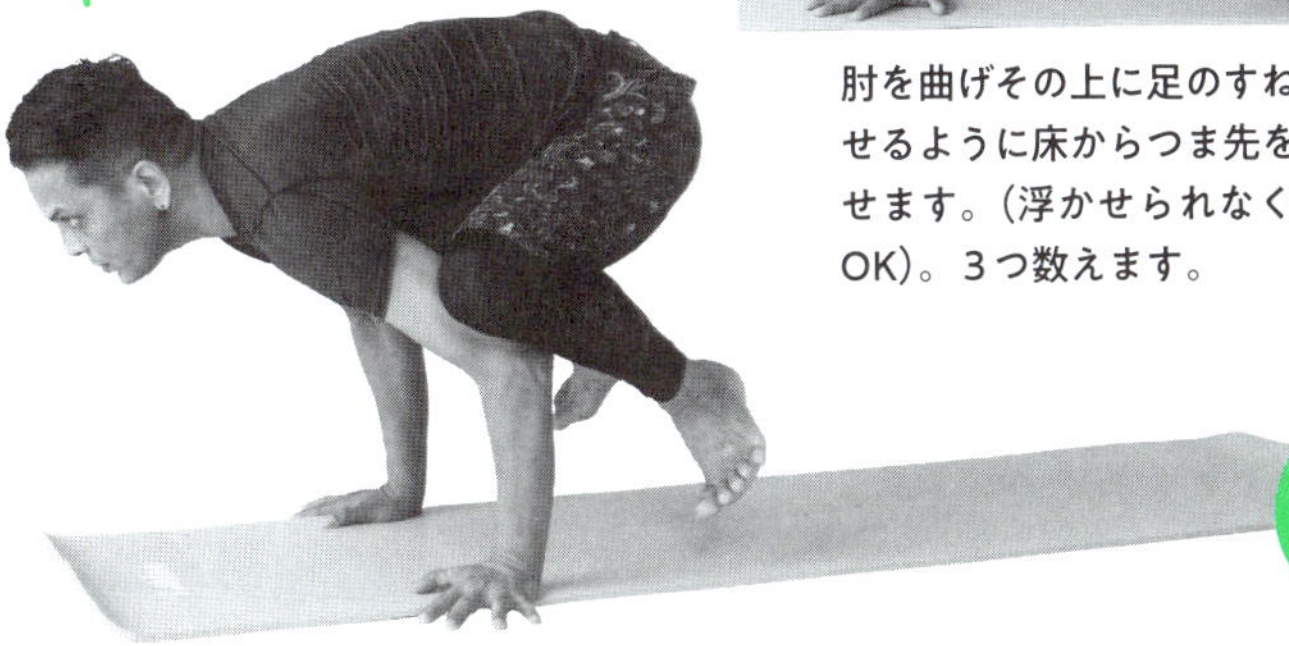

横から

words
70

今日からエコで生きよう

折々自分に言う言葉があります――今日からエコで生きよう！

物資が溢れる時代、必要以上に所有したり、欲しくなる私たち。むやみに沢山の物や資源（エネルギー）を使わずに生きることはとても素敵で、賢い人のみができる、とヨガの先生に教わりました。

ヨガは正しくエコな生き方を教えてくれます。さまざまなポーズをとることで心身の柔軟さや機敏さを維持できるとともに、負担のある贅肉や不規則な生活を体が嫌い、食べものを摂取し過ぎないようになります。体がエコになるということです。

病気になってからああしておけばよかった、こうしておけばよかった等の悔いを残したくなければ、今のうちに、健康なうちにヨガをしましょう。

健康でいることは究極のエコです。エコな生き方は自分はもちろん、みんなも幸せにしてくれます。

膝立ちのポーズ

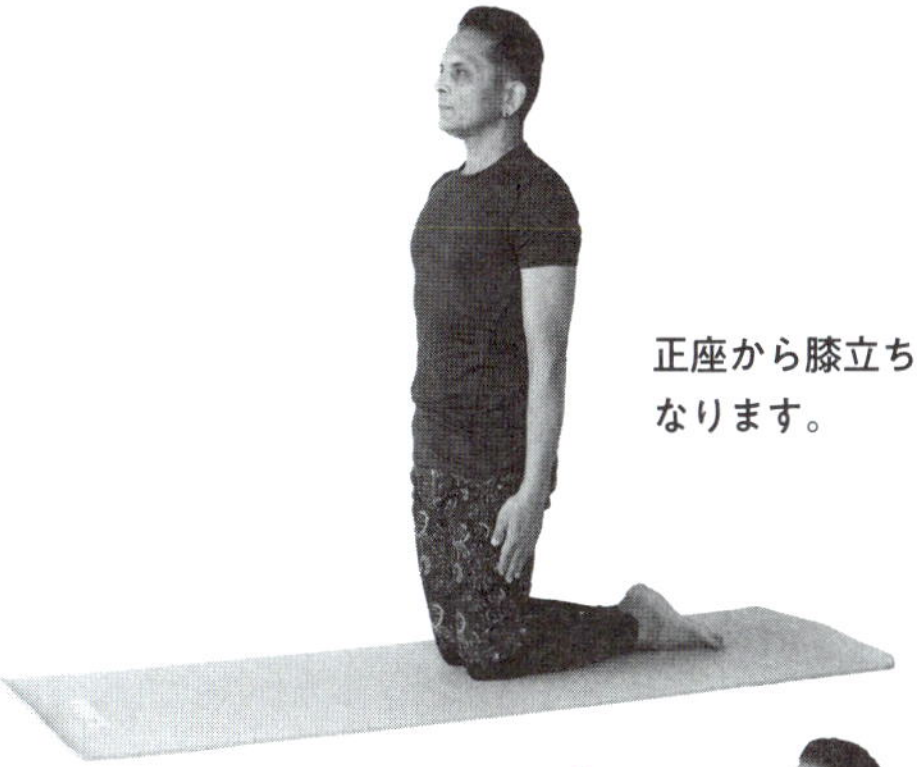

正座から膝立ちになります。

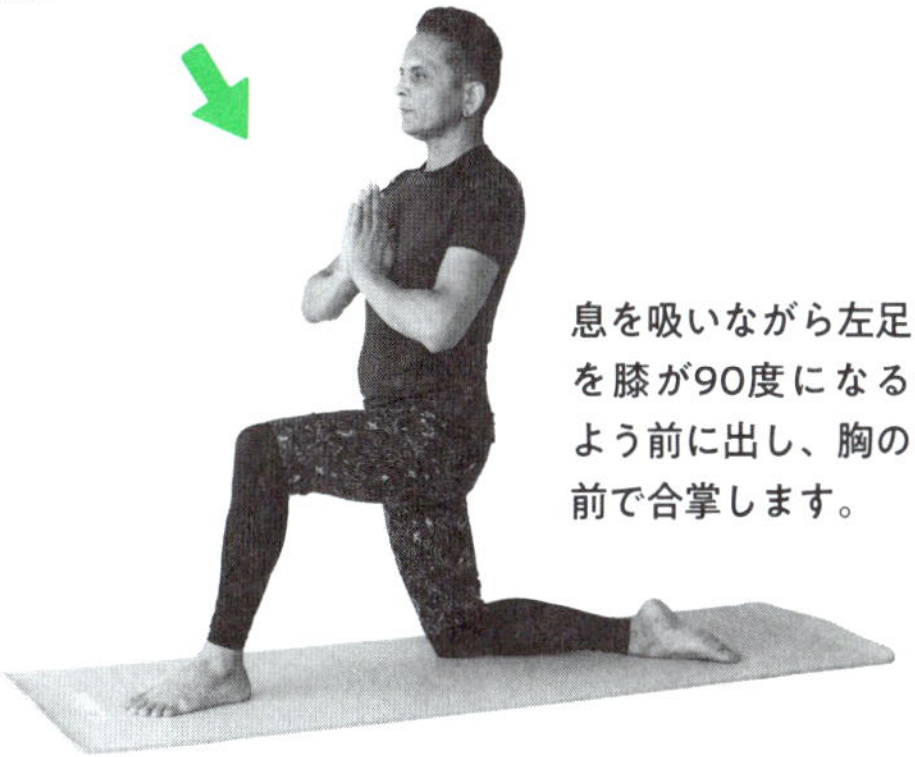

息を吸いながら左足を膝が90度になるよう前に出し、胸の前で合掌します。

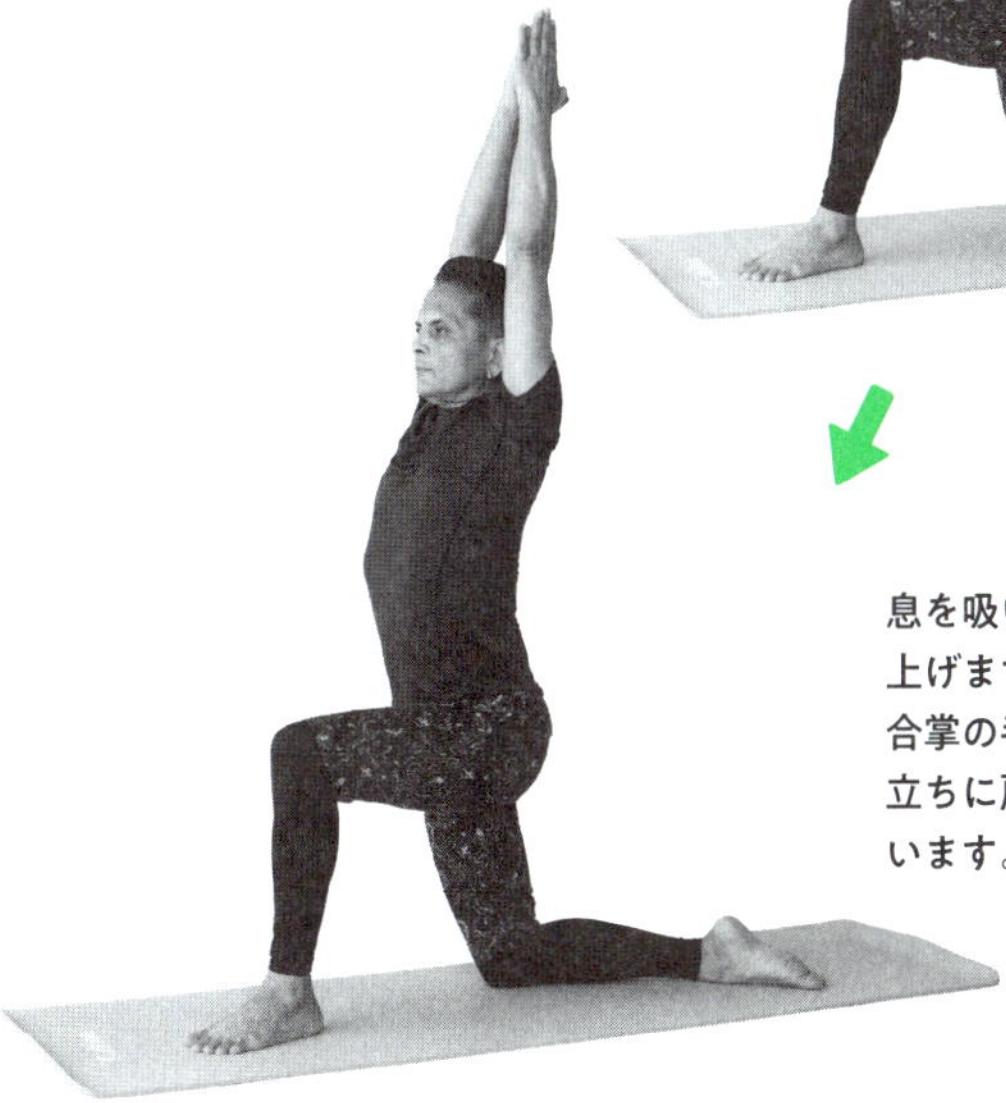

息を吸いながら合掌の手を真上に上げます。そのまま5秒数えます。合掌の手を下ろしながら、元の膝立ちに戻り、反対の足も同様に行います。

words
71

身が軽いのは幸せなことです

インドの一般家庭では、老若男女の断食は年間数日行われています。ヒンドゥー教の年間宗教行事では、断食しないとどの行事も完結しないのです。一家の主人の寿命や健康のために奥さんが準備する、穀物を摂取しない週間（7日間）。もともとベジタリアンが多いインドでは、肉食を好む家庭でも火曜日だけは絶対に肉料理を作らないことから、肉屋さんは火曜日が定休日です。

断食は、一般的には胃、腸、体を休めるために効果的な方法です。インドで生まれた私は断食、少食には慣れていますので苦もなく定期的に実践しているせいか——身が軽く、元気です。身が軽いということは幸せなことです。

みなさんがもし断食などをするなら、継続できそうなやり方を選んでください。完全断食でなく、少し食事の量を減らすとか、穀物類を抜くとか——自分には向いていないと思ったら、しなくてもよいです！

膝立ちで足の付け根を鍛えるポーズ

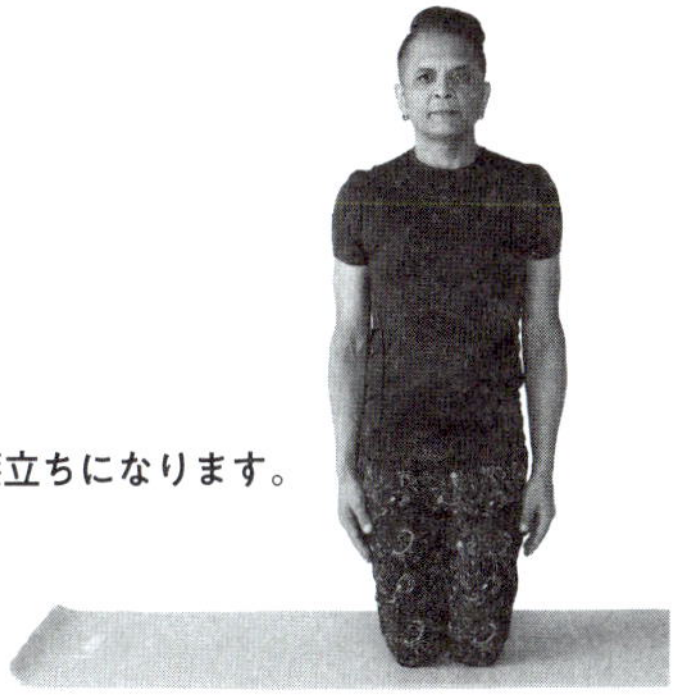

膝立ちになります。

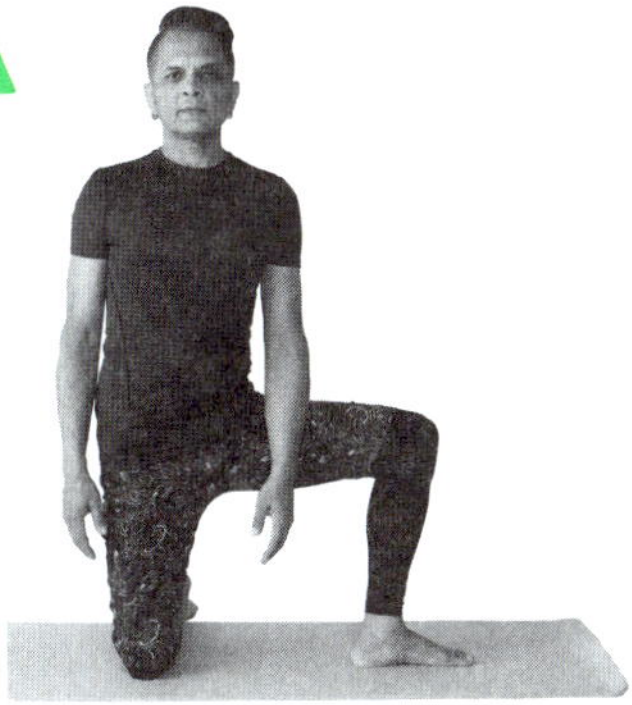

左足を真横に90度に
曲げ開きます。

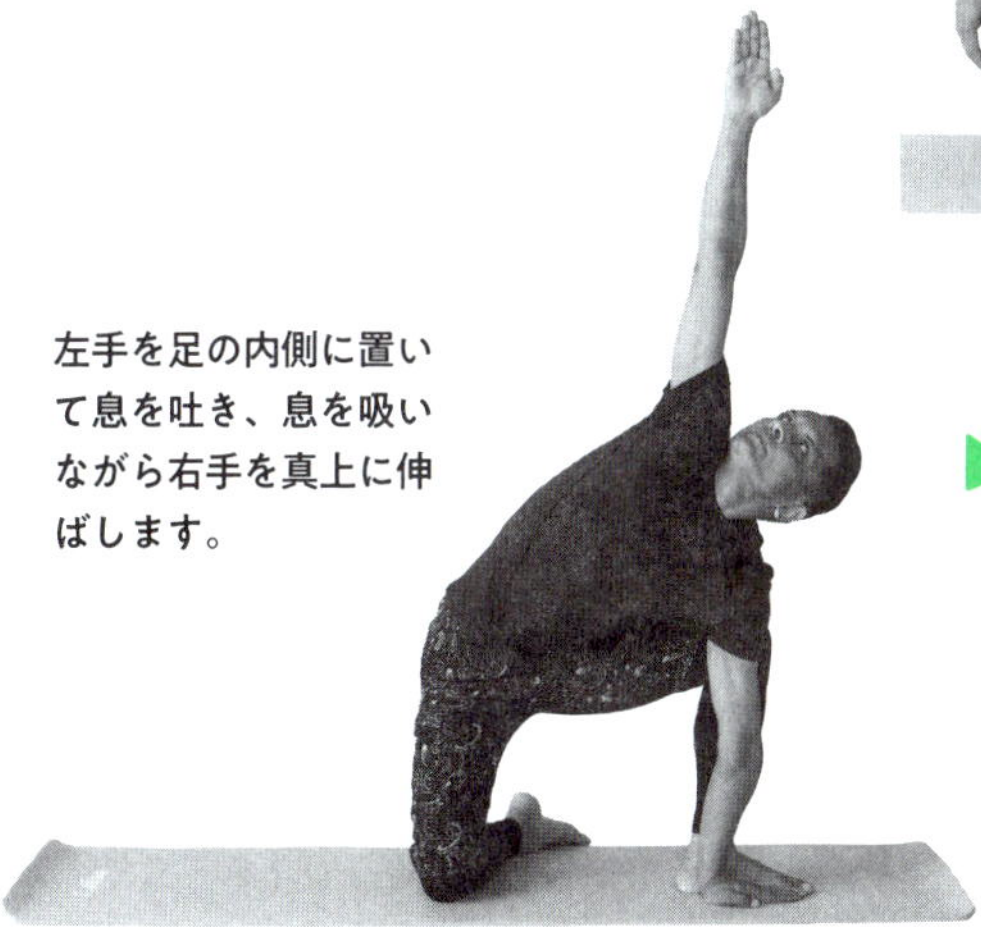

左手を足の内側に置い
て息を吐き、息を吸い
ながら右手を真上に伸
ばします。

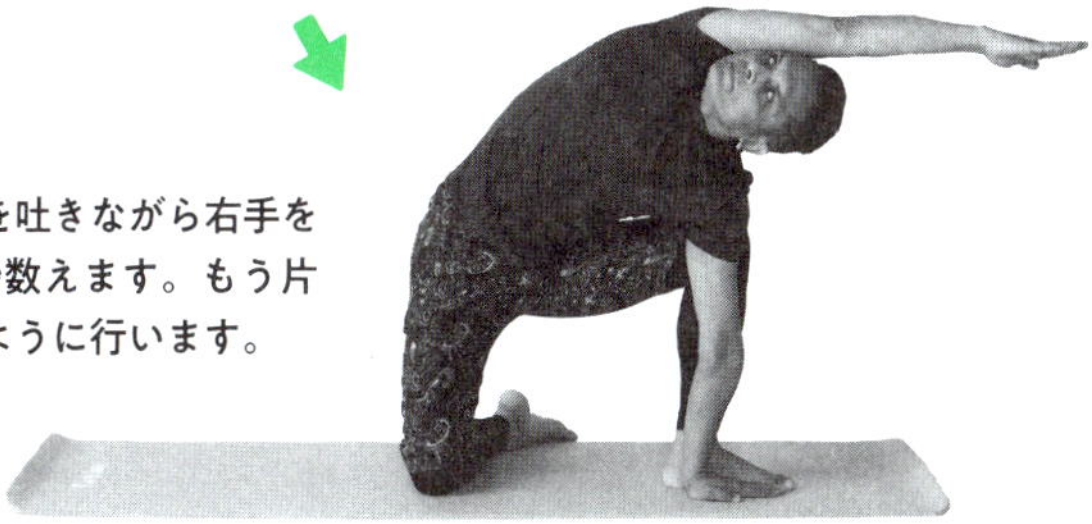

さらに息を吐きながら右手を
倒し、5秒数えます。もう片
方も同じように行います。

words
72

活字を読む時間をもつ

活字を読みましょう。

本を読むなり、新聞、漫画でもよいですね。とにかく一日に一回は必ず、脳と目その他の感覚に栄養剤を与えるつもりで字を読む。好きなジャンルのものも良いですが、そうでなくても良いですね。

ジャンルを問わず文字を読むことは、脳の活性化にも繋がり、集中力も高まり、心が和んだりもします。

字を読み、頭を活性化させることです。

逆立ちもどきのポーズ

仰向けになり、両足を床と（できるだけ）90度になるように上に伸ばします。

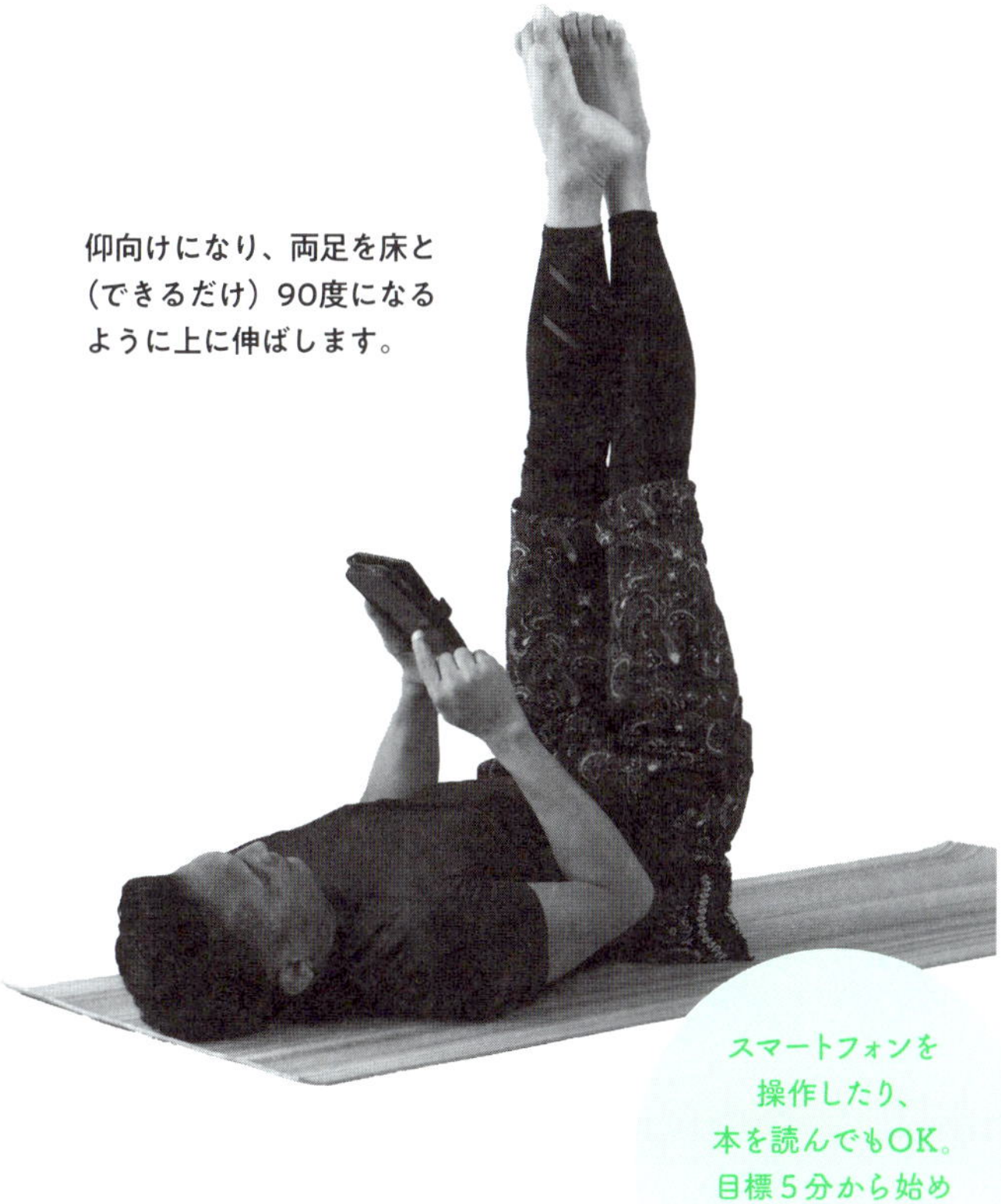

スマートフォンを操作したり、本を読んでもOK。目標5分から始め30分でも1時間でもできるだけ。

words
73
何かを望むなら、自ら変化しなさい

“BE THE CHANGE YOU WISH TO SEE IN THE WORLD——MAHATMA GANDHI”

求める、要求する、希望することは、他人に願いを押し付ける、強要することですから、叶わないことも大いにあり得ます。

ならば——まずは自分から変化しましょう！

私はインド人ですが、自慢ですが、約束の時間に遅れたことはありません。時間には正確です。気が小さい（笑）ためもあるでしょう。ただ原稿の締切をうっかりしたことは一、二、三度はありますが……。

インドにいる甥がそんな私を真似ているのをみると、小さな幸せを感じます。


インドの電車が5時間遅れることは私一人の力で改善しようがありませんので——私は自分が可能な限り——時間に正確にと心掛けているのです。

仰向けでねじるポーズ

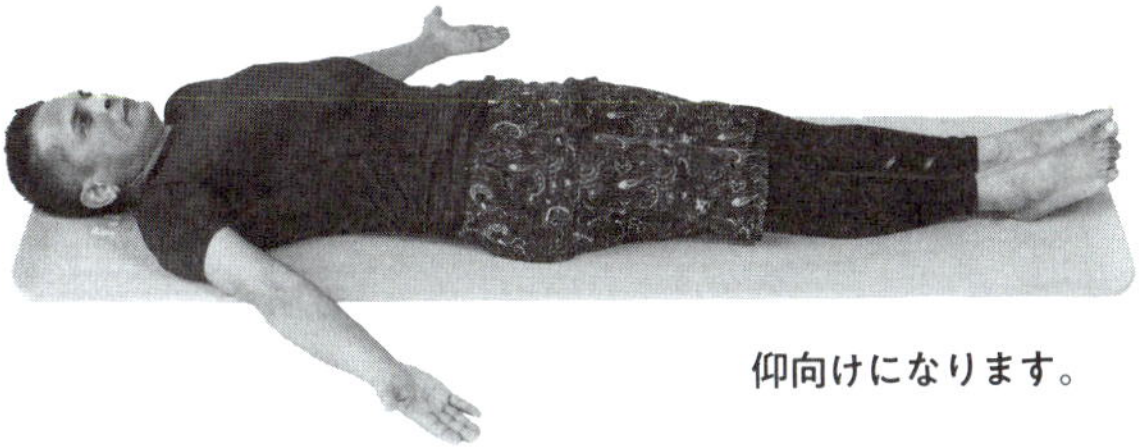

仰向けになります。

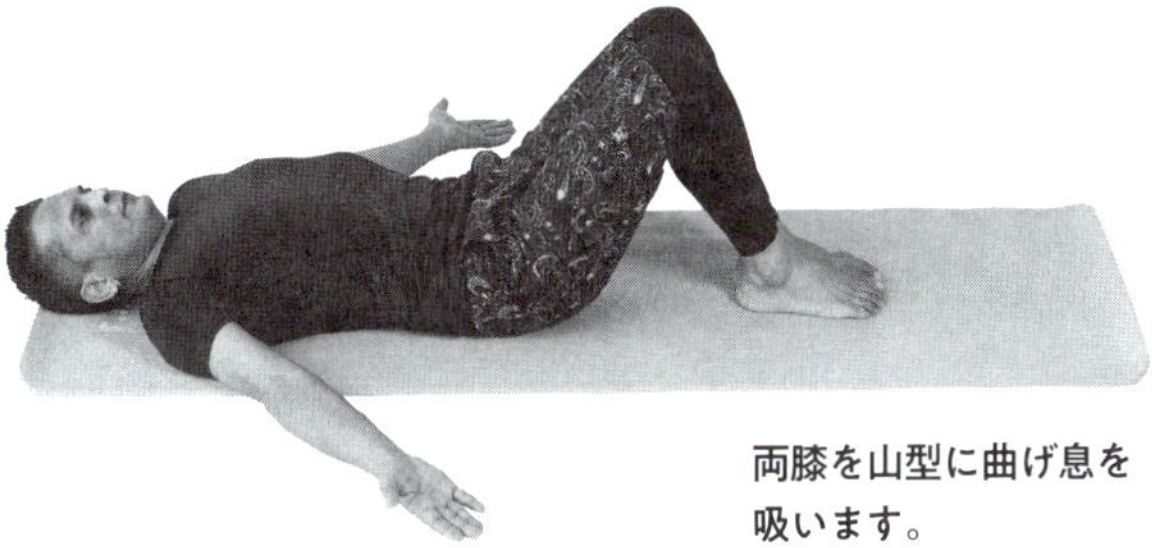

両膝を山型に曲げ息を吸います。

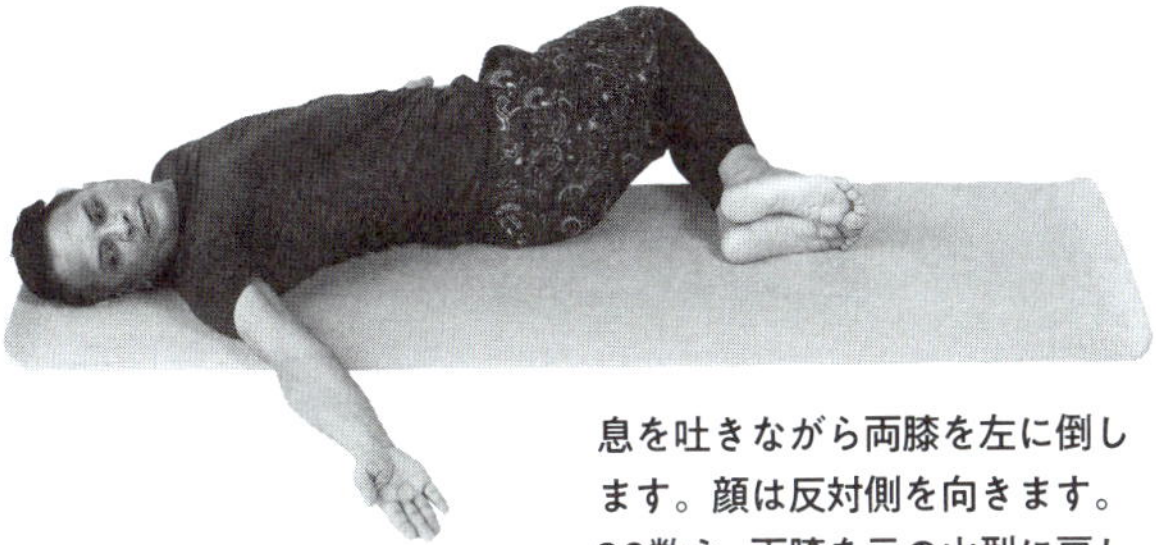

息を吐きながら両膝を左に倒します。顔は反対側を向きます。20数え、両膝を元の山型に戻し反対側も同じように行います。

words

74

一日に一回は「ありがとう」を言う

ありがとう、サンキューという言葉は他者に対して使うが、本当はこの言葉は自分のためであると私は思います。して貰ったことに対するお礼の「ありがとう」(ダンニャワード＝ヒンディー語)は当たり前ですね。

しかし、そうでなくても人に接した時のちょっとした出来事、ちょっとした感動、挨拶代わりに一日に最低でも一回は心の底から「ありがとう」を言う——これこそが我が心の平安につながります。

自分を産んでくれた親、支えてくれた兄弟、社会、友人、会社、地域、この自分にでも良いので、一日に一回は心を込めて「ありがとう」を言う。そうすればやることなすこと、全ては心の底から洗われ、自分だけではなく、周りの全てのためにもなります。

日頃からの感謝を改めて伝えるのも良いが、ちょっとした「ありがとう」に勝る言葉、お礼、お土産はないのです。

仰向け　鋤のポーズ

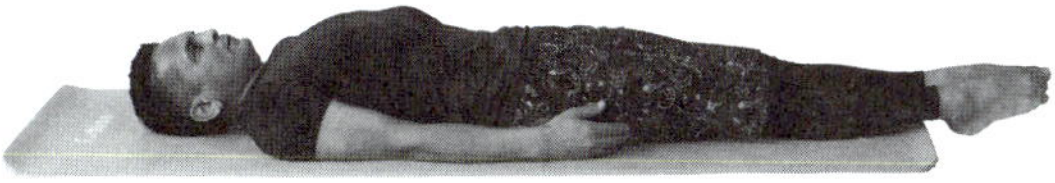

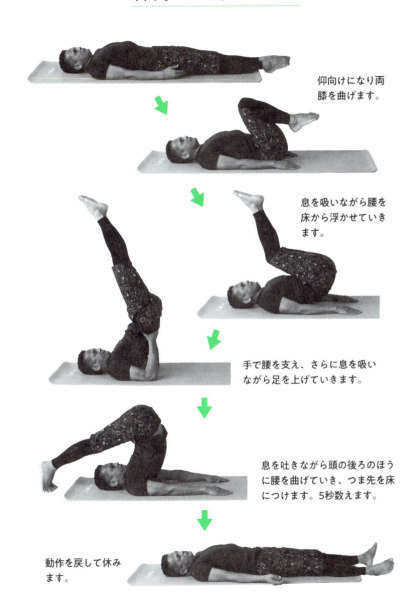

仰向けになり両膝を曲げます。

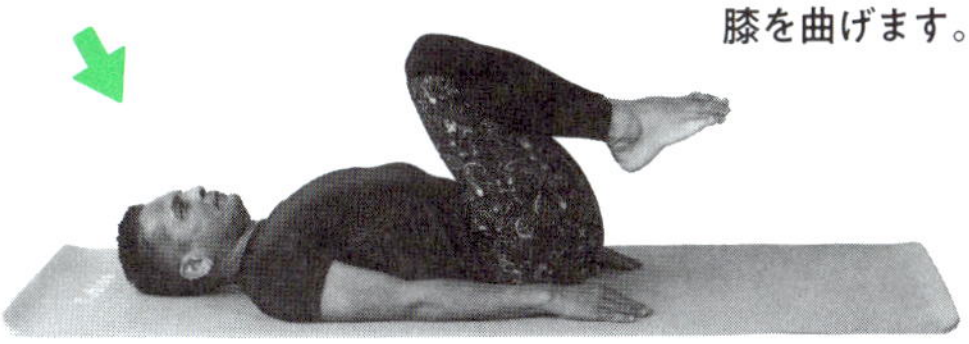

息を吸いながら腰を床から浮かせていきます。

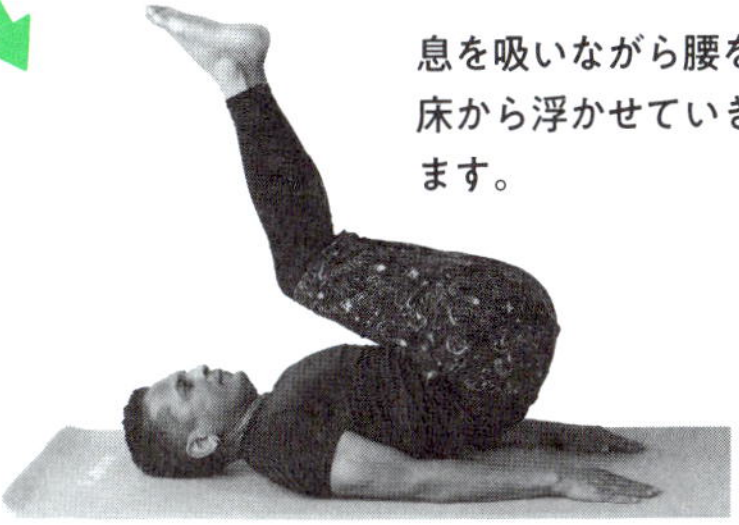

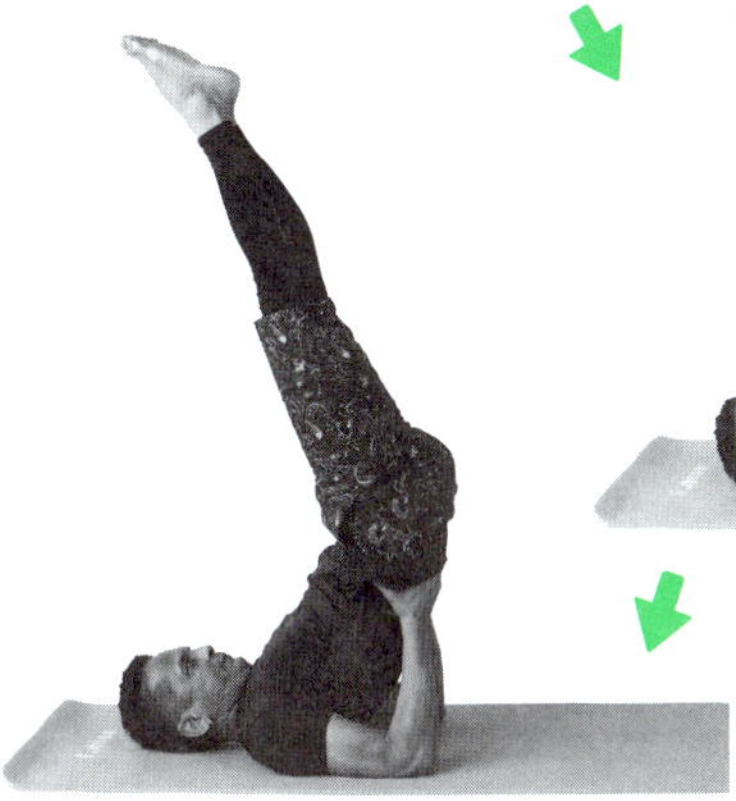

手で腰を支え、さらに息を吸いながら足を上げていきます。

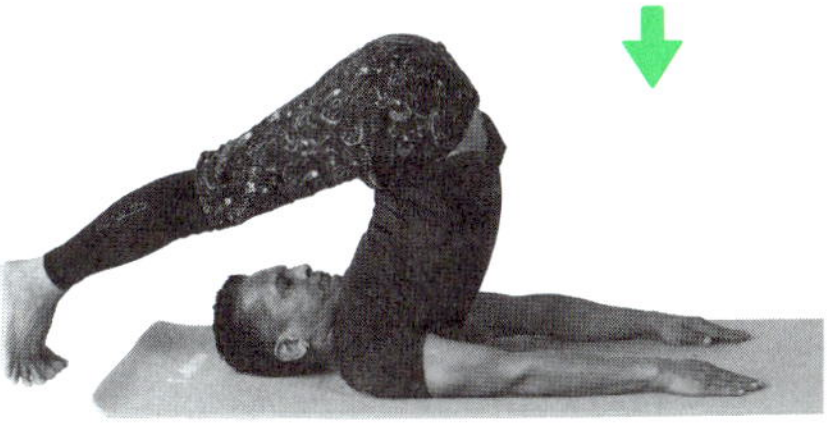

息を吐きながら頭の後ろのほうに腰を曲げていき、つま先を床につけます。5秒数えます。

動作を戻して休みます。

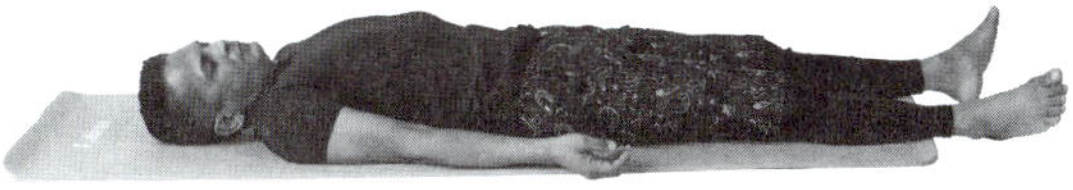

words 75

一日でも長く、姿勢よく座る

日本の正座——姿勢良く座るその座り方は、ヨガではダイヤモンドのポーズ＝バジラ《ダイヤモンド》アサナ《ポーズ》と言います。その姿は堂々としておりダイヤモンドのように輝いてみえます。ポーズの王様とも呼ばれる、正座。訓練すればするほど輝いてきます。ヨガで言うハスのポーズ（パドマアサナ）とは、胡坐。インドではヨガをする者は、学ぶ姿勢ともいえるこのポーズから始めます。

学ぶ姿勢——坐禅、瞑想に最も適しているポーズと言えます。お坊さんにとっては、集中力を高めるためのポーズです。地べたに座ることは歩行に必要である全ての関節をほぐし、鍛えることに繋がります。キチンとした胡坐をかくのが困難な方は簡単に足を少したたむ程度で大丈夫。

一日でも長く、姿勢よく座るために、根気よくヨガを続ける！　少しずつ楽に座れるようになっていきます。

正座、蛙のポーズ

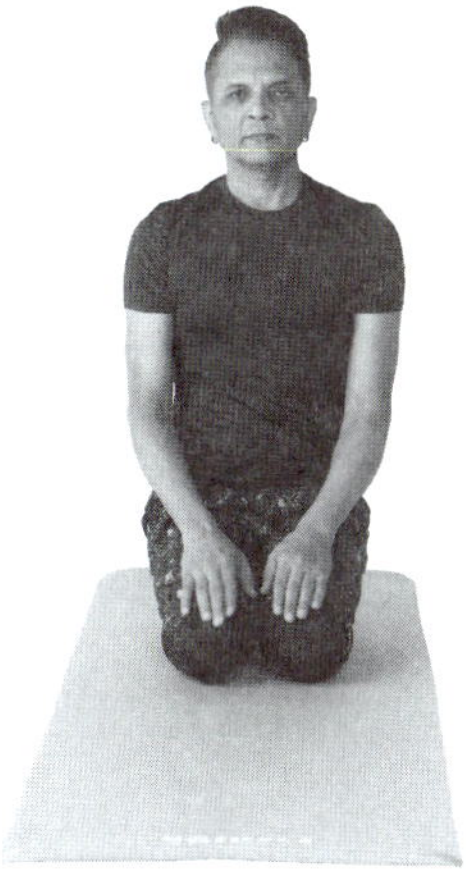

正座します。

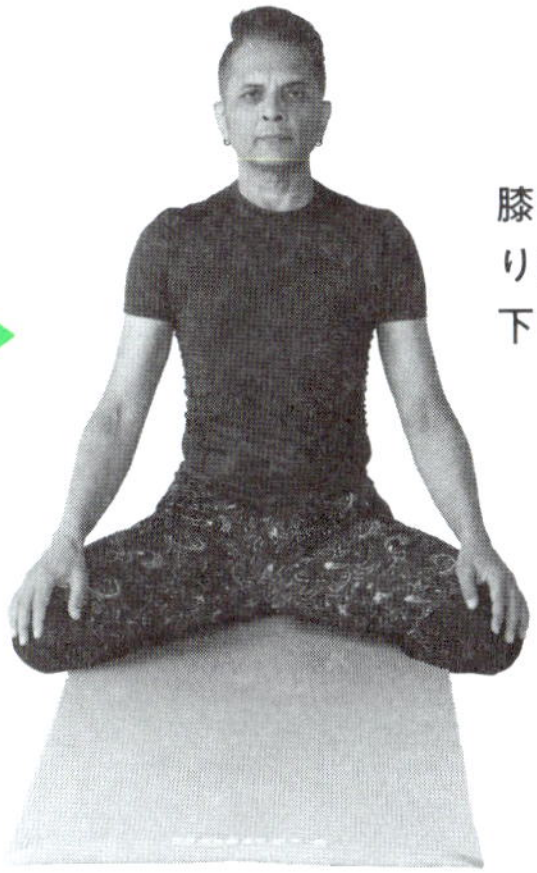

膝をひらき、おしりはかかとの間に下ろします。

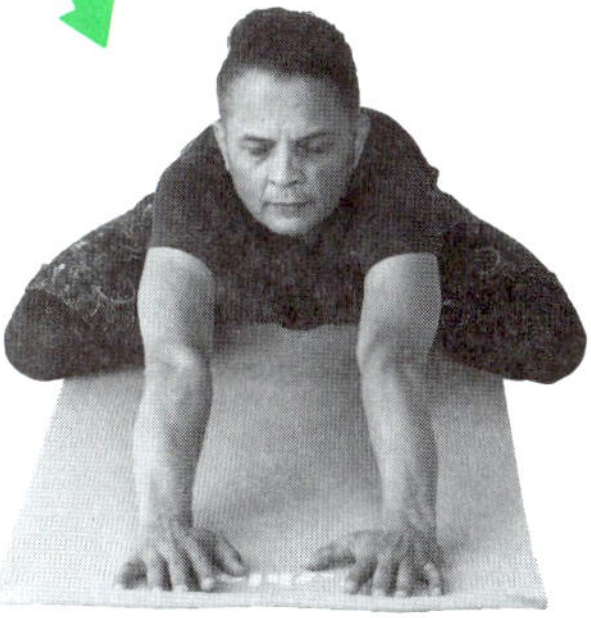

息を吸って、吐きながら前方に手を伸ばします。

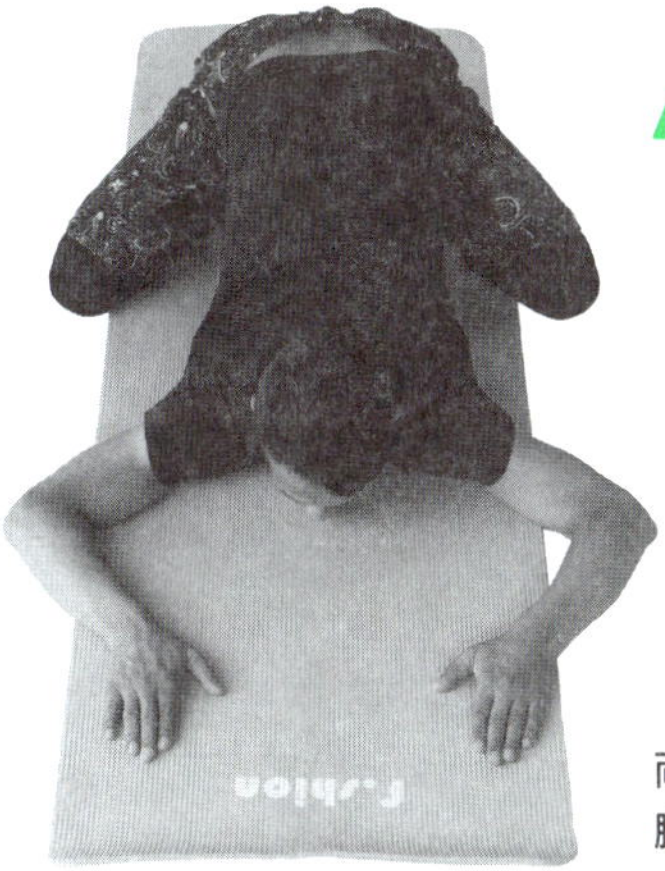

両肘をゆるめて、腕、あご、胸を床にあずけます。

words
76

ながらヨガはしない

時間がないから、何かをしながらヨガのポーズをしてもいいですか、と聞かれることがあります。

本来は、ながらでするヨガはありません。たとえ、1分間、1ポーズしかできないときも、とにかくそこに集中して行うのがヨガです。

できるだけ体をゆるめ、自分のしている呼吸を意識し、ポーズをして静止。そして元に戻って休む。一瞬ポーズをして、すぐ次の動きを行っていくのはエクササイズです。

目安になるように、5秒数えてなどとポーズの説明には入れていますが、なんとなく体が気持ちいい、心が落ち着く、集中できていると感じたら、もっと長く行ってもいいのです。

疲れ防止

骨盤を締めるポーズ

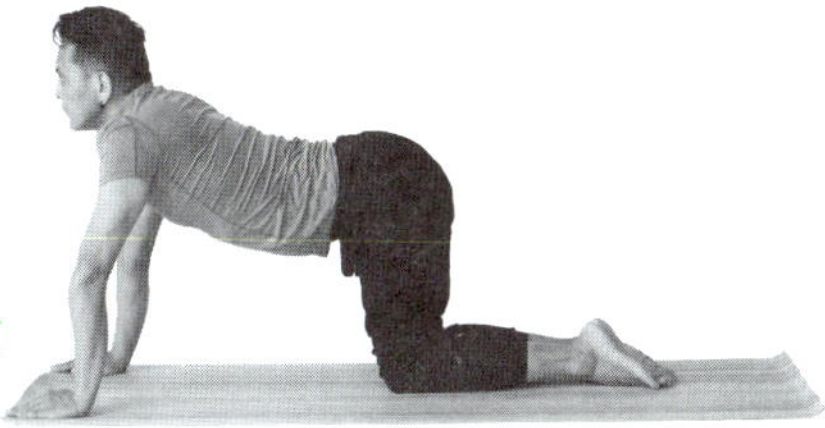

四つん這いになります。

＼これでも／
大丈夫ポーズ
膝を後ろに上げたポーズでも大丈夫。

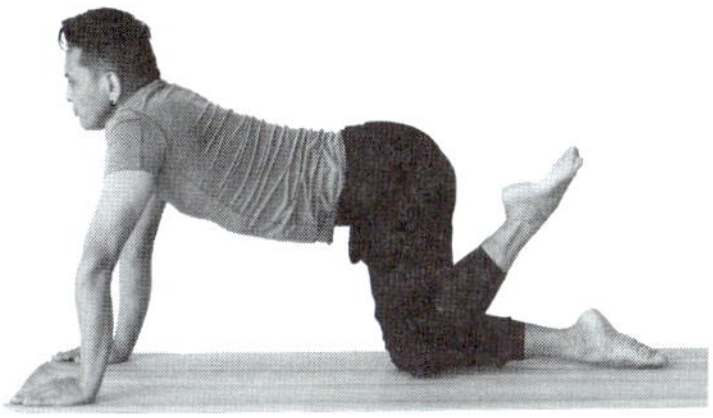

片膝をまげます。

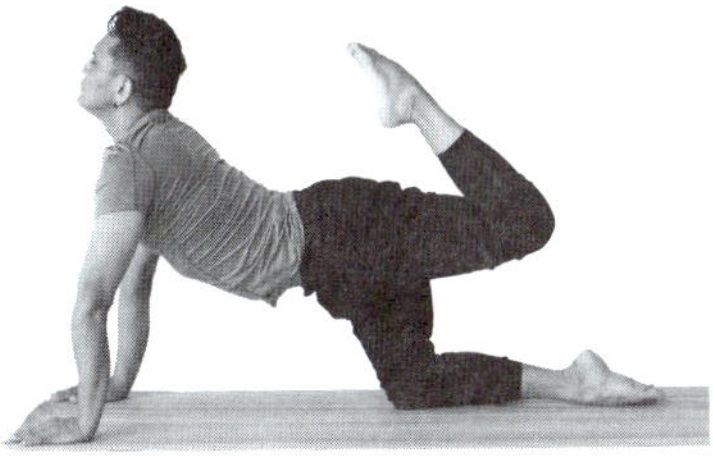

呼吸をしながら腕で支え、足のつま先を頭の後ろのほうに伸ばします。5秒静止。戻って同じように反対側も行います。

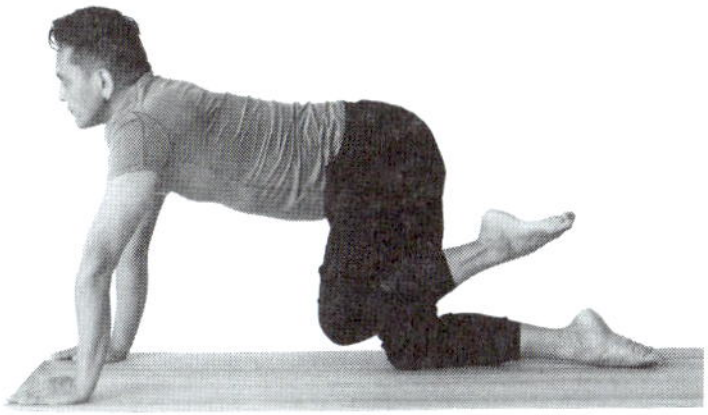

片膝を床から浮かせます。

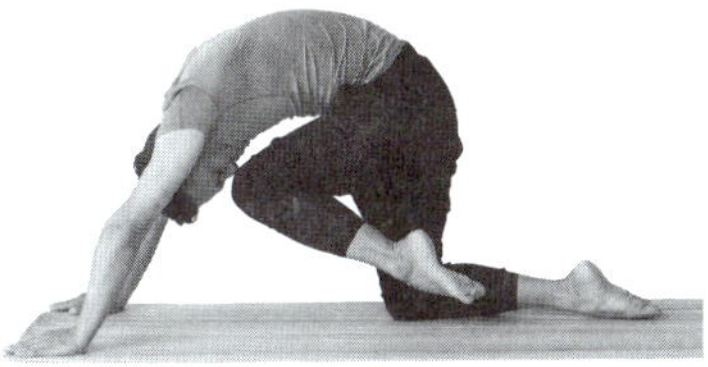

息を吐きながら顔と膝を近づけます。5秒静止。反対側も行います。

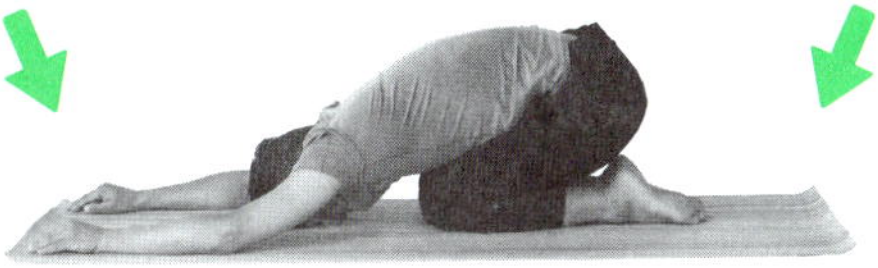

両側とも終わったら休みます。

words

77

睡眠は心身の復活祭です

ヨガでは睡眠は心身の復活祭といいます。寝ることでまた元気に動けるようになるのです。

上手く寝られない方々もいます。これをヨガでどのように克服すればよいか?とよく聞かれます。

個人差や性格もありますが、よき睡眠を得るには、まずは日頃から肉体が程よく疲れる必要があります。力仕事をしている人は眠るのが上手だと思うのですが、これはごく自然の連鎖です。

程よく疲れたら休む、寝るのです。生活が便利になり、力仕事を嫌うようになった今の時代は、どうすれば眠れるのかが大きな課題です。睡眠は私たちの人生の3分の1の量。人生100年だった場合、だいたい33・33年くらい寝ることになる計算です。大切にしなければいけません。

うつ伏せ、弓のポーズ

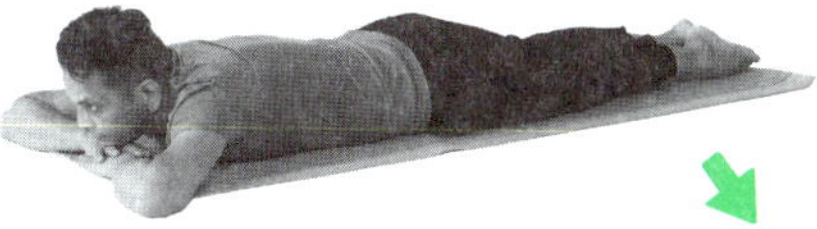

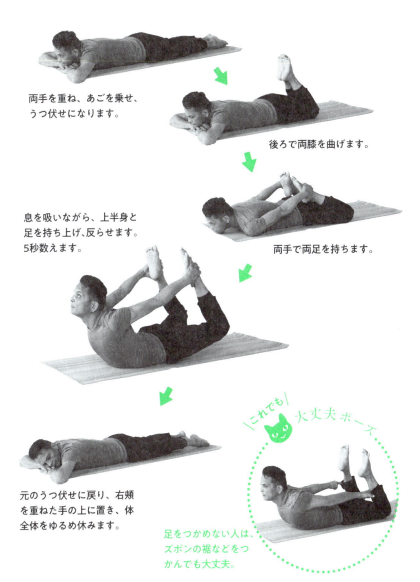

両手を重ね、あごを乗せ、
うつ伏せになります。

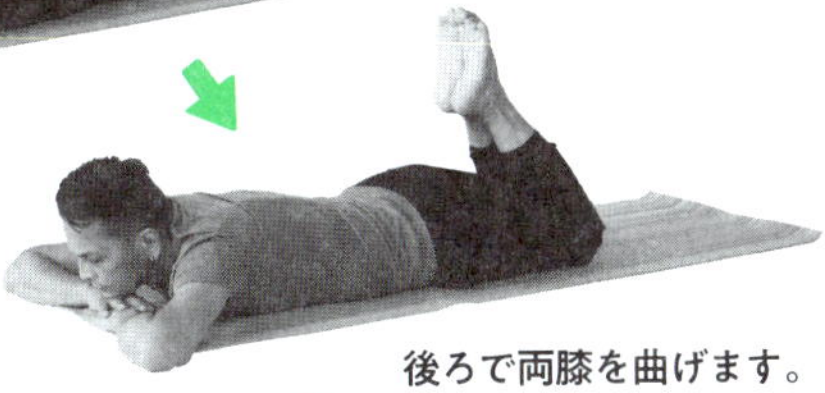

後ろで両膝を曲げます。

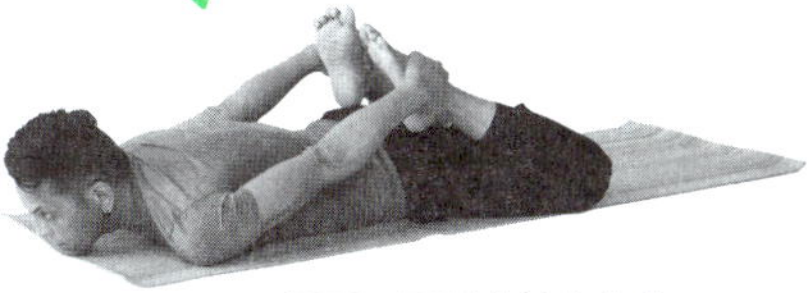

両手で両足を持ちます。

息を吸いながら、上半身と
足を持ち上げ､反らせます。
5秒数えます。

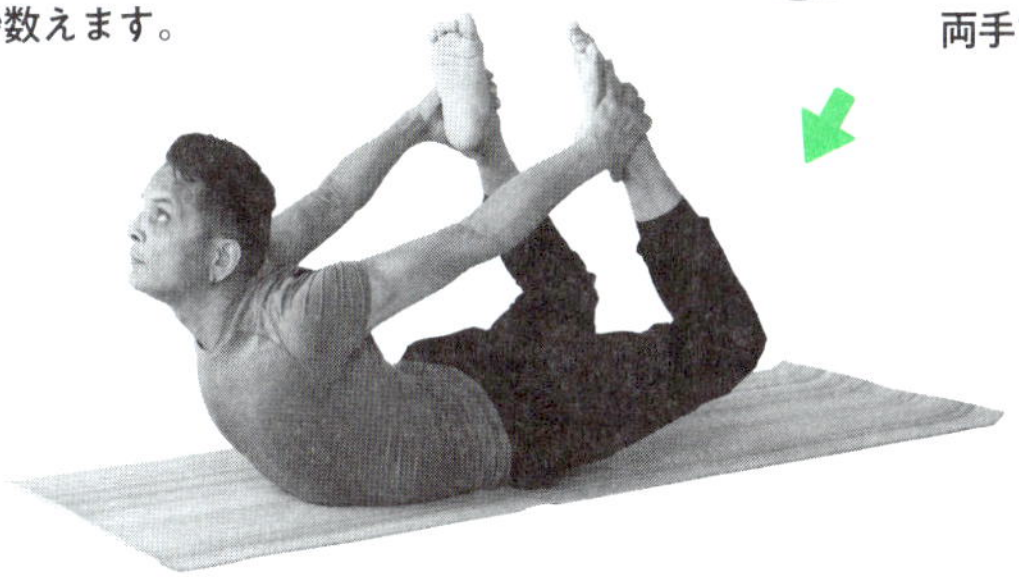

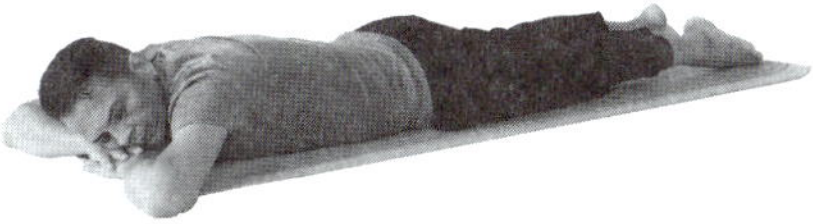

元のうつ伏せに戻り、右頬
を重ねた手の上に置き、体
全体をゆるめ休みます。

＼これでも／ 大丈夫ポーズ

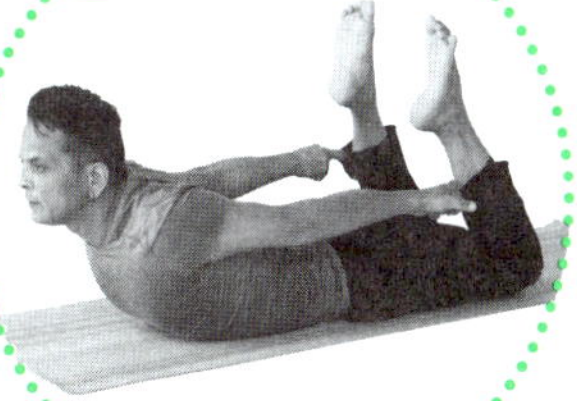

足をつかめない人は、
ズボンの裾などをつ
かんでも大丈夫。

column 3

体の渦、7つのチャクラ

日本人には馴染みのないチャクラは、インド人、特にヨガを行う人たちの間では知られている〝神秘的な〟ことがらです。

簡単に説明するなら、身体のなかには数百、数千もの箇所にチャクラ（渦、輪っか、丸い車輪）があります。そのなかでも7箇所に大事なチャクラが存在するとされています。チャクラはエネルギーの源です。

生きている間、この各箇所のチャクラが正常に稼働されていれば、健康で穏やかな一生を過ごせると言われ、日頃からそれぞれのチャクラが正常に働くためにさまざまな条件や訓練があります。

いわばチャクラは変電所のような役割をするものです。

1箇所のチャクラが衰えたり、弱くなったりすることがあると、身体に悪影響が起きかねないので、日頃から自分の体、心、思考を正常で穏やかに維持するために、チャクラを大事にしなければいけません。

主な7箇所のチャクラの位置関係と働き

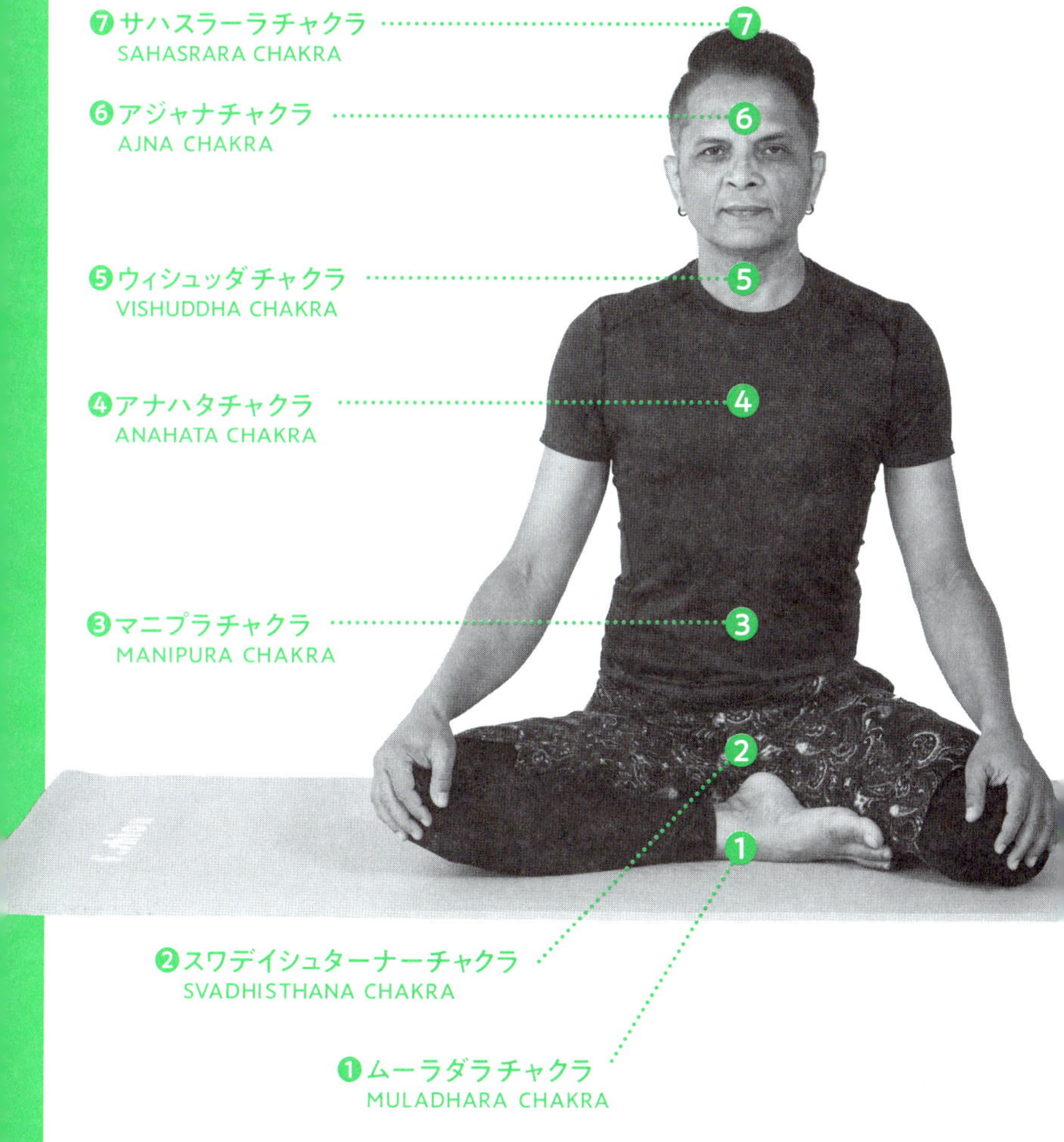
❼サハスラーララチャクラ
SAHASRARA CHAKRA
❻アジャナチャクラ
AJNA CHAKRA
❺ウィシュッダチャクラ
VISHUDDHA CHAKRA
❹アナハタチャクラ
ANAHATA CHAKRA
❸マニプラチャクラ
MANIPURA CHAKRA
❷スワデイシュターナーチャクラ
SVADHISTHANA CHAKRA
❶ムーラダラチャクラ
MULADHARA CHAKRA

❶ムーラダラチャクラ　MULADHARA CHAKRA

ムーラは〝根っこ〟の意味であり、根本のチャクラとも言われ、体の一番下、肛門に存在するチャクラです。

生命維持装置と言われる肛門、お尻は生きている間、生命の丈夫さを意味し、完全に開いてしまうことは死を意味します。

個人的に人生の最後まで自分のお尻は自分で拭きたいと考えているし、そのため、お尻を引き締める訓練を自分でもし、生徒たちにもレッスンで指導しています。根本のチャクラだけに、しっかりと筋肉的にも、機能的にも鍛える必要があります。

❷スワデイシュターナーチャクラ　SVADHISTHANA CHAKRA

自分（私）のチャクラと言います。

尾てい骨に存在するこのチャクラは、性器周辺にあると教わりました。人間の生命、誕生に不可欠なエネルギーのチャクラで、大切にしなければいけません。

性欲の制御、訓練、心掛けこそが、このチャクラを元気に保つことにつながります。より健康な精神を保つために、欲のコントロールが必要です。

③マニプラチャクラ MANIPURA CHAKRA

へそ上部に存在するチャクラは〝己の太陽〟とされ、お母さんのおなかの中にいた時に、全ての栄養、酸素、エネルギーを受け継いで、私たちが誕生する聖なるチャクラです。

このチャクラを元気に保つには日頃から冷やさないで、暖かく維持することが最も効果的とされます。消化機能なども、このチャクラと関係するので大切です。

④アナハタチャクラ ANAHATA CHAKRA

心臓のチャクラで鳩尾《みぞおち》に存在します。心臓、肺、そして身体の末端まで分泌液を行き渡らせるチャクラです。心のチャクラ……自分（私）の望み、希望に関係し、体のリズムを保つエネルギーでもあります。

怒りをコントロールしたい時は、目を瞑り、胸元に手を当て自分に問いかける時間（プチ瞑想）をとると効果的です。

⑤ウィシュッダチャクラ VISHUDDHA CHAKRA

清浄、純正を意味するこのチャクラは喉（口）周辺に存在します。自分を表現する声や体の入り口のチャクラです。

余計な言葉、無駄口、悪口を言わずにいることは何よりもこのチャクラを健康に保つためのよい方法です。

口呼吸ではなく、鼻呼吸を日頃から心掛けることが大切です。

⑥アジャナチャクラ AJNA CHAKRA

眉間に存在し、物事を冷静に見ることができる、見極める能力に関係します。脳の活性化のためにも、このチャクラが正常に機能する必要があります。目を瞑る時間、訓練が効果的です。

⑦サハスラーラチャクラ SAHASRARA CHAKRA

頭のてっぺんに存在し、魂のチャクラとも言われます。体という器に魂が宿り、私たちの思考や生命がこの魂に宿る間……「私たちは何のために生きるのか」などの答えを探し続けます。

この答えは各自で異なりますが、全てのチャクラが正常で健康で、無欲な人間になれれば、それこそ〝悟り〟といえます。

ヨガのさまざまなポーズや呼吸、瞑想の継続が、全てのチャクラにほどよい勢い、圧、刺激を与えます。お尻から始まり、頭のてっぺんへと昇り、合間の全ての通過点に、「お元気ですか？」と聞くのがヨガです。感じる訓練、理解する訓練、癒す訓練をすれば、心身が健康でいられる。私はそう信じて、今日もヨガを行います。

良い一日を！

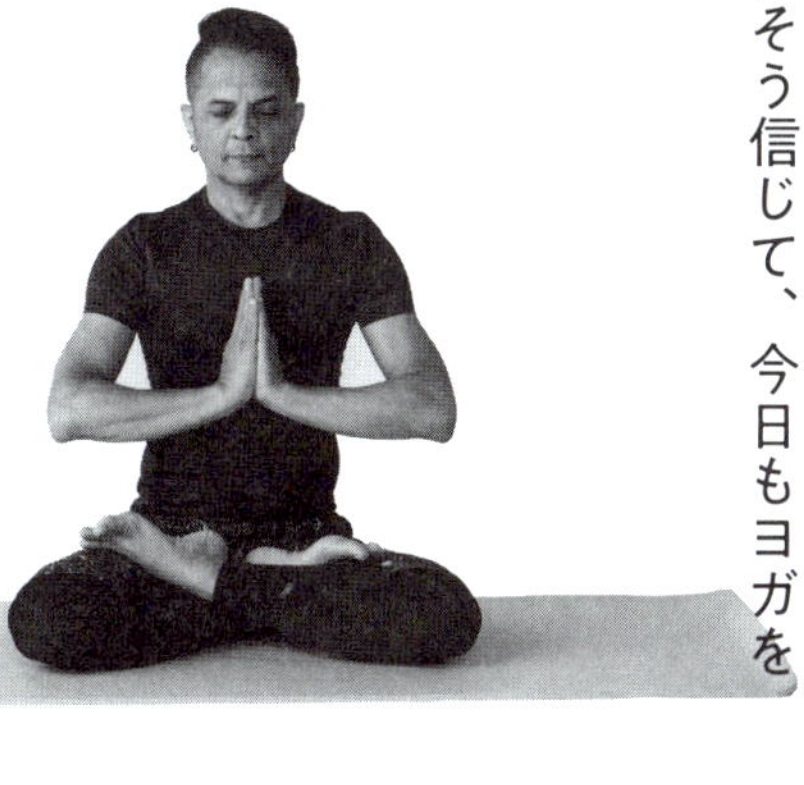

第4章

心身の健康を願いながら行う太陽礼拝

sun
salutations

心身の健康を願いながら行う太陽礼拝

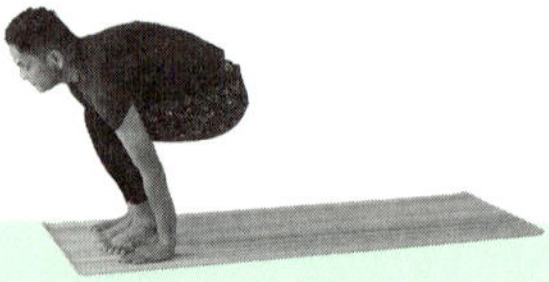
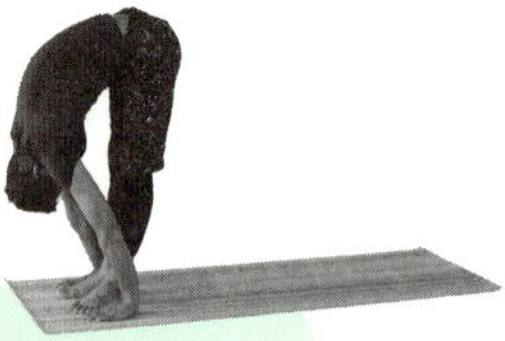
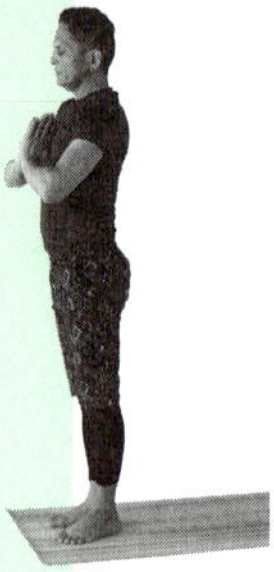
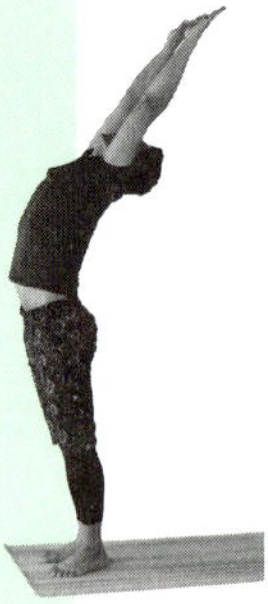

ヨガはインドで生まれたのでヒンドゥー教の影響が大きく、そのため太陽を拝む＝太陽礼拝のようなポーズもあります。ただ、基本的にヨガは宗教ではなく、生きるための哲学です。

大昔も今もヨガはアシュラム（道場）で習います。そこに必ずといっていいほどお寺（ヒンドゥー寺院）もあります。

太陽は基本神とされ、人間にとってはなくてはならないものです。太陽を拝み心身の健康を願いながら行う太陽礼拝は、日の出と共に東に向かって行うのが基本です。

Om Suryaya Namah!（オームスールヤエナマー　おおみんなの太陽よありがとう）

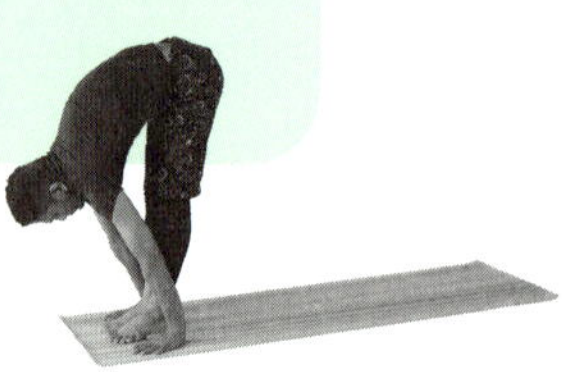
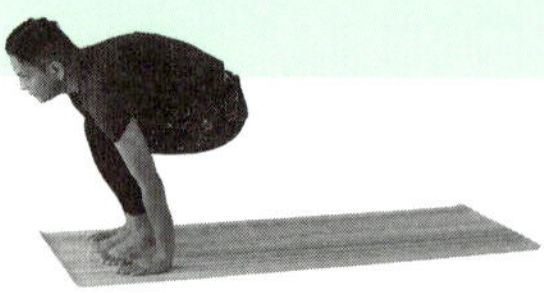

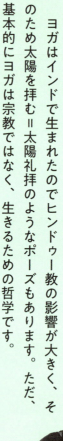

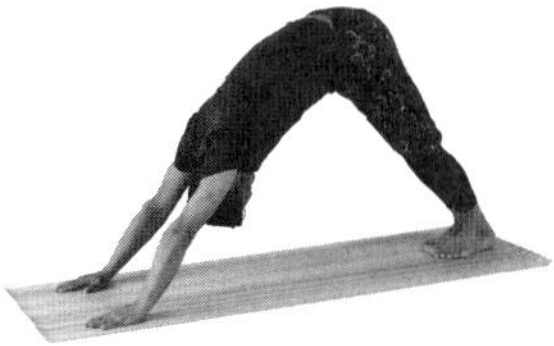

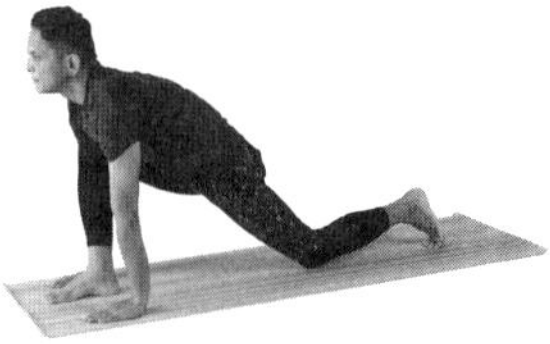

このように12種類の太陽の呼び名を１つずつ唱えて太陽に向かうようなイメージで12回のポーズをします。12という数字は生活の多くの場面で使われています。

・１年12ヶ月
・１日12時（２回）
・干支12個
・太陽の呼び名12種類

１０８回、煩悩の数のポーズを行う人もいますが、とても大変です。１０８を半分（54）、それのまた半分（27回）にして４日間＝１０８回やることもあります。１０８回するのは一つの修行です。私は一度に続けてやったことはありませんが、いつかやってみたい。ちなみにインドの数珠の玉は１０８個です。

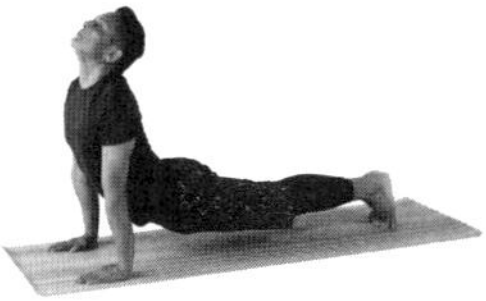

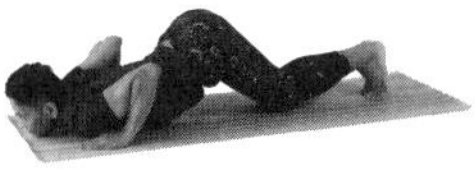

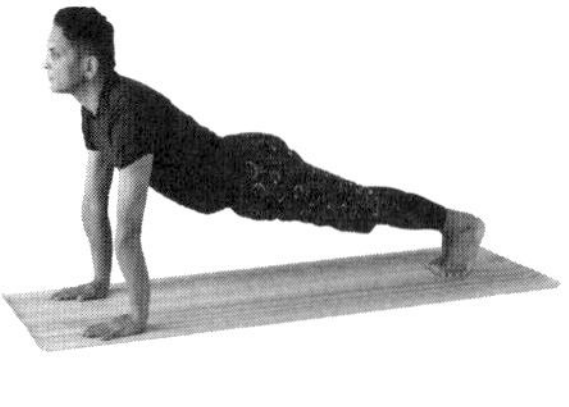

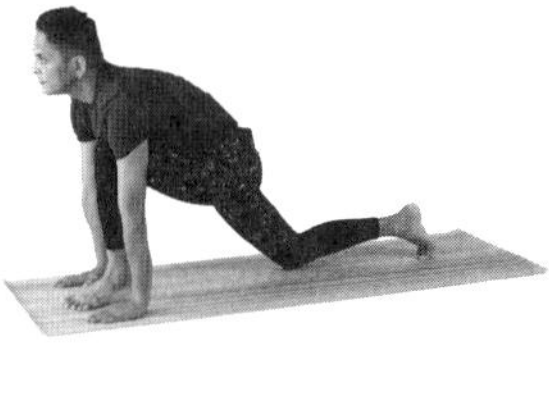

sun salutations

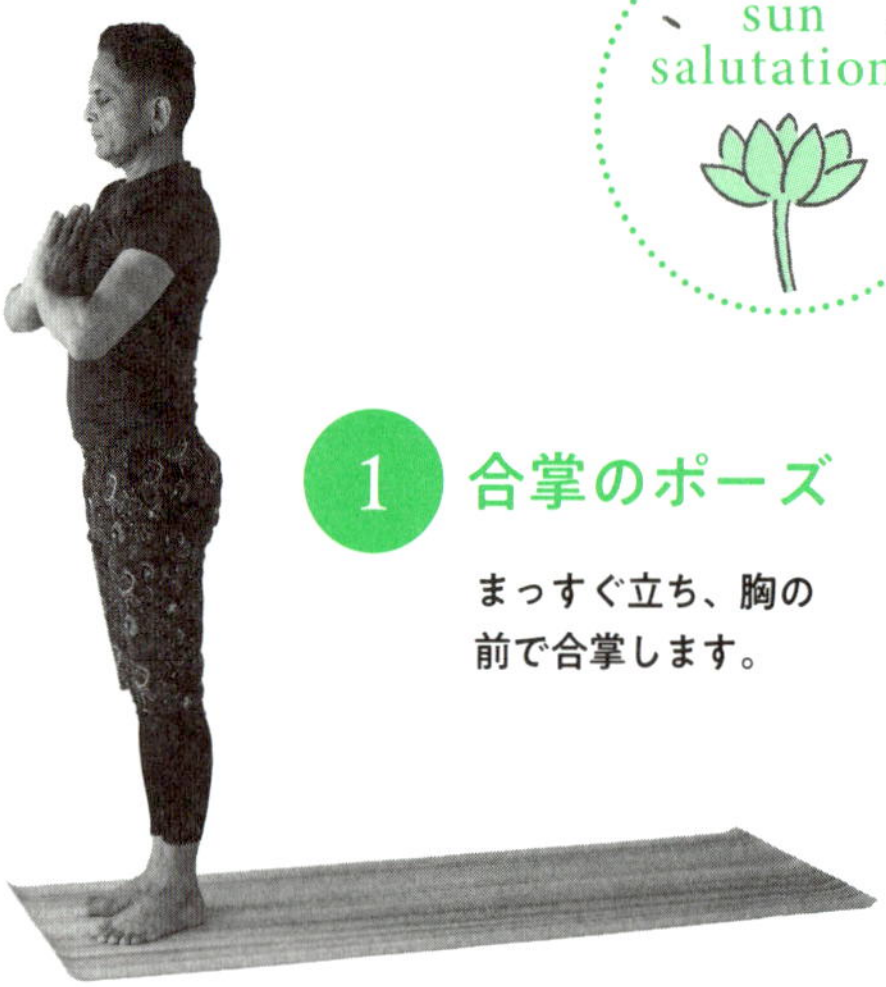

1 合掌のポーズ

まっすぐ立ち、胸の前で合掌します。

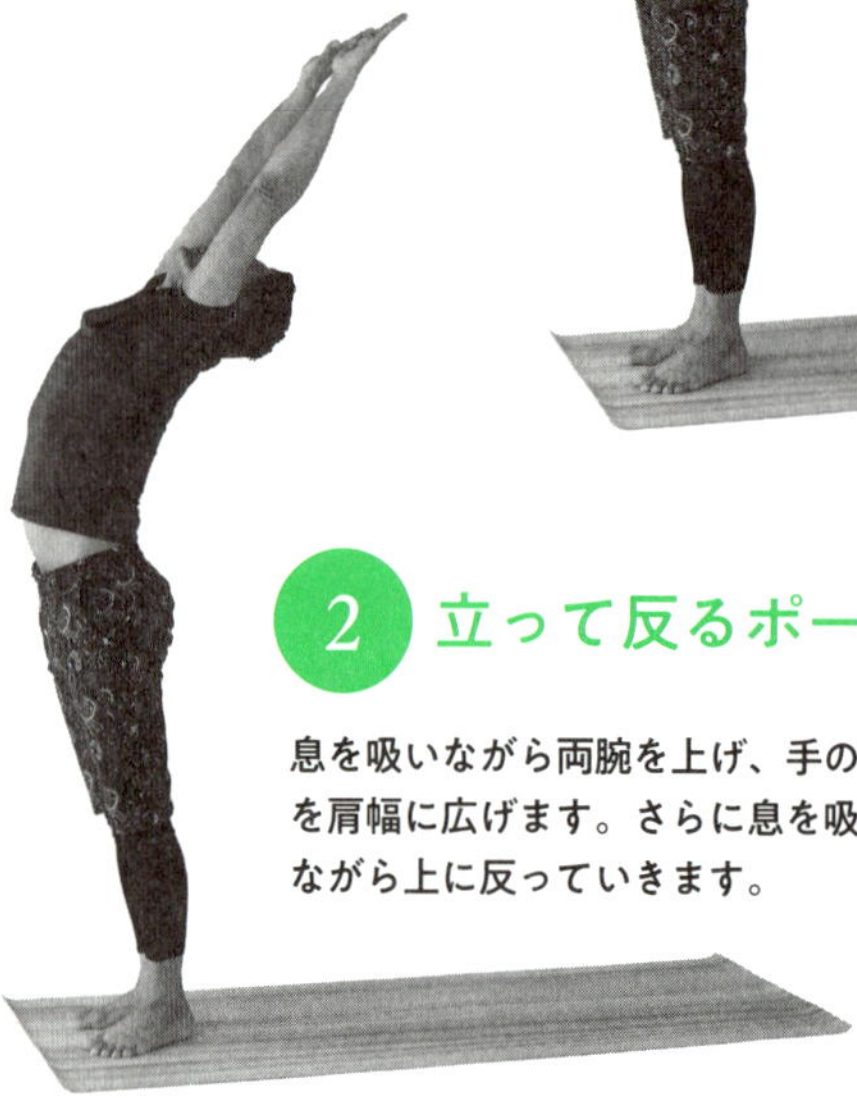

2 立って反るポーズ

息を吸いながら両腕を上げ、手の平を肩幅に広げます。さらに息を吸いながら上に反っていきます。

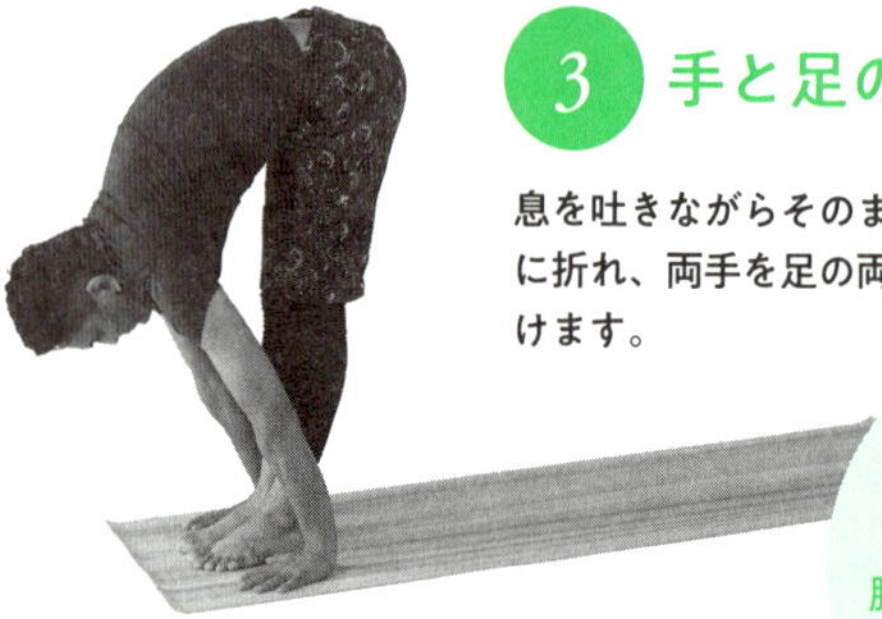

3 手と足のポーズ

息を吐きながらそのまま腰から前に折れ、両手を足の両側の床につけます。

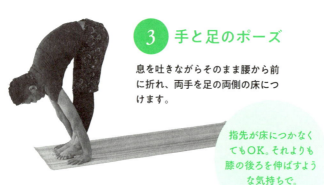

指先が床につかなくてもOK。それよりも膝の後ろを伸ばすような気持ちで。

4 英雄のポーズ

右足を後ろに引きます。

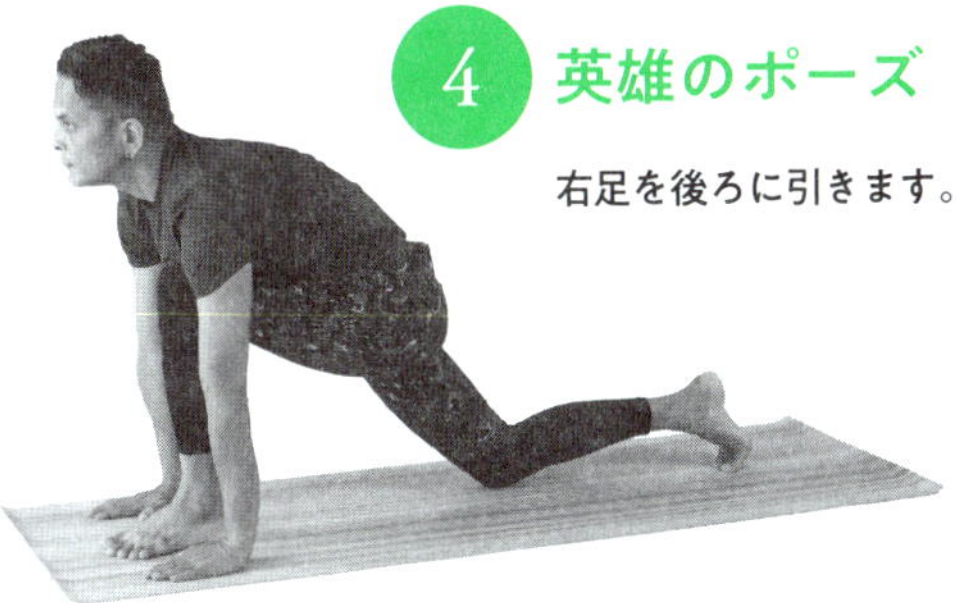

5 棒のポーズ

左足も後ろに引いて両足をそろえ、一本の棒のようにします。

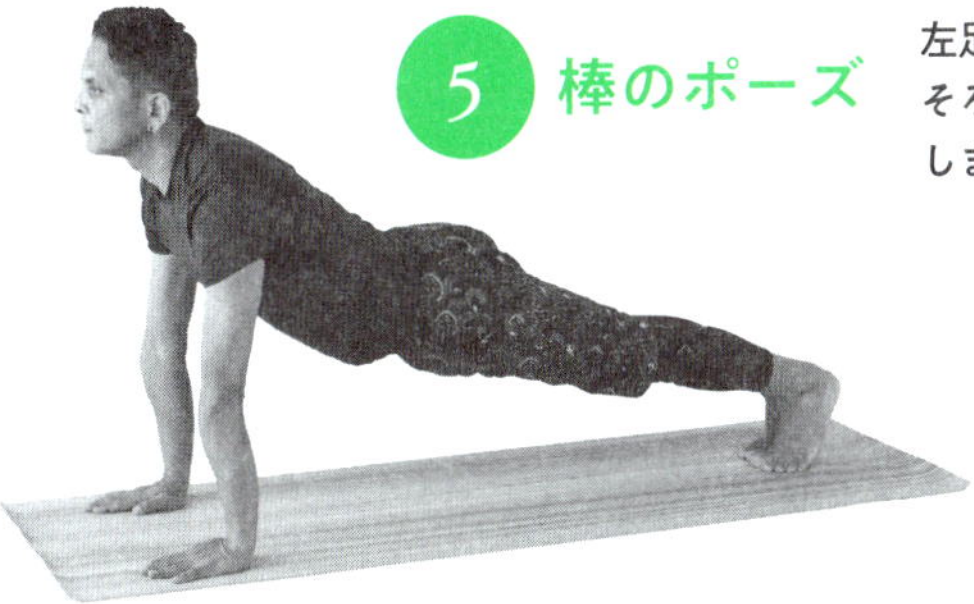

6 八点のポーズ

膝を床につき、肘を曲げて胸、あごを床につけると、両つま先、両膝、両手、胸、あごの8点が床につきます（自然にお尻が上がります）。

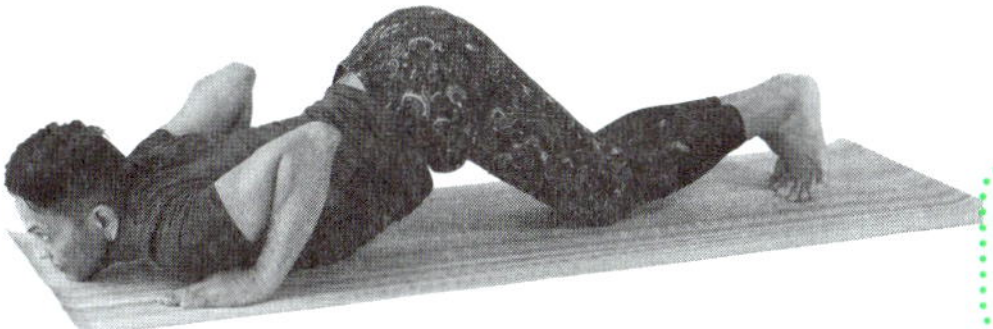

＼これでも／

顔を起こすだけでも大丈夫。

7 上を向いた犬のポーズ

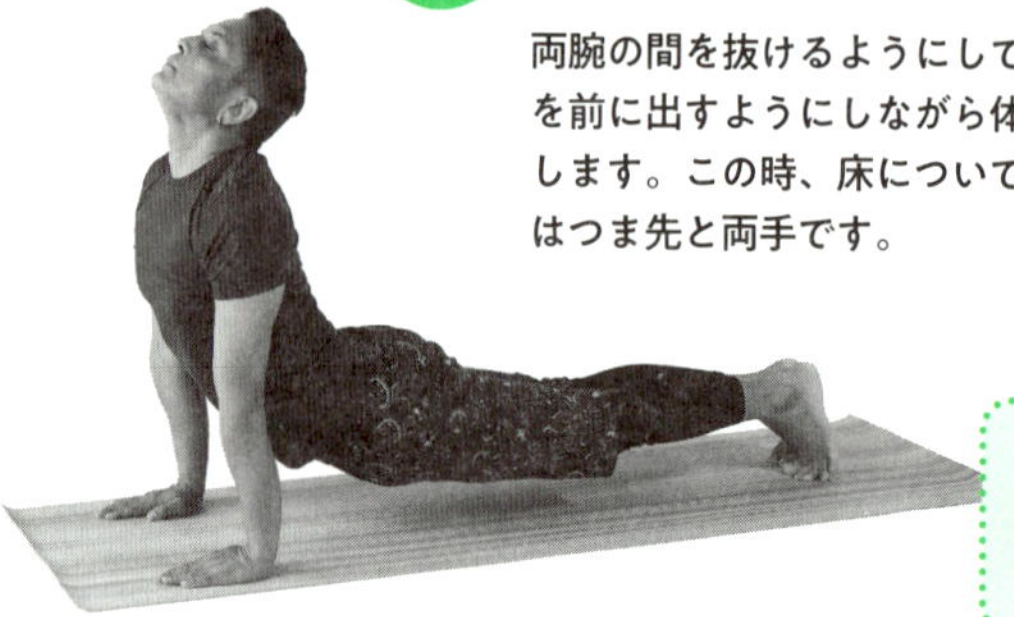

両腕の間を抜けるようにして上半身を前に出すようにしながら体を起こします。この時、床についているのはつま先と両手です。

＼これでも／

下半身を床につけ、上体を起こせるところまででも大丈夫。

8 下を向いた犬のポーズ

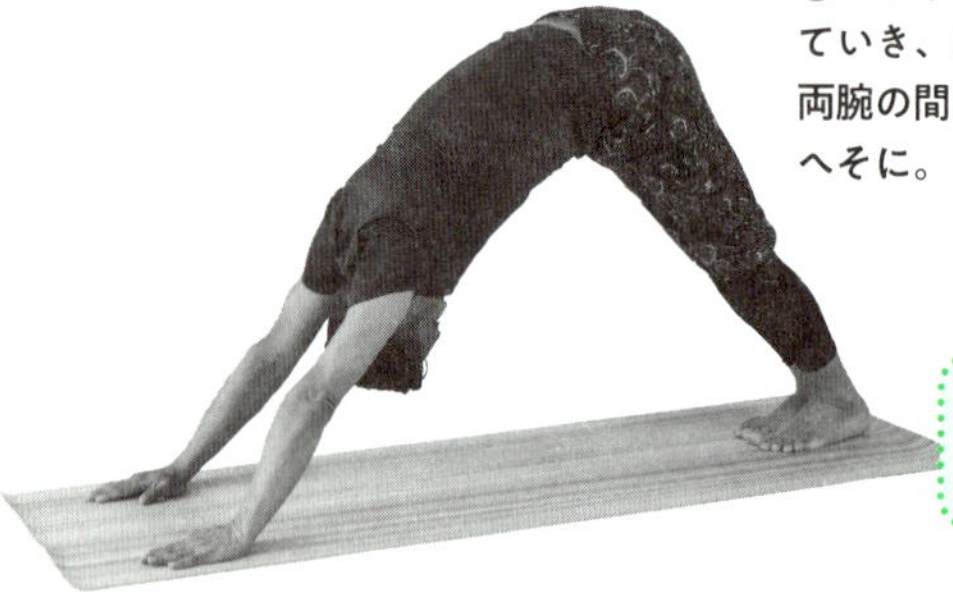

⑦からゆっくりと足の裏を床につけていき、お尻を突き出した状態で、両腕の間に頭を引きます。目線はおへそに。

＼これでも／

足の裏が全部ついていなくても大丈夫。

9 英雄のポーズ

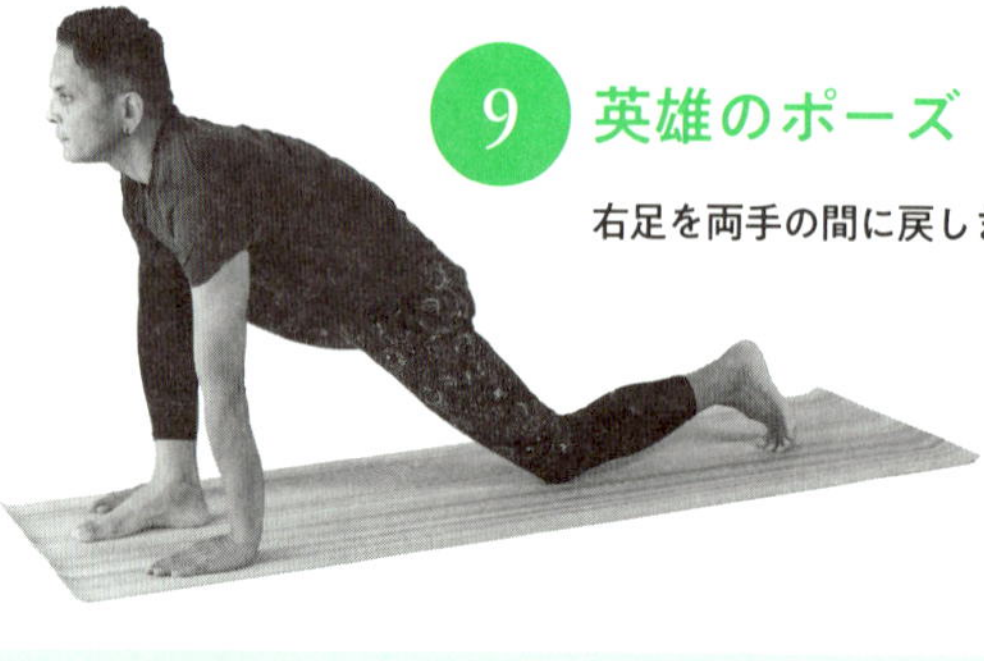

右足を両手の間に戻します。

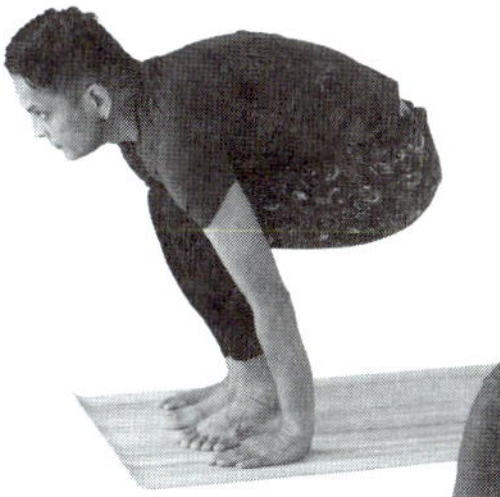

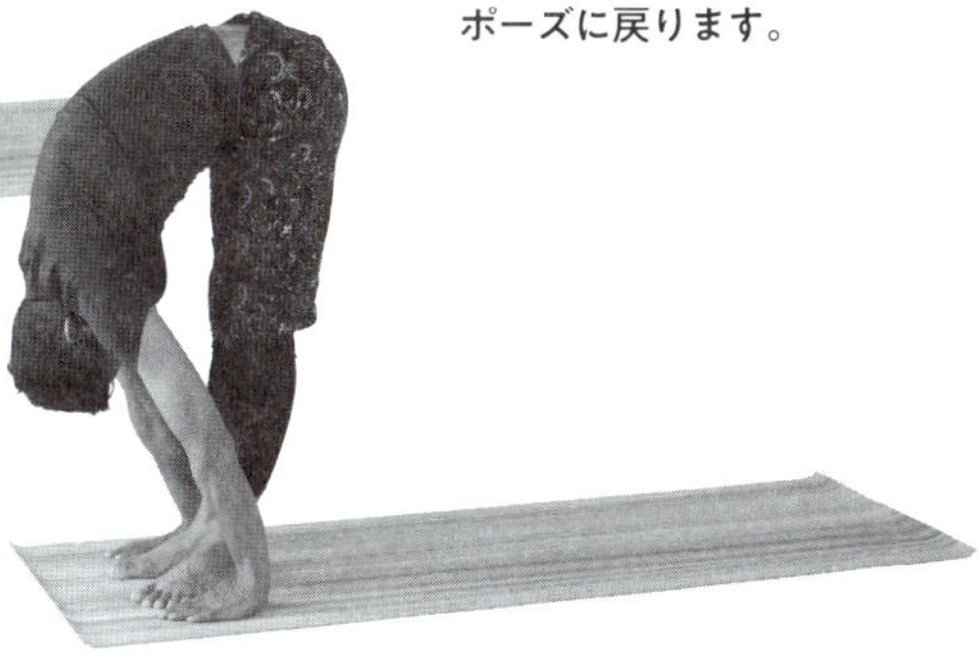

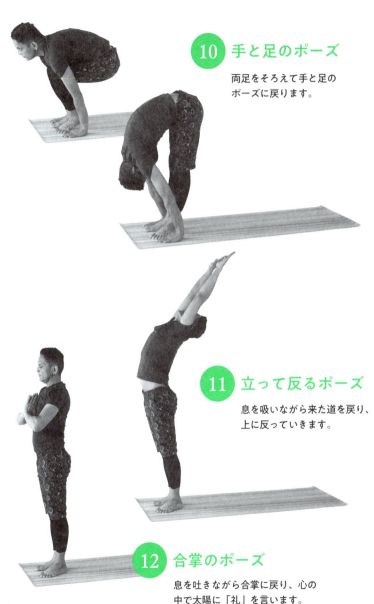

10 手と足のポーズ

両足をそろえて手と足の
ポーズに戻ります。

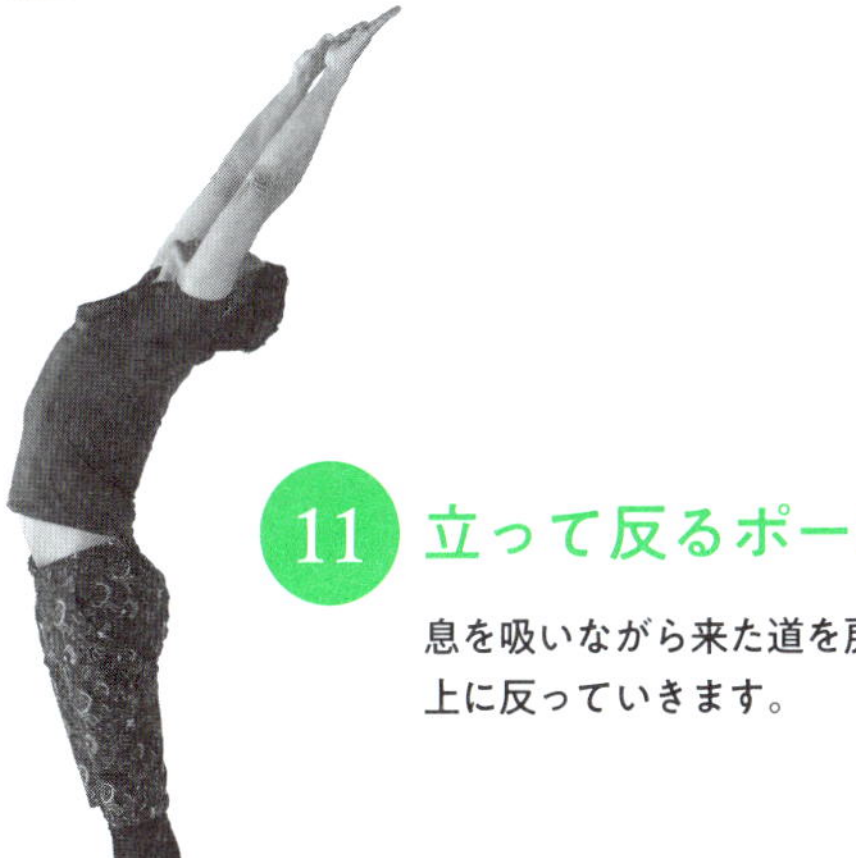

11 立って反るポーズ

息を吸いながら来た道を戻り、
上に反っていきます。

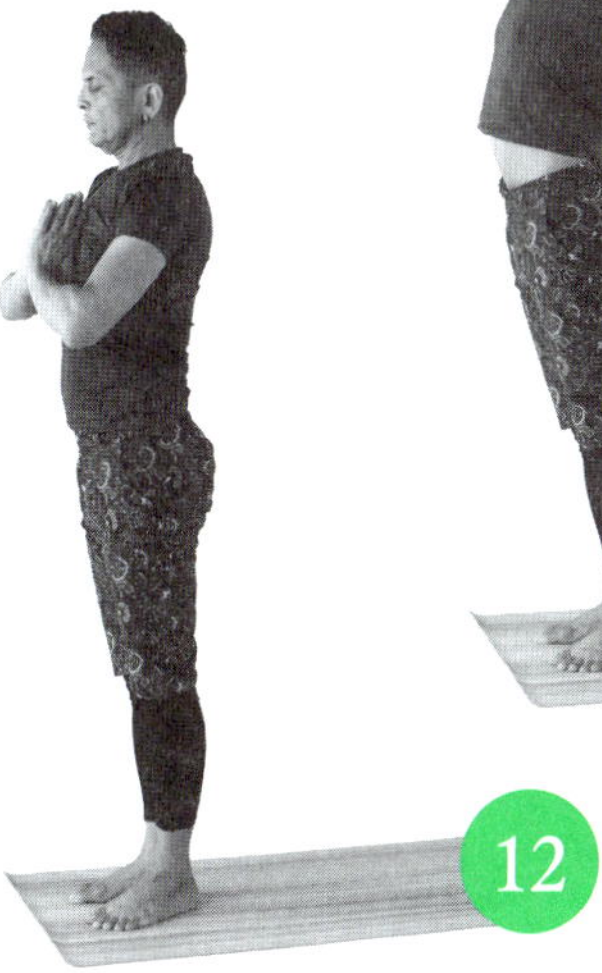

12 合掌のポーズ

息を吐きながら合掌に戻り、心の
中で太陽に「礼」を言います。

column 4

数学、そして日本語を学び、日本へ

過去の失敗が実は大正解だった、あの失敗がなかったら今の私はない、と思うことはありませんか?

実は私は学校の勉強が嫌いで、よくサボった結果、数学が原因で高校1年を留年しました。父は私に「あなたが勉強したいなら私は身を売っても構わない。だが、学校をサボってフラフラする人生を望むなら、それはそれでよいが、明日から学校をやめなさい」と強い口調で言いました。父は本気でした。父やみんなを悲しませてしまい、落ち込み、混乱しました。しかし、そのとき何かが変わったんです!

私の人生のターニングポイントだった瞬間かな!?

1年後、数学はほぼ満点で、総合点でも学校1位。デリー大学数学科に進みました。就職も考えながら、まだ何か物足りないと思う日々を過ごしていた頃、極東国際軍事裁判(東京裁判)の記事を目にしました。ご存じの方も多いと思いますが、インド出身のパール判事1人だけが被告(日本人)全員を無罪※と言い、残り全員の判事がアメリカ側の主張に賛同して有罪判決。いったいなぜそんなことになったのか、知りたい! 私はデリー大学の日本語科に再入学しま

※第二次世界大戦終結後、A級戦犯を裁くために開かれた極東国際軍事裁判（東京裁判）において、11人の判事の中で唯一人、「被告人全員無罪」を主張したのが、インド代表のラダ・ビノード・パール判事。東京裁判を「勝者が、敗者だけを裁く急ごしらえの法律をつくり、これを過去に遡って適用した違法裁判である」と断じ「国際法に則った上で裁かれるべき」という理念と信念を貫いた。

した。体調が悪くても、天気が悪くても、2年間、1回も休みませんでした。語学学習ってこんなに面白い、違う人種の言葉はこんなにも素晴らしい、と頭の中は火花を超え、花火大会の日々でした。

結果、学科1位で卒業！　好きなことを休まず、サボらず行っていれば自ずとよい結果が生み出される。ヨガのこの哲学を教わっていたので、自然に受け入れられました。

それから数年、日本語を活かし旅行会社に勤務し、日本語とヨガが縁で妻と出会い来日。二人三脚で共に今日まで、38年が経ちました。

生まれ育ったインドと更に育ててくれた日本、両国を母国とする日々を続けてこられたのは、色んな偶然や出会いがあり、また私自身の好奇心とヨガの教えがあったからです。

私たちは何を失敗と言うのか？

何を成功と言うのか？

それは、時が教えてくれるのを待つしかありません！

大切なことはとにかく、〝今〟を正しく、精一杯生きるしかないのです。

column 5

アニール先生の東京生活 日々是好日

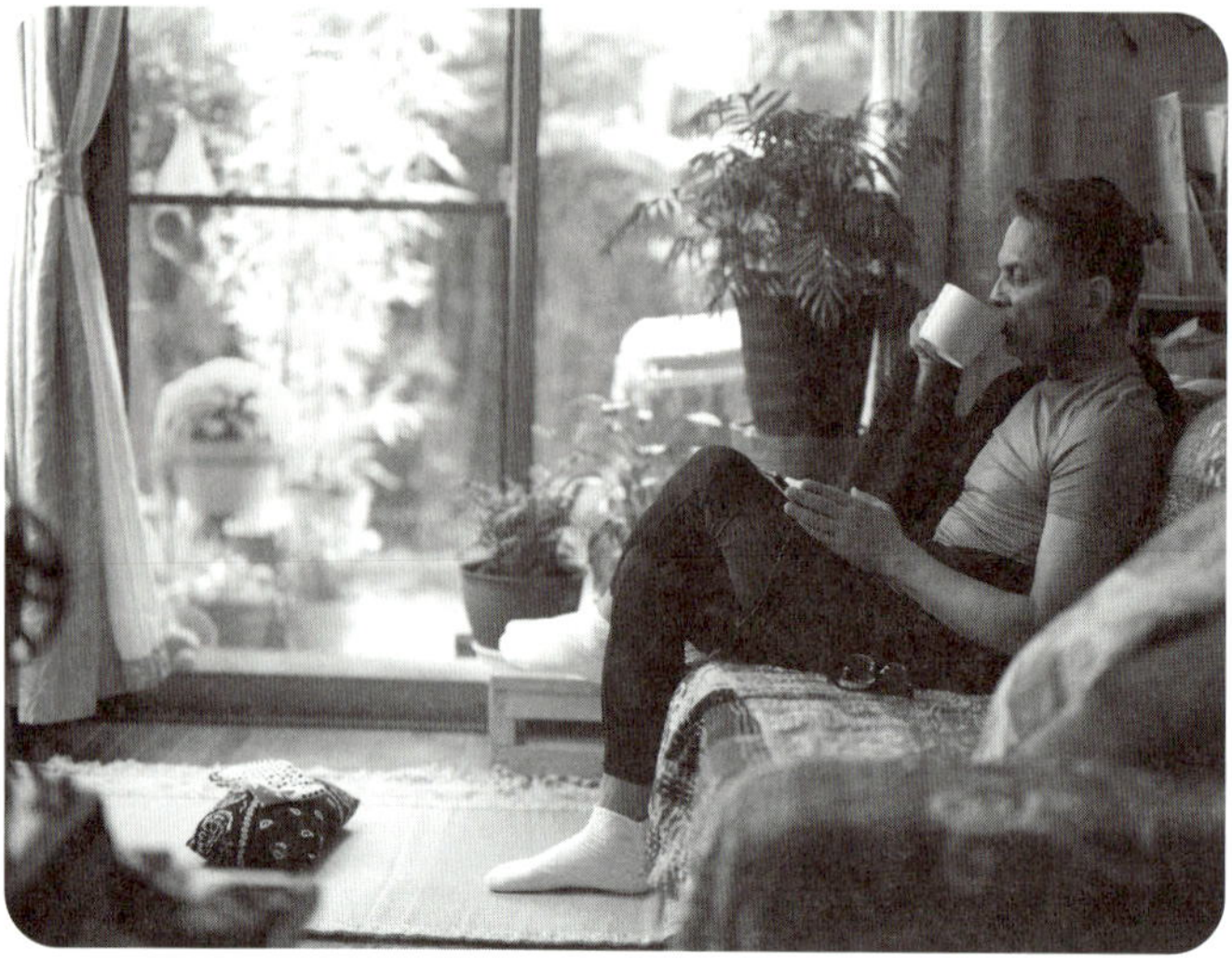

大家さんと仲良しで、長年住んでいるマンション。住処は生き物にとって、とても大切な場所。課題（issue）でもあります。安心して毎日を過ごせるように整えます

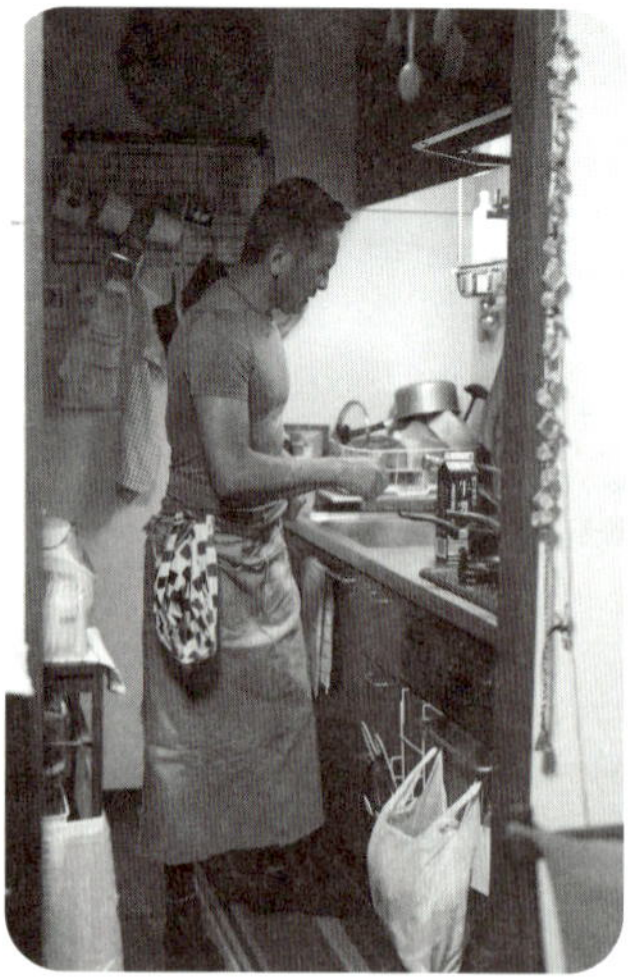

自作のエプロンで台所に立ち、料理を作りながら五感を満たす訓練

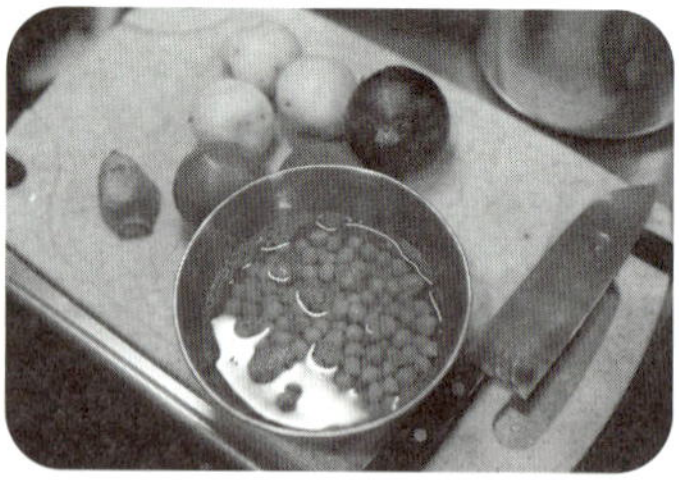

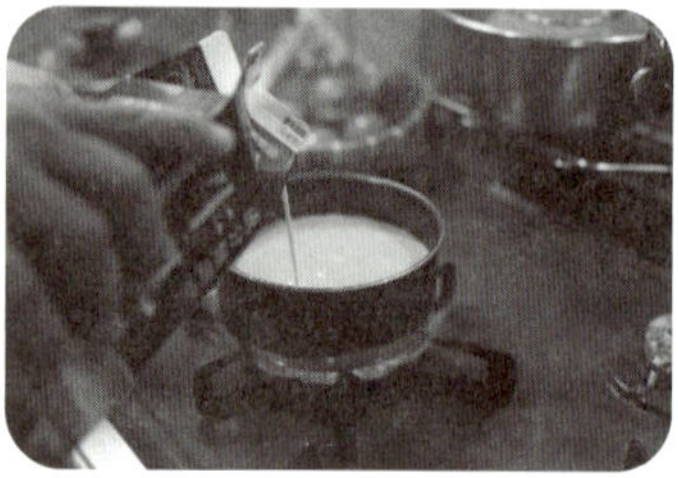

毎日の始まりには手作りのチャイを

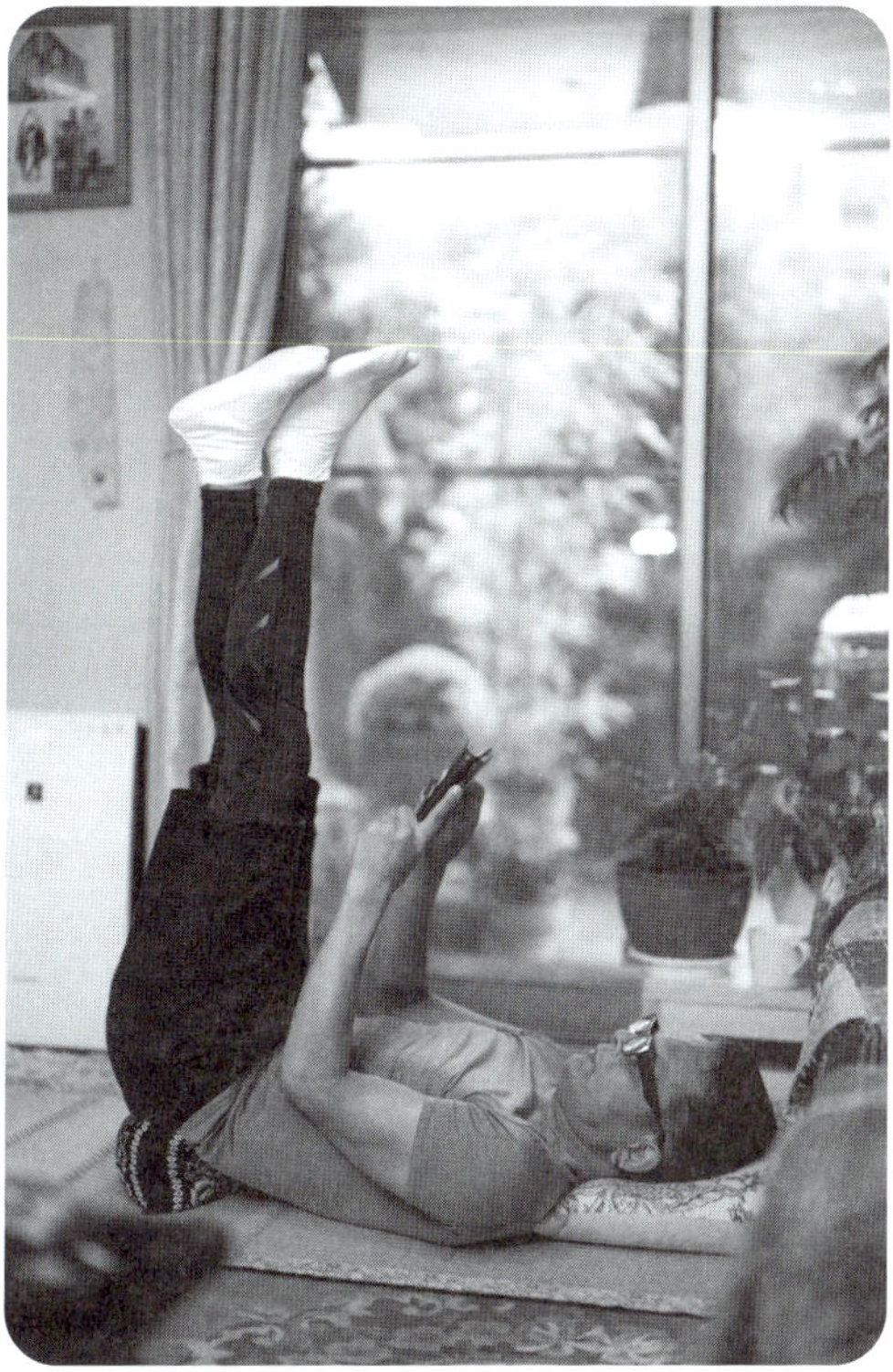

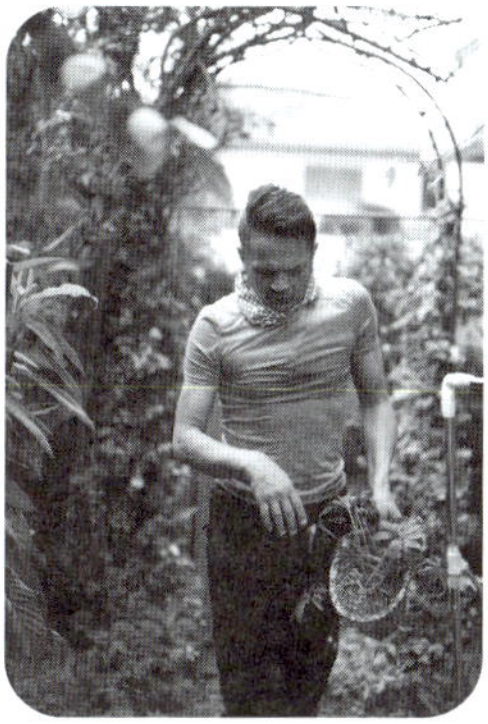

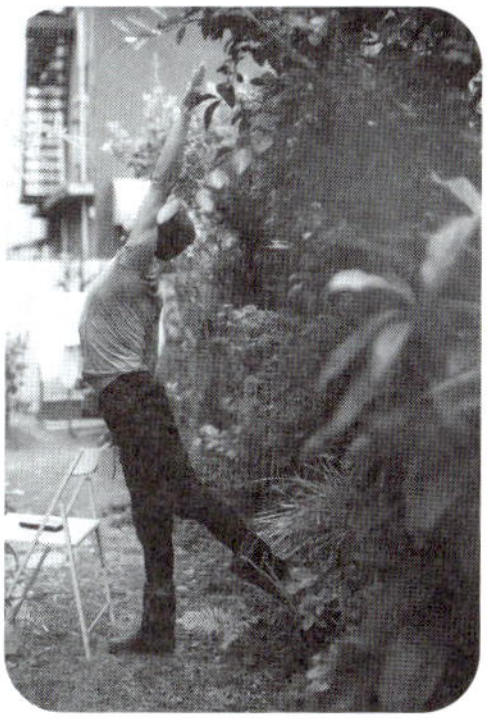

庭仕事の合間に体を伸ばし、時には足を上げる。変わらぬ日課です

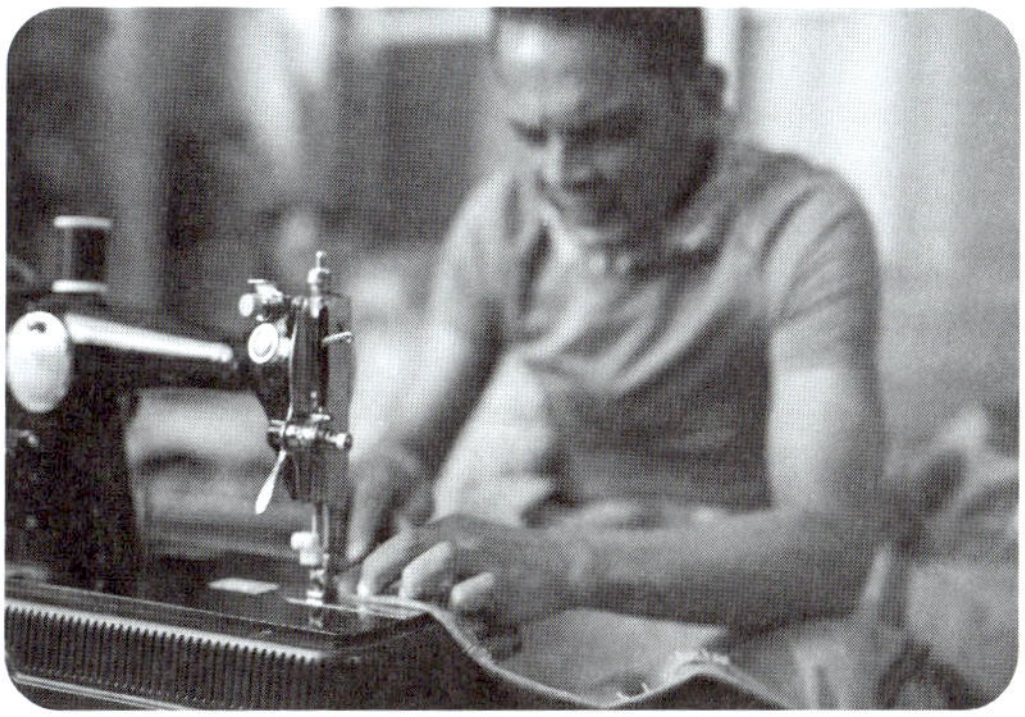

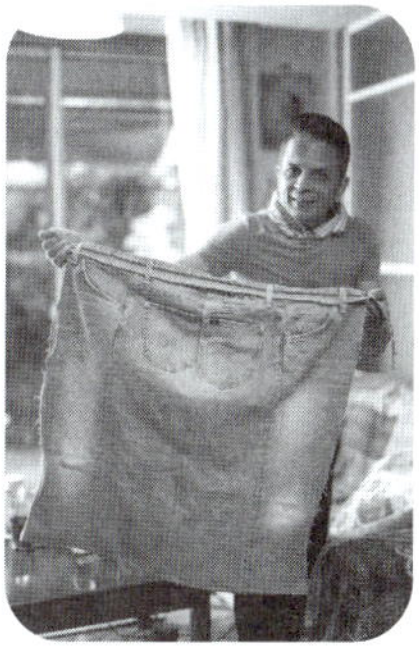

男ミシンでリフォーム作業。集中力がマックスに。私流のプチ瞑想です

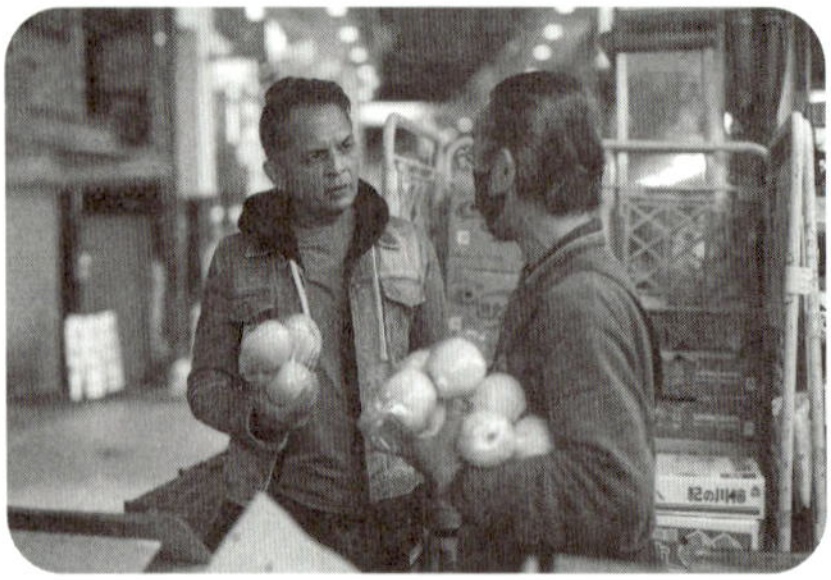
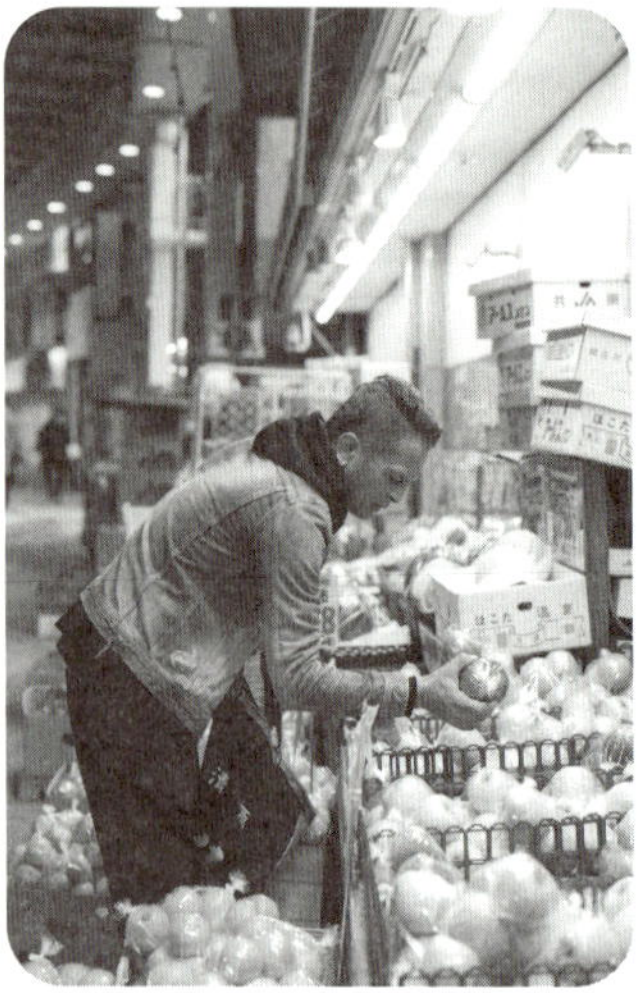
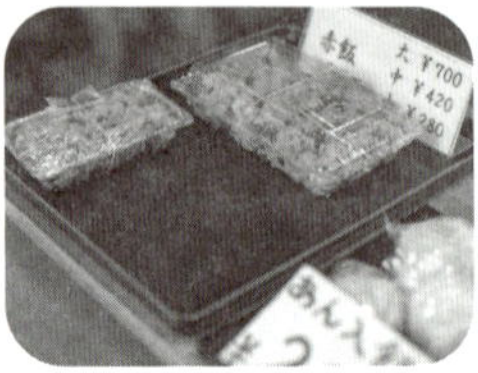

野菜選びには、地元スーパーの店員さんとのコミュニケーションも大切に

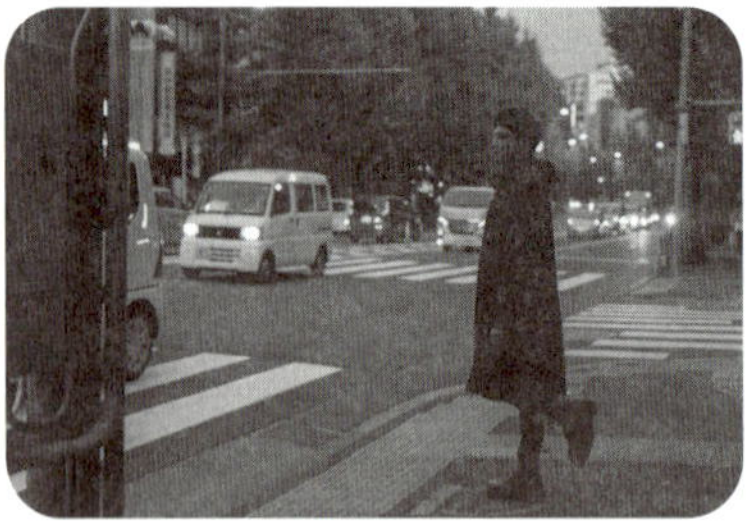
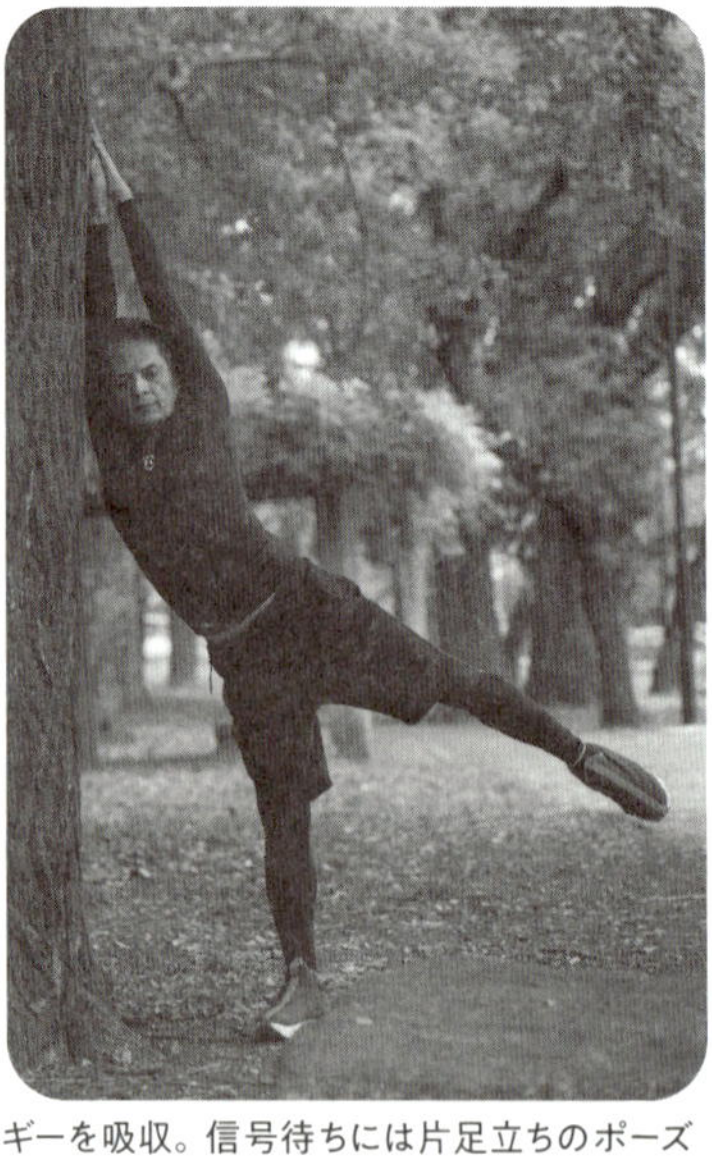
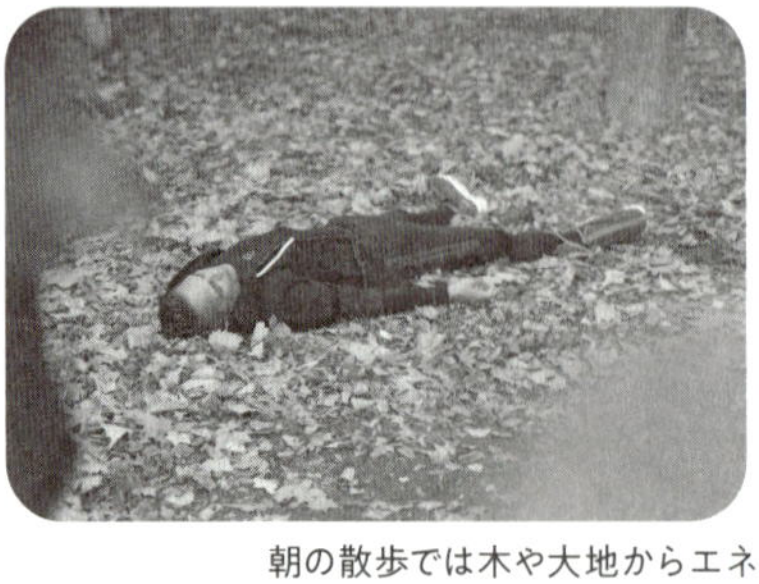

朝の散歩では木や大地からエネルギーを吸収。信号待ちには片足立ちのポーズ

アニール先生の八ヶ岳生活

春来草自生

「この家にセティさんたちの愛を感じる。ここを家にしたらいいと思う」と、知人から譲り受けた山荘。人生のいい巡りあいの一つです。

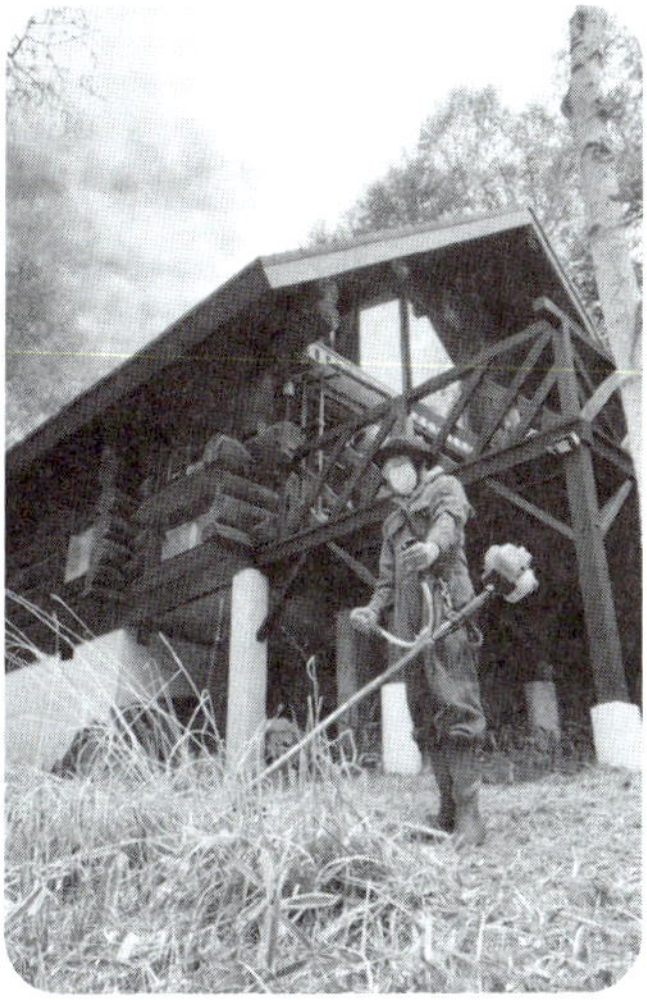
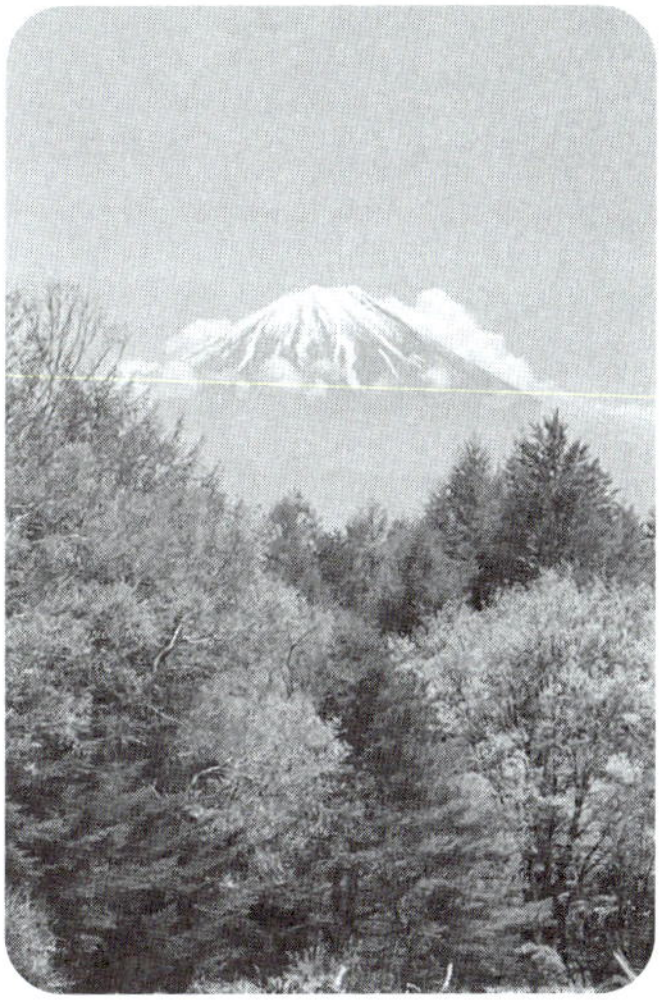

休日は、八ヶ岳連峰と富士山の見える自然に囲まれた別荘で過ごします

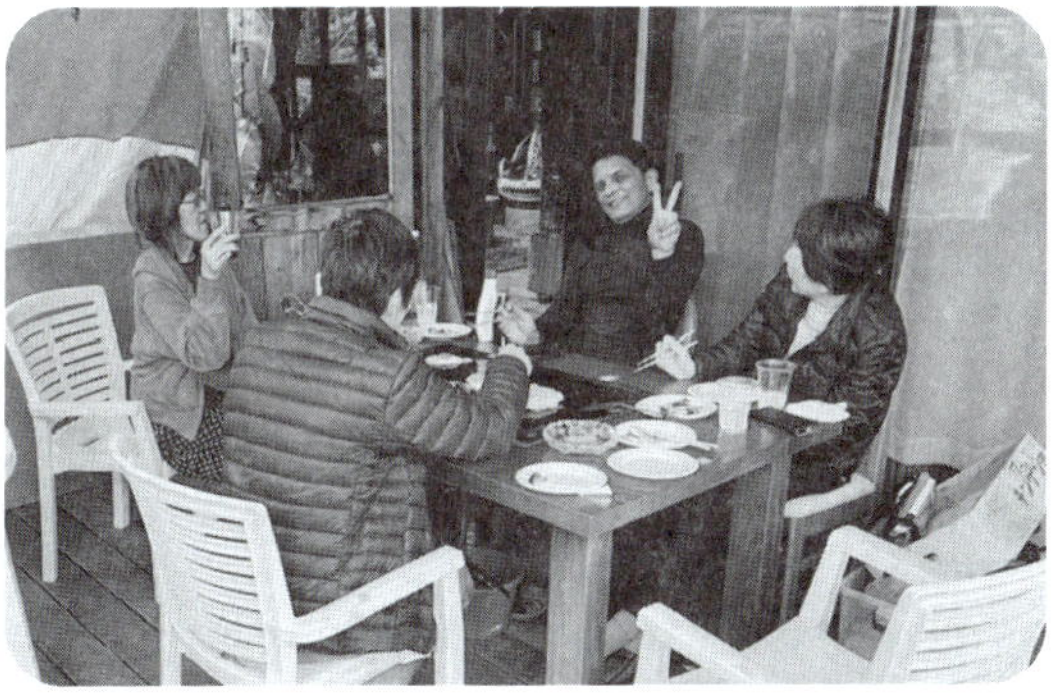
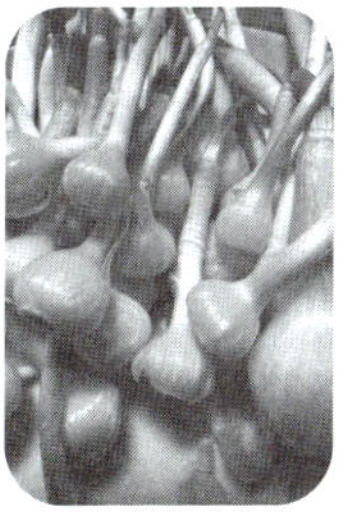
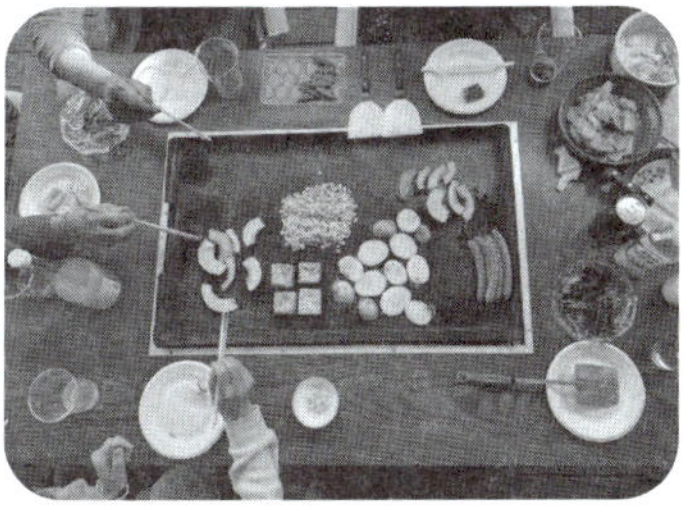

友人たちと地元の新鮮食材で楽しい夕食。山でのBBQは最高です

おわりに

私の国インドの文化であるヨガは、素晴らしい心身の修練法です。

しかし、効果や結果がハッキリ現れるには一生続けるしかないことが、ヨガの最も困難な点です。

〝ヨガに卒業はない〟著名なヨガ修行者のスワミ・チダナンダ先生が話されています（大好きな先生）！

幸運にも、ヨガをほぼ一生続けることができそうな年齢に達した今、日本でこの本の出版ができることは幸運中の幸運です。

インドで考えられている4期のライフステージでは、私が今いるのは第3期になります。VANAPRASTHA ASHRAM（ワナプラスターアシュラム=森に暮らす・住む、の意）で、50～75歳にあたる時期です。個人的に一番好きな時期です。

第1期（0～24歳）は成長、第2期（25～49歳）は安定、第3期は今までしてきたことの結果が表れます。人生100歳の折り返し地点ともいえます。（第4期（76～100歳）は人生の締めくくりの時期です。）

若い衆から助けを求められたら駆けつけて知恵、知識、力、手を貸してやるのが主な仕事。それとともに、夫婦愛も深まって理解へと変化し、もう若くないお互いが今までしてきたこと、思い出を話し合いながら微笑む時期でもありますね。

若さは武器ではあるが特技ではありません。ですから若い時にこそ、今を、その時を大切にしていれば、悔いは残らないはずです。

ただし、若さの勢いで乗り越えてきたこともあるので、今になって、反省や悔いるという感情が現れます。それもまた、味わい深いことです。

この本のきっかけを作ってくれ、「このフレーズささります！」と一読者としても素直に反応してくれたノンフィクション出版部の編集者の桒名ひとみさん、本人より男前に写真を撮ってくれた写真部の深野未季さん、撮影時からいっしょにヨガポーズにチャレンジしながらデザインを深めてくれたデザイン部部長の番洋樹さん、表紙のイラストも手がけてくれた同じくデザイン部の上楽藍さん、長年私たちのレッスンに通い、本書の企画を考え編集してくれた嵯峨佳生子さん。多くのプロフェッショナルの手で、今まで私が活動してきたヨガの教えを表現することができました。そんなプロのみなさんの手綱をしっかりにぎり、本の内容をよい方向に導いてくださったノンフィクション出版部部長の宇賀康之さん、ありがとうございます。

そして、長い間ヨガを続けてくれている家族のようなヨガ仲間のみなさん、何よりもヨガを愛し理解して、私を支えてくれている妻秀子さんに感謝します。

ヨガを続ける人が一人でも増えること、自分の心身を整えて一日を気持ち良く過ごそうという考えが広がるように願っています。

アニール・K・セティ

企画構成　嵯峨佳生子
本文デザイン・イラスト　上楽藍
装丁　番洋樹

著者略歴

アニール・K・セティ

1960年、インド・ニューデリー生まれ。デリー大学数学科卒業後、同大学中国語研究科日本語科卒業。来日38年、妻の秀子セティさんとともに、日本でヨガの普及に努める。DVD『菅野美穂：インド ヨガ』（NHKエンタープライズ）監修。『DVD 今日から始める！体と脳に効く椅子ヨガ』『毎日が、ヨガ』（婦人之友社）など著書多数。個人向けレッスン、企業向けレッスン、講演など幅広く活動中。

心《こころ》と体《からだ》を楽《らく》にする アニール先《せん》生《せい》の「ゆるヨガ」77

二〇二四年十月十日　第一刷発行

著者　アニール・K・セティ

発行者　大松芳男

発行所　株式会社 文藝春秋

東京都千代田区紀尾井町3－23

郵便番号　102－8008

電話（〇三）三二六五－一二一一（代表）

DTP　明昌堂

印刷所　萩原印刷

製本所　萩原印刷

ISBN978-4-16-391899-0　Printed in Japan